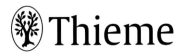

Trainer Mammadiagnostik

Fallsammlung –
100 kommentierte Kasuistiken

Herausgegeben von
Uwe Fischer
Friedemann Baum

Unter Mitarbeit von
Laszlo Füzesi und Dorit von Heyden

1715 Abbildungen
168 Tabellen

Georg Thieme Verlag
Stuttgart · New York

Dem Buch beigefügt ist ein Lesezeichen mit den wichtigsten Parametern zur Mammadiagnostik (Herdbefunde, Kriterien bei Röntgen- und MR-Mammographie und Sonographie, Kategorisierung nach BI-RADS, MRM-Score etc.). Bitte beachten Sie, dass die Angaben des Lesezeichens auch nochmals auf S.1 im Buch abgedruckt sind.

Prof. Dr. med. Uwe Fischer
Dr. med. Friedemann Baum
Dr. med. Dorit von Heyden
Diagnostisches Brustzentrum Göttingen BZG
Bahnhofsallee 1d
37081 Göttingen
Internet: www.brustzentrum-goettingen.de

Prof. Dr. med. Laszlo Füzesi
Zentrum Pathologie der Universität
Robert-Koch-Straße 40
37075 Göttingen

Bibliographische Information
Der Deutschen Bibliothek

Die Deutsche Bibliothek verzeichnet diese Publikation in der Deutschen Nationalbibliographie; detaillierte bibliographische Daten sind im Internet über http://dnb.ddb.de abrufbar.

Wichtiger Hinweis: Wie jede Wissenschaft ist die Medizin ständigen Entwicklungen unterworfen. Forschung und klinische Erfahrung erweitern unsere Erkenntnisse, insbesondere was Behandlung und medikamentöse Therapie anbelangt. Soweit in diesem Werk eine Dosierung oder eine Applikation erwähnt wird, darf der Leser zwar darauf vertrauen, dass Autoren, Herausgeber und Verlag große Sorgfalt darauf verwandt haben, dass diese Angabe dem **Wissensstand bei Fertigstellung des Werkes** entspricht.

Für Angaben über Dosierungsanweisungen und Applikationsformen kann vom Verlag jedoch keine Gewähr übernommen werden. **Jeder Benutzer ist angehalten,** durch sorgfältige Prüfung der Beipackzettel der verwendeten Präparate und gegebenenfalls nach Konsultation eines Spezialisten festzustellen, ob die dort gegebene Empfehlung für Dosierungen oder die Beachtung von Kontraindikationen gegenüber der Angabe in diesem Buch abweicht. Eine solche Prüfung ist besonders wichtig bei selten verwendeten Präparaten oder solchen, die neu auf den Markt gebracht worden sind. **Jede Dosierung oder Applikation erfolgt auf eigene Gefahr des Benutzers.** Autoren und Verlag appellieren an jeden Benutzer, ihm etwa auffallende Ungenauigkeiten dem Verlag mitzuteilen.

© 2005 Georg Thieme Verlag KG
Rüdigerstraße 14
D-70469 Stuttgart
Telefon: +49/(0)711/8931-0
Unsere Homepage: http://www.thieme.de

Printed in Germany

Zeichnungen: Barbara Gay, Stuttgart
Umschlaggestaltung: Thieme Verlagsgruppe
Umschlagfoto Hintergrund und Schmuckabbildung
   im Innenteil: Photo Alto, Paris
Satz: Ziegler und Müller, text form files, Kirchentellinsfurt
   Satzsystem: 3B2, Version 6.05
Druck: Offsetdruckerei Karl Grammlich GmbH, Pliezhausen

ISBN 3-13-139031-X   1 2 3 4 5 6

Geschützte Warennamen (Warenzeichen) werden **nicht** besonders kenntlich gemacht. Aus dem Fehlen eines solchen Hinweises kann also nicht geschlossen werden, dass es sich um einen freien Warennamen handelt.

Das Werk, einschließlich aller seiner Teile, ist urheberrechtlich geschützt. Jede Verwertung außerhalb der engen Grenzen des Urheberrechtsgesetzes ist ohne Zustimmung des Verlages unzulässig und strafbar. Das gilt insbesondere für Vervielfältigungen, Übersetzungen, Mikroverfilmungen und die Einspeicherung und Verarbeitung in elektronischen Systemen.

Vorwort

Brustkrebs ist in weiten Teilen dieser Erde einer der häufigsten bösartigen Tumoren der Frau. Zudem stellt das Mammakarzinom eine der häufigsten Todesursachen unter den malignen Tumoren dar. Im Gegensatz zu vielen anderen Krebserkrankungen ermöglichen moderne Diagnoseverfahren die frühzeitige Entdeckung bösartiger Tumoren der Brust. Je früher eine maligne Entartung in der Brustdrüse entdeckt werden kann, desto besser ist im Allgemeinen auch die Prognose. Allerdings ist es mit der gewissenhaften Detektion eines auffälligen Befundes allein nicht getan. In entsprechenden Situationen gilt es, unklare Befunde durch weiterführende Bildgebung und/oder perkutan-bioptische Verfahren weitergehend zu spezifizieren und ggf. zusätzliche Karzinommanifestationen aufzuspüren. Erst hierdurch ist es möglich, einerseits die bestmögliche Prognose im Einzelfall herauszuholen, andererseits aber auch die Quote unnötiger operativer Eingriffe zur Befundabklärung zu vermeiden.

Wie in kaum einem anderen Bereich der bildgebenden Diagnostik haben sich Terminologie und strategisches Vorgehen in der Mammadiagnostik in den letzten Jahren deutlich gewandelt. Schwächen eines bildgebenden Verfahrens können durch ergänzende Methoden oftmals kompensiert werden. Hierbei kommt der Kenntnis der Stärken, aber auch der Limitationen von körperlicher Untersuchung, Röntgenmammographie, Ultraschall und MR-Mammographie natürlich eine wichtige Bedeutung zu. In zahlreichen Arbeiten wurden die Leistungsfähigkeit, aber auch die Grenzen der einzelnen Bausteine der Mammadiagnostik evaluiert. So bleibt die Mammographie weiterhin die Basisdiagnostik in der Brustkrebsfrüherkennung. Sie ermöglicht es, aufgrund tumorinduzierter Veränderungen Mammakarzinome bereits in einem sehr frühen Stadium mit einer entsprechend guten Prognose zu entdecken. Schon aus diesem Grunde bleibt sie unverzichtbar. Darüber hinaus ermöglicht die Mammographie die Detektion von Karzinomen in einer klinisch okkulten Phase. Insbesondere die Screeningprogramme in europäischen Ländern und in den USA haben jedoch in sehr eindrucksvoller Weise die Schwächen der alleinigen Röntgenmammographie aufgezeigt. So ist die Sensitivität dieses Verfahrens bei Frauen mit dichten Parenchymstrukturen in einer relevanten Anzahl der Fälle deutlich eingeschränkt.

Die Limitationen der Mammographie können durch den ergänzenden Einsatz der Sonographie bei dichteren Parenchymtypen häufig ausgeglichen werden. Insbesondere in geübter Hand ermöglicht der Ultraschall einen wichtigen Einblick auch in mammographisch unzugängliche Bereiche der Brustdrüse. Des Weiteren stellt der Ultraschall ohne gesundheitsschädliche Nebenwirkungen das Standardverfahren bei jungen Frauen und eine obligate Bildgebung bei auffälligen Tastbefunden dar. Anders als Mammographie und Ultraschall hinterfragt die MR-Mammographie zusätzlich zur Morphologie mit der Vaskularisation der Brustdrüse auch ein stoffwechselabhängiges Kriterium. Ebenso wie die Mammographie handelt es sich bei der MRT um ein im Wesentlichen standardisiertes Verfahren, das im zeitlichen Verlauf vergleichbare Bildsätze erzeugt. Spezifische Bildnachverarbeitungen heben diese Befunde für den Betrachter deutlicher hervor.

Neben dem sinnvollen Einsatz der unterschiedlichen Untersuchungsmodalitäten sollten sich die Untersuchungstechnik, die Bildanalyse, die Beurteilung und die daraus resultierenden Konsequenzen an den nationalen und internationalen Standards orientieren. Die Bildqualität der Röntgenmammographie wurde daher entsprechend den sog. PGMI-Kriterien des britischen „National Health Service Breast Screening Program (NHSBSP)" verschlüsselt. Grundlage für Terminologie und Befundeinschätzung bei der mammographischen Bildanalyse bot das BI-RADS Lexikon des „American College of Radiology (ACR)", das inzwischen auch im deutschsprachigen Bereich etabliert ist. Grundlage der sonographischen Bildanalyse bot der US-BI-RADS-Katalog des Arbeitskreises Mammasonographie der Deutschen Gesellschaft für Ultraschall in der Medizin (DEGUM). Die Befundung und Beurteilung der MR-Mammographien erfolgten nach dem sog. „Göttingen-Score" sowie der hieraus abgeleiteten MRM-BI-RADS-Kategorisierung. Neue Aspekte der MR-Mammographie betreffen zudem das Ausmaß der Kontrastmittelaufnahme des gesunden Drüsengewebes (MRM-Dichtetyp 1–4) sowie Bewegungsartefakte im Subtraktionsbild (MRM-Artefakt-Score 1–4). Beide Parameter stellen ein Maß für die diagnostische Aussagefähigkeit der MRT dar. Tabellarische Darstellungen der relevanten Klassifikationen und Einteilungen sind diesem Buch als herausnehmbare Anlage beigefügt.

Die Entdeckung eines suspekten Befundes erfordert üblicherweise weitere abklärende Maßnahmen. In den präsentierten Kasuistiken werden daher leit- und richtlinienkonforme Maßnahmen zur interventionellen Befundabklärung dargestellt. Es werden aber auch Abweichungen von empfohlenen Standards aufgeführt, da alternative Vorgehensweisen im Einzelfall sinnvoller erschienen oder dem Wunsch der betreffenden Frau entsprachen.

Das vorliegende Buch bietet dem Leser an 100 Fallbeispielen die Möglichkeit, sich in Kenntnis der Angaben zu Vorstellungsgrund, Anamnese, persönlichem Risikoprofil und klinischem Befund in aller Ruhe mit dem relevanten Bildmaterial auseinander zu setzen und eine eigene Meinung zu bilden. Er kann an dieser Stelle die Bildbeschreibung trainieren, eine Verdachtsdiagnose erarbeiten und differenzialdiagnostische Erwägungen anstellen. Auf den jeweils folgenden Seiten erhält der Leser sodann eine kommentierte Auflösung der angewandten Diagnoseverfahren bis hin zum endgültigen, oft histologisch verifizierten Ergebnis. Auf diesem Wege wird dem mammadiagnostisch interessierten Leser ein maximaler Trainingseffekt ermöglicht.

Begünstigt wird der Lerneffekt durch die Möglichkeit der Präsentation primär digital erstellter und im Abdruck nicht reproduzierter Datensätze in fast allen Kasuistiken. Bis auf wenige Aufnahmen, in denen bereits konventionelle Mammographieaufnahmen vorlagen, war somit eine Bildreproduktion ohne Informationsverlust möglich. Sofern nicht als auswärts angefertigte Untersuchung gekennzeichnet, erfolgten sämtliche Mammasonographien am Logic 5 (Fa. General Electric MS). Die digitalen Mammographieaufnahmen wurden mit dem digitalen Vollfeldsystem Senograph 2000 D (Fa. General Electric MS) angefertigt. Für die MR-Mammographie inklusive der MR-gesteuerten Interventionen kam das MR-System Echospeed (Fa. General Electric MS; MRI Device) zum Einsatz. Stereotaktische Interventionen erfolgten am Interventionstisch Lorad-Premium (Fa. Medicor) mit dem Vacora-System (Fa. Bard) für die Vakuumstanzen.

Unser besonderer Dank im Zusammenhang mit der Entstehung dieses Buches gilt dem Team des diagnostischen Brustzentrums Göttingen: Anja El Hajab, Doris Hermes, Gudrun Meyer, Jutta Rüschoff und Christina Vujevic.

Göttingen, im Frühjahr 2005

Uwe Fischer
Friedemann Baum

Inhaltsverzeichnis

Die fetten **Ziffern** verweisen auf die Fallnummer, die Seitenzahl ist in normaler Schrift angeschlossen.

Adenom **7**, 29
Adenom, tubuläres **28**, 113
Adenomyoepitheliom **99**, 347
Adenose. **26**, 105; **37**, 149; **39**, 157; **42**, 169; **49**, 197; **61**, 245
 – sklerosierende **41**, 165; **97**, 343
 – fokale **60**, 241
 – tumorbildende **73**, 293; **79**, 307
Angiosarkom **24**, 97
Artheriosklerose. **80**, 309
Artefakt, Haare **89**, 327
 – Creme **93**, 325
 – Tinte **82**, 313
Atherom **91**, 331

DCIS **2**, 9; **3**, 12; **6**, 25; **14**, 57; **17**, 69; **40**, 161; **46**, 185; **81**, 311
 – multifokal **71**, 285

Fettgewebsnekrose **47**, 189; **96**, 341
Fibroadenom **24**, 97; **27**, 109; **70**, 277; **76**, 301; **87**, 323
 – fibrosiertes **60**, 241
 – myxoides **44**, 177
 – perikanalikuläres **63**, 253

Galaktographie **43**, 170
Gallertkarzinom **6**, 25
Gelbluten **31**, 128, 129
Gicht **56**, 225
Gynäkomastie **39**, 157

Hamartom **38**, 152; **57**, 228
Hämatom **38**, 152, 153; **99**, 347

Insektenstich **83**, 315

Karzinom
 – invasiv duktal **4**, 17; **5**, 21; **8**, 33; **40**, 161; **59**, 237; **72**, 289; **71**, 285; **77**, 303; **84**, 317; **88**, 325; **98**, 346; **100**, 349
 – invasiv lobulär **16**, 65; **20**, 81; **21**, 85; **45**, 181; **49**, 197; **55**, 218; **62**, 249; **66**, 265
 – lobuläres, in situ **57**, 229
 – medulläres **1**, 5; **27**, 109
 – minimalinvasiv duktal **85**, 319; **95**, 339
 – multizentrisches **41**, 165; **48**, 193
 – papilläres **54**, 217
 – tubuläres **42**, 169; **53**, 213; **70**, 277
Karzinosarkom **74**, 297

Lipom ... **25**, 101
Lokalrezidiv ... **58**, 233
 – invasiv duktal ... **67**, 269
 – invasiv lobulär ... **63**, 253
Lymphadenitis ... **34**, 137

Mastitis, fokale ... **19**, 77
 – – postoperativ ... **52**, 209
Mastopathie ... **46**, 185
 – fibrozystische ... **3**, 13
Morbus Paget ... **78**, 305

Ölzyste ... **96**, 341

Papillom, intraduktales ... **3**, 13; **20**, 81; **40**, 161; **43**, 173; **90**, 329
Papillomatose, intraduktale ... **22**, 89; **40**, 161
Prothesenruptur ... **34**, 137

Radiäre Narbe ... **86**, 321
Riesenfibroadenom ... **94**, 328

Verbrennung ... **33**, 92

Zyste ... **12**, 12
 – komplizierte ... **18**, 72

Abkürzungen

ACR	American College of Radiology
B-Bild	Graubild (brightness) in der Sonographie
BET	brusterhaltende Therapie
BI-RADS	Breast Imaging and Data Reporting System (nach ACR)
C 1–5	zytologische Malignitätsstufen 1–5
CC	muzinöses Karzinom
cc	kraniokaudale Einstellung der Mammographie
CLIS	Carcinoma lobulare in situ
DC	duktales Carcinom
DCIS	duktales carcinoma in situ; Milchgangskarzinom
EIC	extensive intraduktale Tumorkomponente
FKDS	farbkodierte Doppler-Sonographie
G 1–4	Grading (Stufen G1–G4)
G	Qualitätsstufe nach PGMI: G = good, gut
GC	Gallertkarzinom
I	Qualitätsstufe nach PGMI: I = inadequate, nicht akzeptabel
IDC	invasiv duktales Mammakarzinom
ILC	invasiv lobuläres Mammakarzinom
IR	Inversion Recovery
KM	Kontrastmittel
LH	lobuläre Hyperplasie
lm	lateromedial
M	Qualitätsstufe nach PGMI: M = moderate, mäßig
MC	medulläres Mammakarzinom
MCC	multizentrisches Mammakarzinom
ME	Mastektomie
MFC	Mastopathia fibrosa et cystica
MIP	Maximum Intensity Projection. Komplettansicht der MRM
ml	mediolaterale Einstellung der Mammographie
mlo	mediolateral-schräge Einstellung der Mammographie
MR	Magnetresonanz
MRM	Magnetresonanzmammographie, MRT der Brust
MRT	Magnetresonanztomographie
OP	Operation
P	Qualitätsstufe nach PGMI: P = perfect, sehr gut
PGMI	britischer Standard für Bildqualität
pN	Klassifikation des histologisch verifizierten Lymphknotenstatus
pT	Klassifikation der histologisch verifizierten Tumorgröße

pTis	histologisch gesichertes intraduktales Karzinom (in situ)
R 0–2	Resektionsstufe 0–2
R1	inkomplette Tumorentfernung (R1-Resektion)
ROI	Region of Interest
S	Subtraktionsbild in der MR-Mammographie
S-Anstieg	Signalanstieg in der MR-Mammographie
SB	Stanzbiopsie
SN,Sn	Sentinel-Node-Vorgehensweise bei der Axilladissektion
Subtr.	Subtraktionsaufnahme
T1	T1-gewichtete Aufnahme in der MR-Mammographie
T2	T2-gewichtete Aufnahme in der MR-Mammographie
TC	tubuläres Karzinom
TE	Tumorektomie
US	Ultraschall
VNPI	Van-Nuys-Prognose-Index
VB	Vakuumbiopsie
VSB	Vakuumstanzbiopsie
WAP	Wiederaufbauplastik

Herdbefunde (alle Verfahren)

Form

 rund   oval   lobuliert   unregelmäßig

Begrenzung

 scharf   mikrolobuliert   unscharf   spikuliert

Röntgenmammographie

PGMI-Qualitätsstufe Aufnahmetechnik
P perfekt
G gut
M moderat
I inadäquat (Aufnahme sollte wiederholt werden)

Dichtetyp des Parenchyms
ACR 1 überwiegend lipomatöses Gewebe
ACR 2 fibroglanduläres Gewebe
ACR 3 inhomogen dichtes Gewebe
ACR 4 extrem dichtes Gewebe

Herddichte
fettäqui-   hypodens   isodens   hyperdens
valent   (aber nicht lipomatös) (wie Parenchym)   (dichter als Parenchym)

Mikrokalzifikationen

Anordnung

 gruppiert   linear   segmental   regional   diffus

 monomorph    amorph   polymorph/pleomorph

Architekturstörung

  ☐ ja   ☐ nein

Kategorisierung nach BI-RADS (alle Methoden)

BIRADS 1 kein beschreibenswerter Befund   (Karzinomrisiko 0%)
BIRADS 2 beschreibenswerter benigner Befund   (Karzinomrisiko 0%)
BIRADS 3 wahrscheinlich benigner Befund   (Karzinomrisiko < 2%)
BIRADS 4 wahrscheinlich maligner Befund   (Karzinomrisiko ~ 30%)
BIRADS 5 hochsuspekter Befund   (Karzinomrisiko ~ 95%)
BIRADS 6 Karzinom histologisch verifiziert

Sonographie der Mamma

Herde
Echoverhalten im Vergleich

Umgebung   echofrei – echoarm – echogleich – echoreich
Schallfortleitung   abgeschwächt – indifferent – verstärkt – gemischt
Komprimierbarkeit   gut – gering – fehlend
Binnenstruktur   homogen – inhomogen
Herdachse   horizontal – vertikal – indifferent
Umgebungsstrukturen   erhalten – verdrängt – unterbrochen
Verschieblichkeit   gut – wenig – nicht verschieblich
Verkalkungen   Makrokalk – Mikrokalk
Durchblutung   verstärkt – leicht verstärkt – nicht verstärkt

MR-Mammographie

MRM-Artefaktstufe
MRM Artefaktstufe 1 keine Bewegungs-/Subtraktionsartefakte
MRM Artefaktstufe 2 geringe Bewegungs-/Subtraktionsartefakte
MRM Artefaktstufe 3 ausgeprägte Bewegungs-/Subtraktionsartefakte
MRM Artefaktstufe 4 inakzeptable Bewegungs-/Subtraktionsartefakte

Dichtetyp
MRM Dichtetyp 1 kein Enhancement des Parenchyms
MRM Dichtetyp 2 fleckiges Enhancement des Parenchyms
MRM Dichtetyp 3 fleckig-flächiges Enhancement des Parenchyms
MRM Dichtetyp 4 extrem starkes Enhancement des Parenchyms

MRM-Punkteschema (Göttingen-Score)

Punkte	0	1	2
Form	rund, oval	irregulär, dendritisch	–
Begrenzung	scharf	unscharf	–
KM-Verteilung	homogen	inhomogen	Ringenhancement
Initialer Anstieg (für 2D)	< 50%	50% – 100%	> 100%
Postinitialer Signalverlauf	Anstieg	Plateau	Wash-out

MRM-BI-RADS
0   Punkte   MRM-BIRADS 1
1 – 2 Punkte   MRM-BIRADS 2
3   Punkte   MRM-BIRADS 3
4 – 5 Punkte   MRM-BIRADS 4
6 – 8 Punkte   MRM-BIRADS 5

Trainer Mammadiagnostik, herausgegeben von Uwe Fischer und Friedemann Baum
© 2005 Georg Thieme Verlag KG

Fall 1

Vorstellungsgrund: Knoten links oben außen seit 8 Wochen.
Anamnese: unauffällig.
Risikoprofil: unauffällig.
Alter: 78 Jahre.

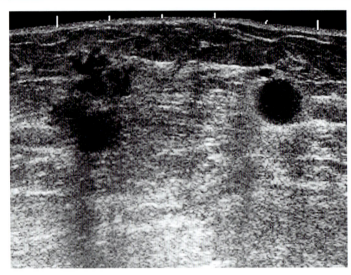

Abb. 1.1 B-Bild-Sonographie links. Panoramablick.

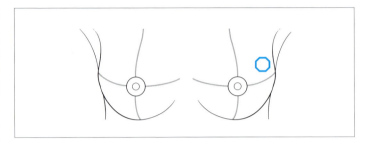

Klinischer Befund

Derber Knoten von 2 cm Durchmesser innerhalb der ptotischen Mamma links oben außen. Gute Verschieblichkeit.

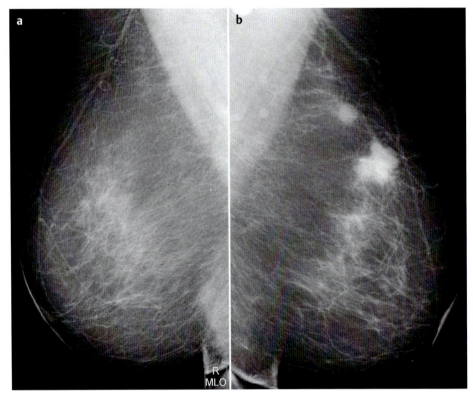

Abb. 1.2 a, b Digitale Mammographie bds. (mlo).

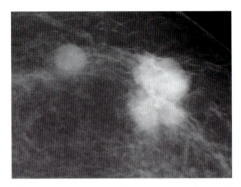

Abb. 1.3 Zooming links oben außen (cc-Aufnahmeebene).

Fall 1 3

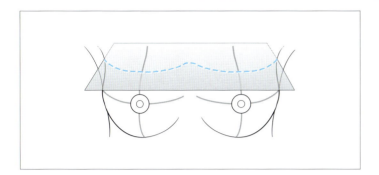

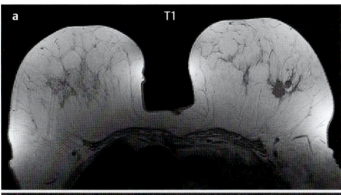

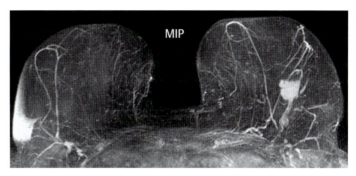

Abb. 1.5 KM-gestützte MR-Mammographie. MIP.

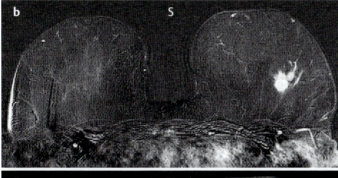

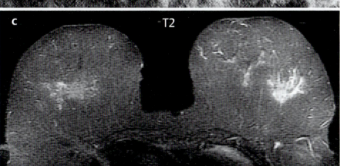

Abb. 1.6 a, b Kurvenanalyse.

Abb. 1.4 a–c KM-gestützte MR-Mammographie.

? Wie kategorisieren Sie Sonographie, Mammographie und MRT?
Wie lautet Ihre Verdachtsdiagnose?
Welches ist Ihr nächster Schritt?

Fall 1

Es handelt sich um die bildgebende Abklärung bei einer älteren symptomatischen Frau, bei der bereits klinisch der starke Verdacht auf einen bösartigen Tumor der linken Brust geäußert werden muss.

Sonographie

Korrespondierend zum Tastbefund Darstellung eines lobulierten, überwiegend unscharf begrenzten Herdes, der einen hyperechogenen Randbereich aufweist und zu einer Unterbrechung der ligamentären Strukturen sowie einer Verziehung der parenchymalen Strukturen führt. In unmittelbarer Nähe ein pathologisch vergrößerter Lymphknoten. Einschätzung: US-BI-RADS 5 links.

Mammographie

Seitengleich überwiegend lipomatöses Gewebe Typ I gemäß ACR. Rechts keine Auffälligkeiten. Links oben außen lobulierter Herdbefund von 2 cm Durchmesser mit unscharfer Randbegrenzung. Stegartige Verdichtungen zu einem etwa 2 cm entfernten präpektoralen Lymphknoten. Weiterer partiell abgebildeter vergrößerter Lymphknoten links hochaxillär. Keine Mikroverkalkungen (BI-RADS rechts 1/links 5). Qualitätsstufe G (untere Umschlagfalte nicht klar entfaltet).

MR-Mammographie

Innerhalb des lipomatösen Gewebes 2 cm großer Herdbefund links oben außen. In unmittelbarer Umgebung ein weiterer Satellitenherd. Nach KM-Gabe starke initiale Anreicherung mit anschließendem Wash-out. Zudem Hypervaskularisation einer Gangstruktur vom Indextumor nach lateral reichend (Abb. 1.7 Pfeil). In der MIP pathologische Kontrastierung des präpektoralen Lymphknotens sowie der stegartigen Verbindung zwischen Tumor und Lymphknoten.

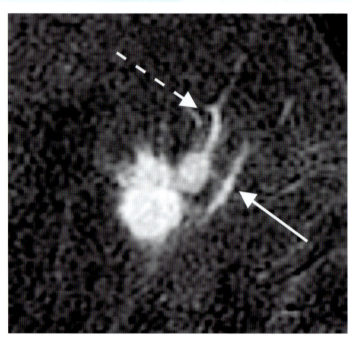

Abb. 1.7 KM-gestützte MR-Mammographie, Zooming links oben außen.

Beachte: Weitere tubuläre Mehranreicherungen entsprechend KM-gefüllter Venen (Abb. 1.7 gestrichelter Pfeil).

MRM-Artefaktstufe: 2
MRM-Dichtetyp: 1

MRM-Score	Befund	Punkte
Form	lobuliert	0
Begrenzung	partiell unscharf	1
KM-Verteilung	inhomogen	1
Initialer S-Anstieg	stark	2
Postinitialer Signalverlauf	Wash-out	2
Gesamtpunktzahl		6
MRM-BI-RADS		5

→ Verdachtsdiagnose

Nodal positives Mammakarzinom der linken Brust, Stadium T2. Keine Differenzialdiagnose.

Fall 1: Lösung

BI-RADS-Einschätzung		
Klinischer Befund	rechts 1	links 5
Sonographie	rechts 1	links 5
Mammographie	rechts 1	links 5
MR-Mammographie	rechts 1	links 5
Gesamt-BI-RADS	**rechts 1**	**links 5**

Leitlinienkonforme Vorgehensweise
US-gestützte Hochgeschwindigkeitsstanzbiopsie des Palpationsbefundes links oben außen.

Konkrete Vorgehensweise (nicht leitlinienkonform!)
Mit Blick auf das Alter der Patientin und die Eindeutigkeit der bildgebenden Befunde sowie auf Wunsch der Patientin Verzicht auf präoperative histologische Befundsicherung durch Stanzbiopsie.

Histologisches Ergebnis
25 mm im Durchmesser betragendes medulläres Mammakarzinom.

MC, pT2, pN1a (2/18), G2.

Therapie
Mastektomie bei prospektiver Ablehnung einer adjuvanten postoperativen Strahlentherapie (Patientenwunsch).

In der Bildgebung mit allen Untersuchungsverfahren ein „klassisches" Mammakarzinom.
Aber Achtung: Die anderen Fälle in diesem Buch sind kniffliger!

Fall 2

Vorstellungsgrund: Früherkennung.
Anamnese: Morbus Hodgkin vor 20 Jahren. Mantelfeldbestrahlung, seitdem Beschwerdefreiheit.
Risikoprofil: vorausgegangene Bestrahlungsbehandlung, kein erhöhtes familiäres Risiko.
Alter: 42 Jahre.

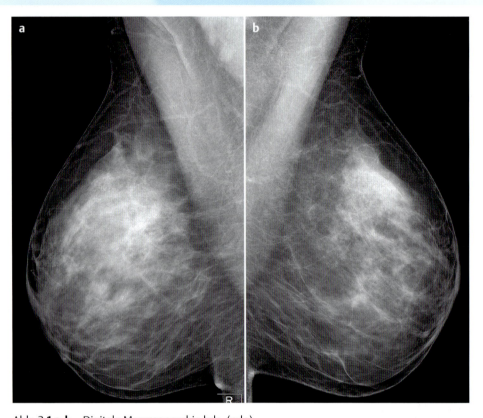

Klinischer Befund

Allenfalls diskret erhöhte Resistenz des Parenchymkörpers rechts kranial im Vergleich zu links kranial. Kein Knoten. Inspektion unauffällig.

Abb. 2.**1 a, b**   Digitale Mammographie bds. (mlo).

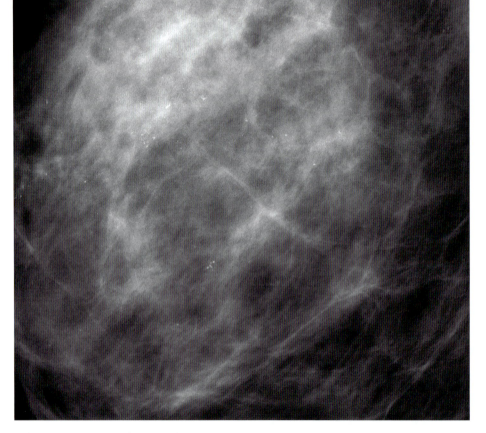

Abb. 2.**2**   Zooming rechts zentral.

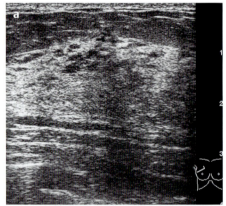
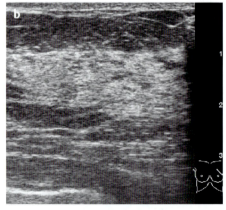

Abb. 2.**3 a, b**   B-Bild-Sonographie im Seitenvergleich.

Fall 2   7

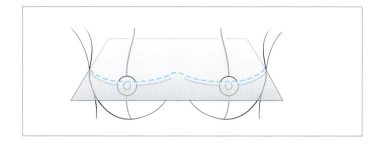

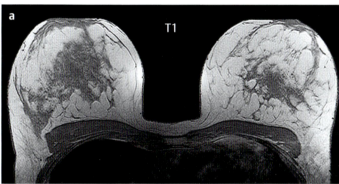

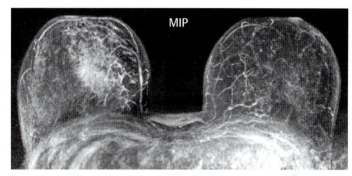

Abb. 2.**5**   MIP.

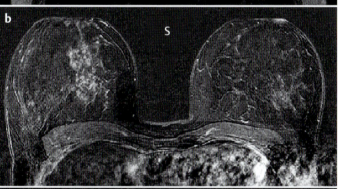

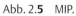

Abb. 2.**6 a, b**   Kurvenanalyse.

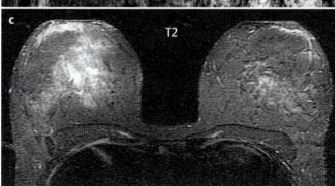

Abb. 2.**4 – 2.6**   KM-gestützte MR-Mammographie.

Abb. 2.**4 a – c**

> Wie kategorisieren Sie Sonographie, Mammographie und MRT?
> Wie lautet Ihre Verdachtsdiagnose?
> Welches ist Ihr nächster Schritt?

Fall 2

Es handelt sich um die komplette bildgebende Untersuchung einer Frau, die sich im Rahmen der Früherkennung vorstellt und aufgrund ihrer Anamnese (vorausgegangene Mantelfeldbestrahlung vor 20 Jahren) ein deutlich erhöhtes Risiko für ein Malignom hat.

Sonographie

Auffällige Differenz der Kaliber der sonographisch abgebildeten Milchgangsstrukturen (rechts > links) im Sinne einer rechtsseitigen Duktektasie. Keine umschriebenen Raumforderungen. Einschätzung: US-BI-RADS rechts 3/links 1.

Mammographie

Seitenungleich ausgeprägtes inhomogen dichtes Drüsengewebe vom Typ IV gemäß ACR. Keine Verdichtungen. Im Zooming Nachweis diffuser polymorpher (punktförmig, linear, V-förmig) Mikroverkalkungen innerhalb des Drüsenparenchyms rechts (BI-RADS rechts 5/links 1). Qualitätsstufe P.

MR-Mammographie

Unauffällige MRM in der T1- und wassersensitiven IR-Darstellung. Nach KM-Gabe dendritische Mehranreicherungen in segmentaler Anordnung in den oberen Quadranten rechts. Bei schwieriger ROI-Platzierung (maximal 1 Pixel) unspezifische Signal-Zeit-Kurven. Keine umschriebenen Raumforderungen mit pathologischer Vaskularisation rechts. Links keine Auffälligkeiten.

MRM-Artefaktstufe: 2
MRM-Dichtetyp: 1

MRM-Score	Befund	Punkte
Form	irregulär	1
Begrenzung	unscharf	1
KM-Verteilung	dendritisch	1
Initialer S-Anstieg	stark	2
Postinitialer Signalverlauf	Plateau	1
Gesamtpunktzahl		6
MRM-BI-RADS		5

→ **Verdachtsdiagnose**

Ausgedehntes intraduktales, evtl. auch mikroinvasives Tumorgeschehen der rechten Mamma.

Differenzialdiagnose

Segmentale Adenose, entzündlicher Prozess (beides sehr unwahrscheinlich).

Fall 2: Lösung

BI-RADS-Einschätzung		
Klinischer Befund	rechts 3	links 1
Sonographie	rechts 3	links 1
Mammographie	rechts 5	links 1
MR-Mammographie	rechts 5	links 1
Gesamt-BI-RADS	**rechts 5**	**links 1**

Procedere

Stereotaktische Vakuumstanzbiopsie zur histologischen Sicherung der Verdachtsdiagnose.

Nach Druck mit der Pinzette auf einen der entnommenen Gewebezylinder im Bereich einer hier nachweisbaren Kalzifikation „komedoartige" Entleerung eines Gewebezylinders. Anhand dieses Kriterium bereits eindeutige Interpretation als intraduktales Tumorgeschehen.

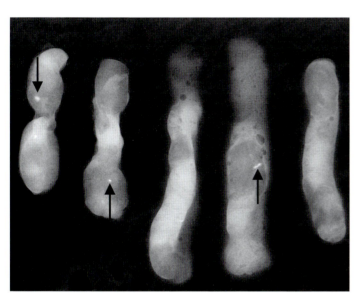

Abb. 2.7 Präparateradiographie eines Teils der entnommenen Stanzen mit Nachweis von Kalkpartikeln (Pfeile).

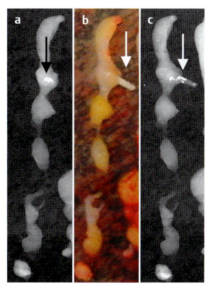

Abb. 2.8 a–c Präparateradiographie eines einzelnen Zylinders vor und nach Druck auf das verkalkte Areal. Makrobild mit Nachweis des ausgetretenen Komedonen (Pfeil).

Histologisches Ergebnis der Stanzbiopsie

DCIS vom Komedotyp, Grading 2.

Histologisches Ergebnis rechts

Trizentrisches intraduktales Mammakarzinom bis unmittelbar unter die Mamillenepidermis reichend (beachte die lineare Mehranreicherung in der MRT bis zur Brustwarze).

pTis (Paget-Karzinom), pN0 (Sentinel-Node 0/2), G2, R1 (oben innen), VNPI: 10 Punkte.

Therapie

ME mit Nachresektion oben innen (bei primärer R1-Resektion).

 Vorausgegangene Strahlenbehandlungen im Bereich der Mammae stellen ein erhöhtes Risiko für das Auftreten von Mammakarzinomen (Latenz 15–25 Jahre) dar.

Fall 3

Vorstellungsgrund: Früherkennungsmammographie.
Anamnese: unauffällig.
Risikoprofil: Mammakarzinom bei Mutter postmenopausal, bei Tante prämenopausal, bei Cousine 2. Grades postmenopausal.
Alter: 40 Jahre.

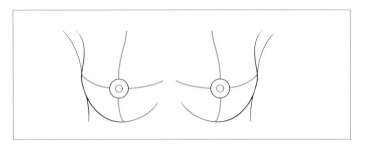

Klinischer Befund
Unauffällig.

B-Bild-Sonographie: Unauffällig.

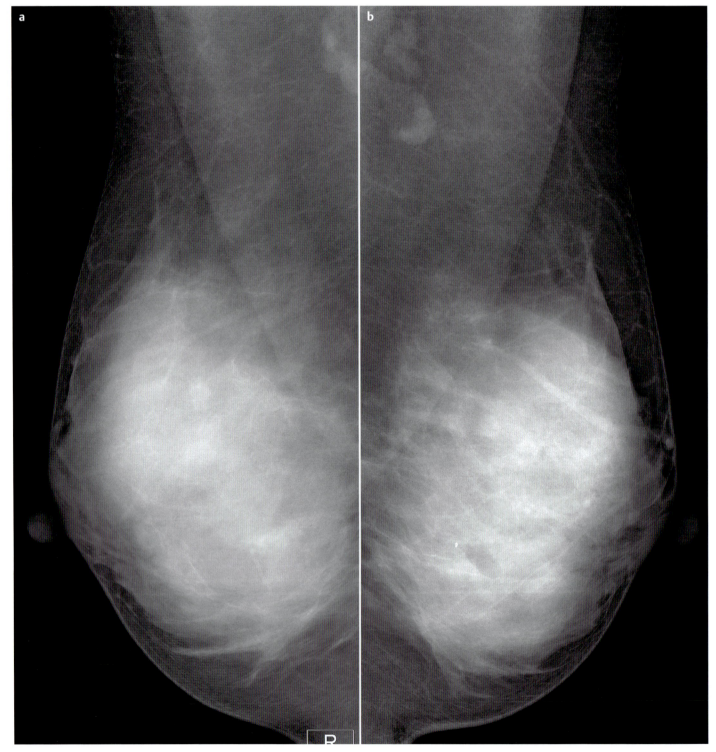

Abb. 3.**1 a, b** Digitale Mammographie bds. (mlo, Optipack).

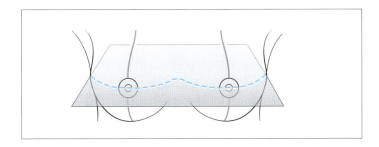

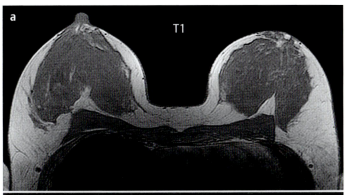

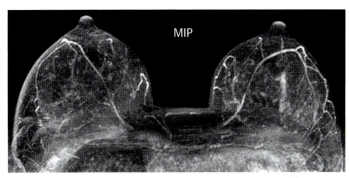

Abb. 3.3 MIP.

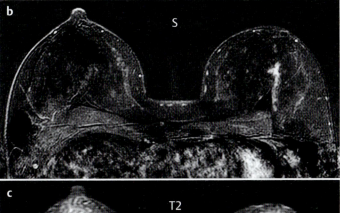

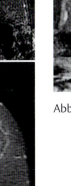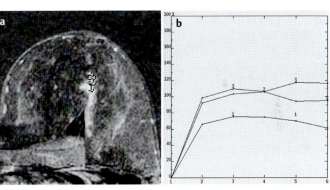

Abb. 3.4 a, b Kurvenanalyse.

Abb. 3.2 – 3.4 KM-gestützte MR-Mammographie.

Abb. 3.2 a – c

? Wie kategorisieren Sie Mammographie und MRT?
Wie lautet Ihre Verdachtsdiagnose?
Welches ist Ihr nächster Schritt?

Fall 3

Es handelt sich um die bildgebende Abklärung im Rahmen der Früherkennung bei einer jungen Frau mit ausgeprägtem familiären Risiko.

Sonographie

Insbesondere links zentral keine Auffälligkeiten, ohne Bildpräsentation.

Mammographie

Seitengleich symmetrisches, ausgesprochen dichtes Drüsengewebe vom Typ IV gemäß ACR. Unter diesen eingeschränkten Voraussetzungen insbesondere links zentral – im Bereich des auffälligen MRT-Befundes – keine Auffälligkeiten. Keine Verdichtung, kein Herdbefund. Keine Architekturstörung, keine auffälligen Kalzifikationen (BI-RADS rechts 1/links 1). Qualitätsstufe P.

MR-Mammographie

Überwiegend lineare, abschnittsweise auch leicht dendritische und potenziell einem Milchgang folgende Mehranreicherung in den zentralen Abschnitten der linken Mamma. Unspezifische Signalkurve. Keine weiteren Auffälligkeiten.

MRM-Artefaktstufe: 1
MRM-Dichtetyp: 1

MRM-Score	Befund	Punkte
Form	linear	1
Begrenzung	unscharf	1
KM-Verteilung	homogen	0
Initialer S-Anstieg	stark	2
Postinitialer Signalverlauf	Plateau	1
Gesamtpunktzahl		5
MRM-BI-RADS		4

→ **Verdachtsdiagnose**
DCIS.

Differenzialdiagnostisch: Segmentale Papillomatose, entzündliche Milchgangsveränderungen.

Fall 3: Lösung

BI-RADS-Einschätzung

Klinischer Befund	rechts 1	links 1
Sonographie	rechts 1	links 1
Mammographie	rechts 1	links 1
MR-Mammographie	rechts 1	links 4
Gesamt-BI-RADS	**rechts 1**	**links 4**

Procedere

Histologische Abklärung des kernspintomographischen Befundes, vorzugsweise durch MRT-gestützte perkutane Biopsie zur Vermeidung einer offenen Biopsie.

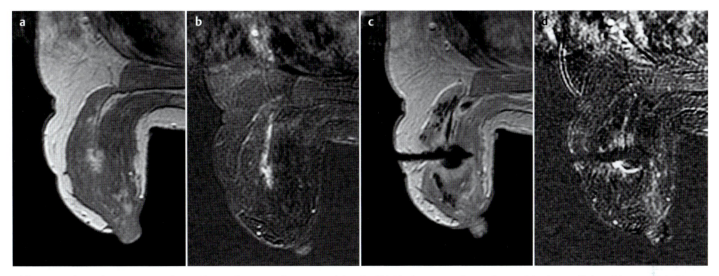

Abb. 3.**5a–d** Dokumentation der MRT-gestützten Vakuumstanzbiopsie: T1-Nativuntersuchung der positionierten linken Mamma (**a**). Reproduzierbarkeit der linearen Mehranreicherung in der Subtraktion (**b**). Dokumentation der Stanznadel nach Entnahme von 20 Gewebezylindern (**c**) und Nachweis der repräsentativen Gewebeentnahme in der ergänzenden zweiten KM-gestützten MRT (**d**).

Histologisches Ergebnis der VSB links

Mastopathia chronica fibrosa et cystica mit einem intraduktalen Papillom und geringgradigen sklerosierenden Veränderungen. Keine Malignität.

Therapie

Keine. Einmalige Kontrolle in 6 Monaten (MRM) angeraten.

 Auffällige Befunde, die ausschließlich kernspintomographisch nachzuweisen sind, können durch eine perkutane MRT-gesteuerte Vakuumstanzbiopsie zuverlässig abgeklärt werden. Diese Vorgehensweise erlaubt eine deutliche Reduktion unnötiger offener Biopsien.

Fall 4

Vorstellungsgrund: Früherkennungsmammographie.
Anamnese: unauffällig.
Risikoprofil: unauffällig.
Alter: 52 Jahre.

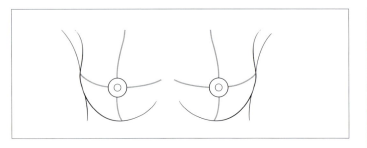

Klinischer Befund
Unauffällig.

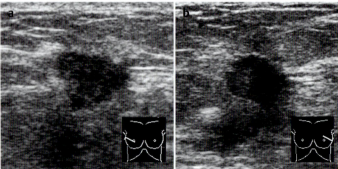

Abb. 4.**1 a, b** B-Bild-Sonographie.

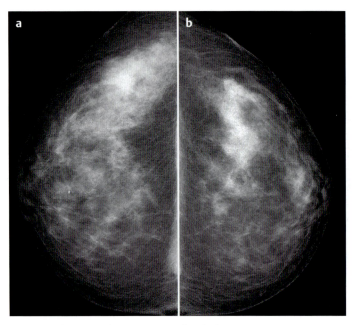

Abb. 4.**2 a, b** Digitale Mammographie (cc).

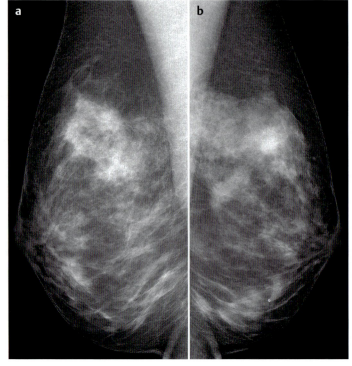

Abb. 4.**3 a, b** Digitale Mammographie (mlo).

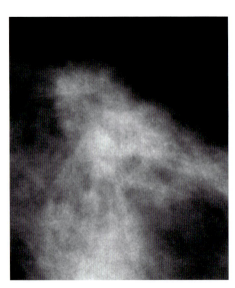

Abb. 4.**4** Ausschnittsvergrößerung links lateral (cc).

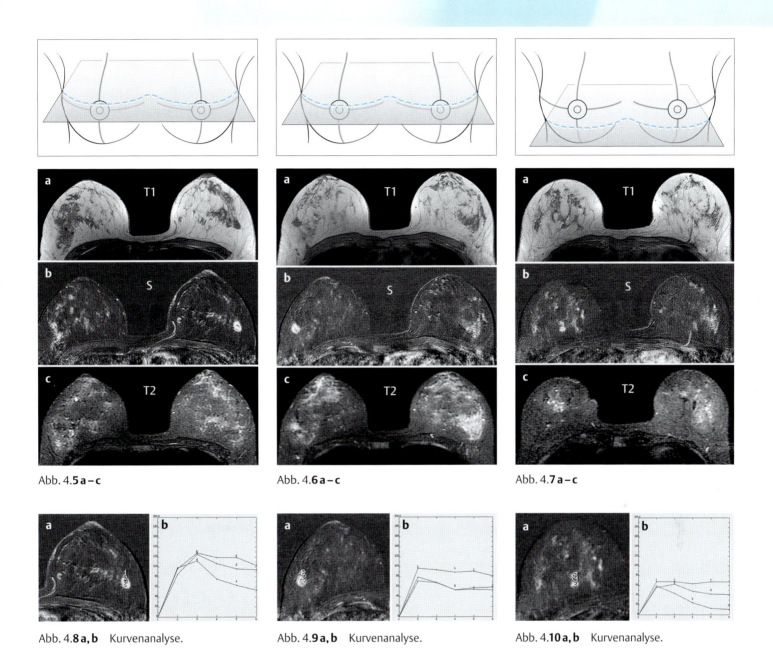

Abb. 4.5 a–c

Abb. 4.6 a–c

Abb. 4.7 a–c

Abb. 4.8 a, b Kurvenanalyse.

Abb. 4.9 a, b Kurvenanalyse.

Abb. 4.10 a, b Kurvenanalyse.

Abb. 4.5 – 4.10 KM-gestützte MR-Mammographie.

Abb. 4.11 MR-Mammographie, MIP-Darstellung.

? Wie kategorisieren Sie Sonographie, Mammographie und MRT?
Wie lautet Ihre Verdachtsdiagnose?
Welches ist Ihr nächster Schritt?

Fall 4

Es handelt sich um die bildgebende Abklärung einer asymptomatischen Frau ohne ersichtliches familiäres Risiko.

Sonographie

Rechts oben außen lobulierter hypoechogener Herdbefund mit mikrolobulärer Begrenzung, partiell peripherer Hyperechogenität und Konturunterbrechung einer ligamentären Struktur. Kein auffälliges dorsales Schallmuster. Links oben außen runder hypoechogener Herdbefund mit Kontinuitätsunterbrechung ligamentärer Strukturen. Kein auffälliges dorsales Schallverhalten. Einschätzung: US-BI-RADS rechts 5/links 4.

Mammographie

Beidseits inhomogen dichtes Drüsengewebe vom Typ III gemäß ACR. Rechts oben außen innerhalb der dichten Drüsenstrukturen hyperdenser runder Herdbefund von 1 cm Durchmesser mit spikulierter Begrenzung. Keine Kalzifikationen. Links oben außen innerhalb der dichten Parenchymstrukturen ebenfalls hyperdenser rundlicher Herdbefund von 1 cm Größe mit spikulierter Begrenzung. Peritumoral links auffällige Mikrokalzifikationen (BI-RADS rechts 5/links 5). Qualitätsstufe cc-Projektion P, mlo-Projektion M (untere Umschlagfalte, Pektoraliswinkel < 20°).

MR-Mammographie

Korrespondierend zum Ultraschall- und Mammographiebefund je ein hypervaskularisierter Herdbefund rechts oben außen und links oben außen von jeweils etwa 1 cm Durchmesser. Zusätzlich Nachweis eines weiteren vermehrt vaskularisierten Herdes rechts kaudal in der senkrechten Mamillarlinie, der sich in der Frühsubtraktion im Vergleich zum Enhancement des umgebenden Drüsenparenchyms aufgrund seines höheren Signals abgrenzt. Intermediäres Signalveralten aller Befunde in der T2-Sequenz.

MRM-Artefaktstufe: 2
MRM-Dichtetyp: 2

MRM-Score	Links oben außen	Punkte	Rechts oben außen	Punkte	Rechts kaudal	Punkte
Form	oval	0	oval	0	rund	0
Begrenzung	spikuliert	1	unscharf	1	unscharf	1
KM-Verteilung	Rim Sign	2	Rim Sign	2	Rim Sign	2
Initialer S-Anstieg	stark	2	mäßig	1	mäßig	1
Postinitialer Signalverlauf	Wash-out	2	Wash-out	2	Wash-out	2
Gesamtpunktzahl		7		6		6
MRM-BI-RADS		5		5		5

→ Verdachtsdiagnosen

Multizentrisches invasives Mammakarzinom rechts. Invasives Mammakarzinom links, z. B. mit EIC (s. peritumorale Verkalkungen links).

Fall 4: Lösung

BI-RADS-Einschätzung		
Klinischer Befund	rechts 1	links 1
Sonographie	rechts 5	links 4
Mammographie	rechts 5	links 5
MR-Mammographie	rechts 5 (V. a. MCC)	links 5
Gesamt-BI-RADS	**rechts 5 (V. a. MCC)**	**links 5**

Procedere

Histologische Abklärung der auffälligen Befunde rechts oben außen und links oben außen durch US-gestützte perkutane Hochgeschwindigkeitsstanzbiopsie. Zusätzlich histologische Abklärung des auffälligen Befundes rechts kaudal durch MRT-gestützte Hochgeschwindigkeits- oder Vakuumstanzbiopsie.

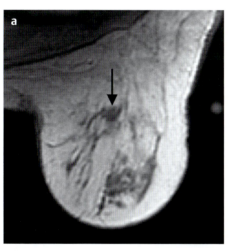 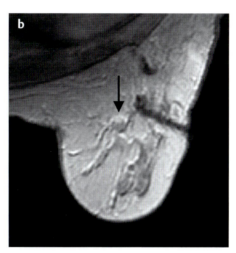 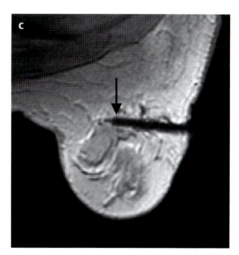

Abb. 4.12 a–c MRT-gestützte Vakuumstanzbiopsie rechts kaudal.
a Reproduzierbarkeit des Herdbefundes rechts kaudal (Pfeil).
b Fehlplatzierung der Koaxialnadel.
c Korrektur der Koaxialnadel ohne neuerliche Punktion und Dokumentation der korrekten Lage des Punktionsequipments nach Gewebeentnahme.

Histologie

US-gestützte Stanzbiopsie rechts oben außen: IDC.
US-gestützte Stanzbiopsie links oben außen: IDC.
MRT-gestützte Vakuumstanzbiopsie rechts kaudal: ILC.

Histologisches Ergebnis

Rechts: IDC + ILC pT1 c (multizentrisch: 12 mm und 7 mm), pN0 (0/11*), G1 und G2.
Links: IDC pT1 b (8 mm) und pTis (EIC 4 mm und 5 mm), pN0 (0/5 sn), G1.

* Beachte: Keine Sentineltechnik rechts bei gesicherter Multizentrizität.

Therapie

Rechts: Mastektomie, primäre alloplastische Brustrekonstruktion.
Links: weite Segmentresektion, intramammäre Verschiebeplastik.

 Peritumorale Kalzifikationen in der Umgebung eines Indextumors sollten an das Vorliegen einer extensiven intraduktalen Tumorkomponente (EIC) denken lassen.

Fall 5

Vorstellungsgrund: Früherkennungsmammographie.
Anamnese: unauffällig.
Risikoprofil: unauffällig
Alter: 39 Jahre.

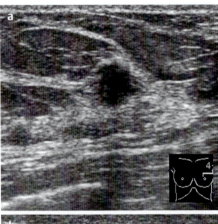

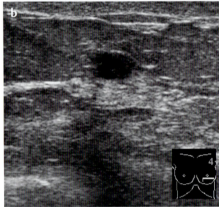

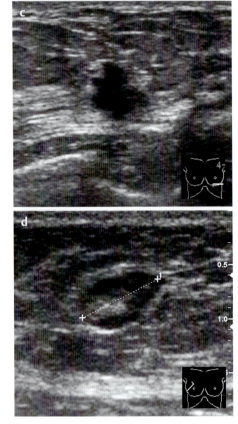

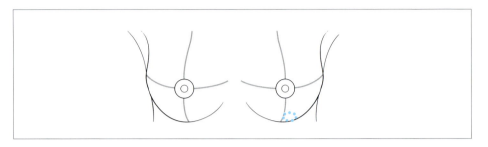

Klinischer Befund

In Kenntnis der bildgebenden Diagnostik walzenförmige Verhärtung im Bereich der kaudalen Umschlagfalte links.

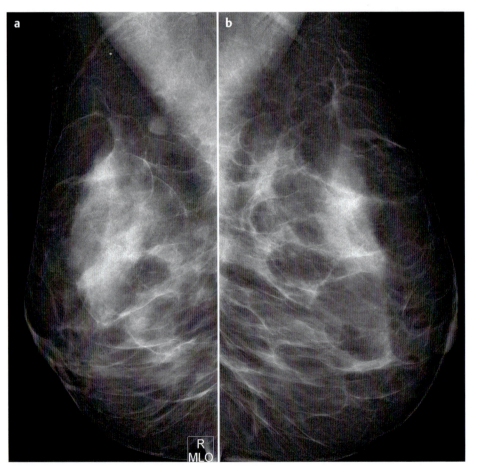

Abb. 5.**1 a–d** B-Bild-Sonographie.

Abb. 5.**2 a, b** Digitale Mammographie (mlo, Optipack).

Fall 5

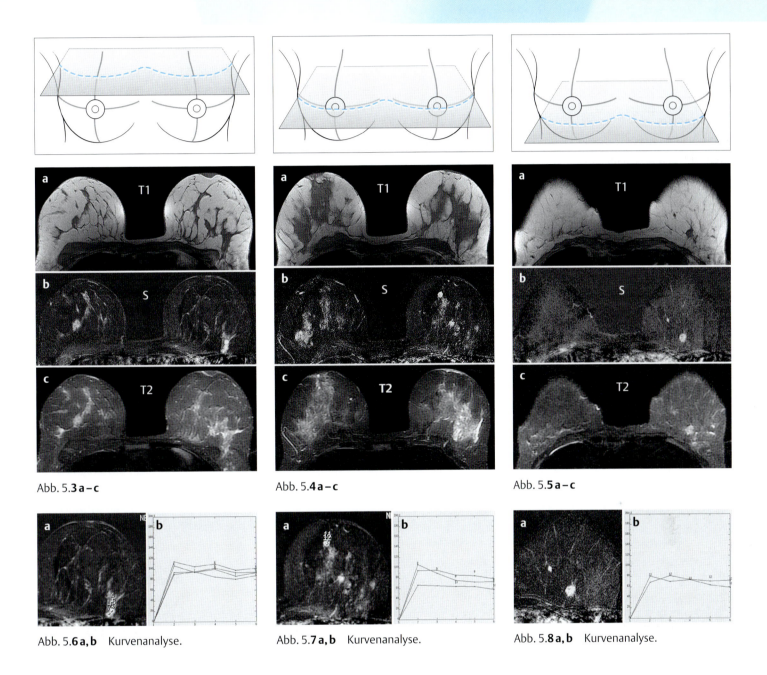

Abb. 5.3 a–c

Abb. 5.4 a–c

Abb. 5.5 a–c

Abb. 5.6 a, b Kurvenanalyse.

Abb. 5.7 a, b Kurvenanalyse.

Abb. 5.8 a, b Kurvenanalyse.

Abb. 5.3–5.8 KM-gestützte MR-Mammographie.

Abb. 5.9 MR-Mammographie, MIP-Darstellung.

? Wie kategorisieren Sie Sonographie, Mammographie und MRT?
Wie lautet Ihre Verdachtsdiagnose?
Welches ist Ihr nächster Schritt?

Fall 5

Es handelt sich um die bildgebende Abklärung einer asymptomatischen Frau ohne erhöhtes familiäres Risiko.

Sonographie

Links oben außen rundlicher Herdbefund mit relativ glatter Begrenzung und deutlichem hyperechogenen Randsaum sowie Konturunterbrechung ligamentärer Strukturen. Links unmittelbar kaudal der Mamille weiterer Herdbefund mit hyperechogenem Rand. Links kaudal im Bereich der Umschlagfalte dritter Herdbefund mit hyperechogenem Randsaum und möglicher Infiltration tiefer gelegener Strukturen. Alle drei Befunde ohne nennenswertes dorsales Auslöschphänomen. Zentral lipomatös imbibierter Lymphknoten rechts präpektoral. Einschätzung: US-BI-RADS rechts 1/links 5 (MCC).

Mammographie

Beidseits inhomogen dichtes Drüsengewebe vom Typ III gemäß ACR. Verdichtung links retroparenchymal kranial und bildrandnah in der mlo-Projektion korrespondierend zum kranialen und zentralen Befund in der Sonographie. Präpektoraler Lymphknoten rechts. Keine Kalzifikationen (BI-RADS rechts 1/links 4). Qualitätsstufe G (untere Umschlagfalte).

MR-Mammographie

Links oben außen perlschnurartig angeordnete Kette von hypervaskularisierten Herdbefunde von jeweils knapp 1 cm Größe. Links unmittelbar kaudal der Mamille weiterer etwa 1 cm großer Herd. Links im Bereich der kaudalen Umschlagfalte dritter gut 1 cm großer hypervaskularisierter Herd mit Ring-Enhancement. Malignomverdächtige Signalkurven.

MRM-Artefaktstufe: 1
MRM-Dichtetyp: 3

MRM-Score	Links oben außen	Punkte	Links zentral	Punkte	Links kaudal	Punkte
Form	rund	0	rund	0	rund	0
Begrenzung	scharf	0	unscharf	1	unscharf	1
KM-Verteilung	Rim Sign	2	Rim Sign	2	Rim Sign	2
Initialer S-Anstieg	stark	2	stark	2	mäßig	1
Postinitialer Signalverlauf	Wash-out	2	Wash-out	2	Plateau	1
Gesamtpunktzahl		6		7		5
MRM-BI-RADS		5		5		4

→ **Verdachtsdiagnose**

Multizentrisches invasives Mammakarzinom links.

BI-RADS-Einschätzung		
Klinischer Befund	rechts 1	links 4
Sonographie	rechts 1	links 5
Mammographie	rechts 1	links 4
MR-Mammographie	rechts 1	links 5
Gesamt-BI-RADS	**rechts 1**	**links 5**

Procedere

Zur histologischen Abklärung und zum Nachweis einer möglichen Multizentrizität US-gestützte Stanzbiopsie von zumindest zwei der auffälligen Herdbefunde links. Der mammographische Herdbefund rechts präpektoral ist mit Blick auf das Erscheinungsbild im Ultraschall eindeutig als Lymphknoten zu bewerten.

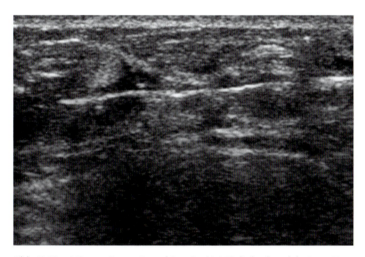

Abb. 5.10 US-gestützte Stanzbiopsie (14 G) links kaudal: Post-Fire-Dokumentation.

Histologie links oben außen und links kaudal
Infiltrate eines IDC, Grading 2.

Histologisches Ergebnis
Multizentrisches Mammakarzinom links oben außen (35 mm mit Lymphangiosis), retroareolär (8 mm) und im Bereich der Submammärfalte (7 mm).

IDC pT2 (multizentrisch), pN3a (20/38), G2.

Therapie
Mastektomie.

Multizentrizität eines Mammakarzinoms stellt üblicherweise eine Kontraindikation für eine brusterhaltende Therapie dar.

Fall 6

Vorstellungsgrund: Früherkennung.
Anamnese: unauffällig.
Risikoprofil: Mutter und Schwester Mammakarzinom (prä- und perimenopausal).
Alter: 59 Jahre.

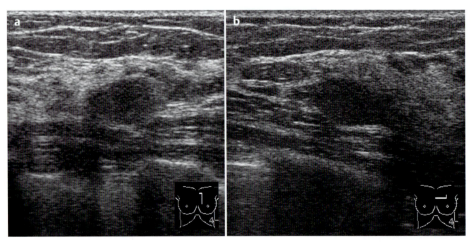

Abb. 6.**1 a, b** B-Bild-Sonographie.

Klinischer Befund
Unauffällig.

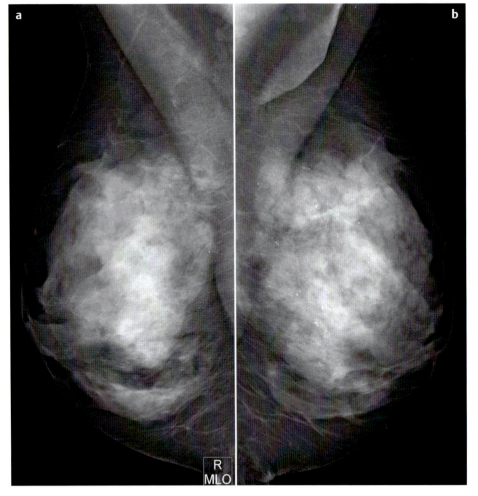

Abb. 6.**2 a, b** Digitale Mammographie (mlo, Optipack).

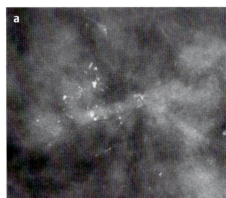

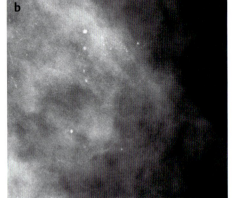

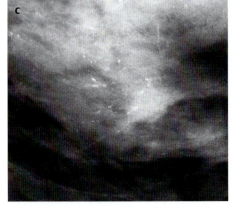

Abb. 6.**3 a–c** Ausschnittsvergrößerungen links kranial, zentral und kaudal.

Fall 6

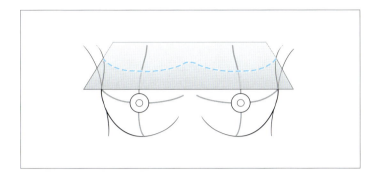

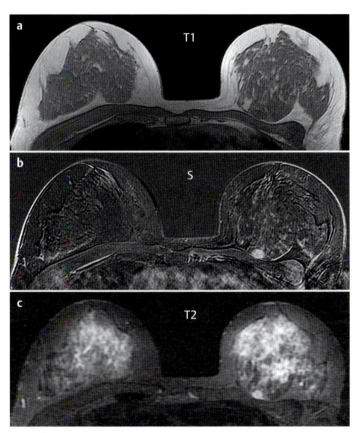

Abb. 6.**4a–c** KM-gestützte MR-Mammographie.

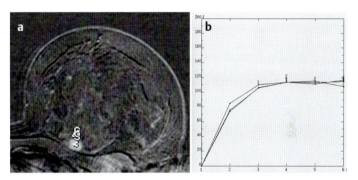

Abb. 6.**5a,b** Kurvenanalyse.

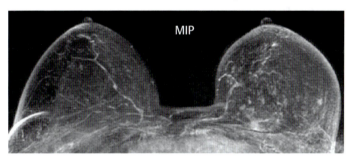

Abb. 6.**6** MR-Mammographie, MIP-Darstellung.

> Wie kategorisieren Sie Sonographie, Mammographie und MRT?
> Wie lautet Ihre Verdachtsdiagnose?
> Welches ist Ihr nächster Schritt?

Fall 6

Bei dieser Frau erfolgte die Untersuchung im Rahmen der Früherkennung bei erhöhtem familiärem Risiko.

Sonographie
Rundherdähnlicher Befund links oben innen pektoralisnah. Homogene Binnenstruktur bei glatter Begrenzung. Längsachse parallel zur Kutis. Milde dorsale Schallverstärkung. Keine Malignitätskriterien. US-BI-RADS 3 links kranial.

Mammographie
Seitengleich ausgeprägtes, ausgesprochen dichtes Drüsengewebe vom Typ IV gemäß ACR. Unter diesen eingeschränkten Voraussetzungen keine Verdichtung. Kein Herdbefund. Links diffuse Verkalkungen unterschiedlichen Charakters:
kranial: regional polymorph (+ Architekturstörung),
zentral: regional monomorph (rund),
kaudal: segmental polymorph.

Es fanden sich auch Kalzifikationen im axillären Ausläufer rechts (Abb. 6.7). Was halten Sie hiervon?

Mammographische Kategorisierung: BI-RADS rechts 3/links 5. Qualitätsstufe P (trotz axillärer Falte links).

MR-Mammographie
Offensichtlich korrespondierend zum Sonographiebefund links oben innen 1 cm großer, hypervaskularisierter und glatt begrenzter Herdbefund mit hohem Wassergehalt in der T2-Gewichtung. Unspezifische Signal-Zeit-Kurve mit maximal 110%igem initialen Anstieg und anschließendem Plateau. Keine weiteren Auffälligkeiten.

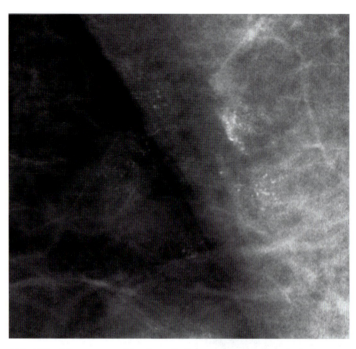

Abb. 6.7 Mammographie, Ausschnittsvergrößerung rechts oben außen.

MRM-Artefaktstufe: 2
MRM-Dichtetyp: 1

→ Differenzialdiagnostische Überlegungen

Links oben innen:	Fibroadenom, Papillom, phylloider Tumor, Malignom (Gallertkarzinom, medulläres Karzinom)
Links kranial und kaudal:	DCIS, IDC
Links zentral:	Adenose
Rechts axillär:	Adenose, DCIS

MRM-Score	Befund	Punkte
Form	rund	0
Begrenzung	scharf	0
KM-Verteilung	homogen	0
Initialer S-Anstieg	stark	2
Postinitialer Signalverlauf	Plateau	1
Gesamtpunktzahl		3
MRM-BI-RADS		3

Fall 6: Lösung

BI-RADS-Einschätzung		
Klinischer Befund	rechts 1	links 1
Sonographie	rechts 1	links 3
Mammographie	rechts 3	links 5
MR-Mammographie	rechts 1	links 3
Gesamt-BI-RADS	**rechts 3**	**links 5**

Procedere

MRT-gestützte Vakuumstanzbiopsie des pektoralisnahen Herdbefundes links kranial. Alternative: US-gestützte SB bei wahrscheinlicher, jedoch nicht als sicher anzunehmender Übereinstimmung mit dem US-Befund. Stereotaktische Vakuumstanzbiopsie der kranialen oder kaudalen Mikrokalkgruppe. Diagnostische Probeexzision der Kalzifikationen rechts axillär nach präoperativer Markierung.

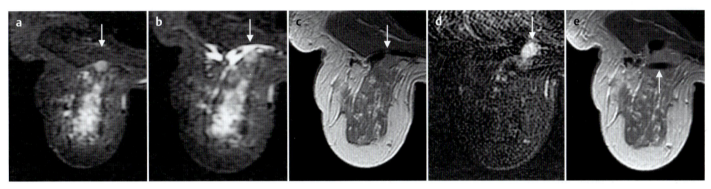

Abb. 6.8 a–e MRT-gestützte VSB des Herdbefundes links mit Darstellung des Befundes in der T2-Gewichtung (Pfeil) vor (**a**) und nach Platzierung des Lokalanästhetikums (**b**), in der T1-Gewichtung (**c**), in der Bildsubtraktion nach KM-Gabe (**d**) und nach Abschluss der Biopsie mit liegender Koaxialkanüle im Stanzdefekt (**e**).

Histologie der Stanzbiopsie des Herdbefundes links pektoralisnah: Gallertkarzinom.

Histologie der Stanzbiopsie der kranial nachweisbaren Mikroverkalkungen: Intraduktales Mammakarzinom.

Histologisches Ergebnis

Links: Invasives Gallertkarzinom pT1 c (11 mm) plus ausgedehntes DCIS pN0 (0/14 sn), G3 (DCIS).
Rechts: Adenofibröse Mastopathie.

Therapie

Mastektomie links, Segmentresektion rechts.

 Diffuse Mikroverkalkungen müssen in allen Bereichen der Mamma sehr subtil analysiert werden, da benigne und maligne Kalzifikationen auch gemeinsam auftreten können.

Fall 7

Vorstellungsgrund: Früherkennung.
Anamnese: unauffällig.
Risikoprofil: Mutter bilaterales Mammakarzinom (45 J./65 J.).
Alter: 41 Jahre.

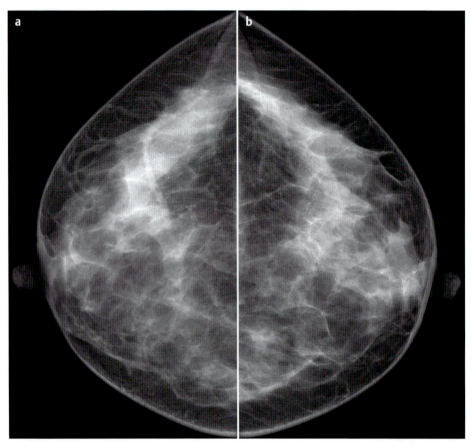

Klinischer Befund
Inspektion unauffällig,
Palpation unauffällig.

B-Bild-Sonographie: Unauffällig.

Abb. 7.**1 a, b** Digitale Mammographie cc.

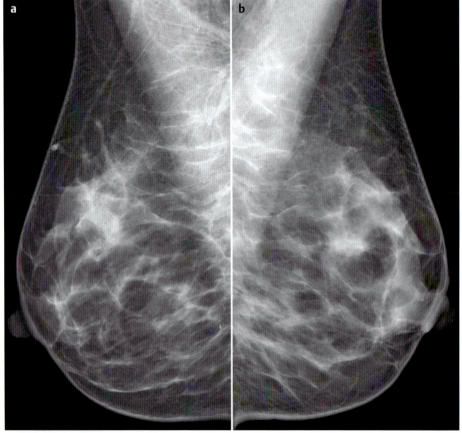

Abb. 7.**2 a, b** Digitale Mammographie mlo.

Fall 7

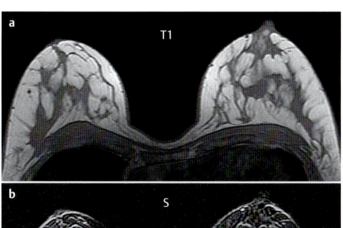

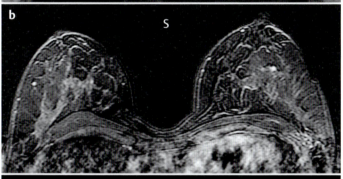

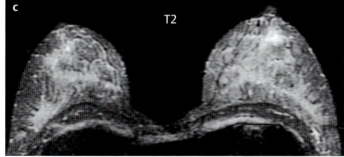

Abb. 7.**3 a – c** MR-Mammographie.

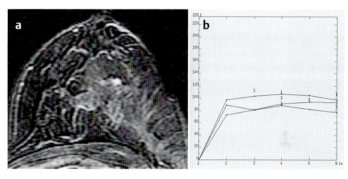

Abb. 7.**4 a, b** Kurvenanalyse.

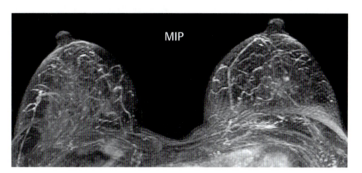

Abb. 7.**5** MR-Mammographie, MIP-Darstellung.

? Wie schätzen Sie die Mammographie ein?
Was halten Sie von dem MRT-Befund?
Wie ist Ihre weitere Vorgehensweise?

Die Untersuchung erfolgte im Rahmen der Früherkennung bei familiärer Disposition.

Sonographie
Unauffällig. Insbesondere links kein korrespondierender Befund zu der Läsion in der MRT.

Mammographie
Dichtes, überwiegend symmetrisch angeordnetes Drüsenparenchym vom Typ ACR IV beidseits. Keine Kalzifikationen. Unter diesen limitierenden Bedingungen keine Verdichtungen oder Herdbefunde (BI-RADS rechts 1/links 1). Qualitätsstufe P (cc-Ebene) und P (mlo-Ebene).

MR Mammographie
5 mm großer Herdbefund links zentral mit gesteigerter Vaskularisation. Ansonsten keine Auffälligkeiten.

MRM-Artefaktstufe: 3
MRM-Dichtetyp: 2

MRM-Score	Befund	Punkte
Form	rund	0
Begrenzung	scharf	0
KM-Verteilung	inhomogen	1
Initialer S-Anstieg	mittel	1
Postinitialer Signalverlauf	Plateau	1
Gesamtpunktzahl		3
MRM-BI-RADS		3

→ **Differenzialdiagnostische Überlegungen**
Links: Fibroadenom, Adenom, Papillom, kleines Mammakarzinom.

Fall 7: Lösung

BI-RADS-Einschätzung		
Klinischer Befund	rechts 1	links 1
Sonographie	rechts 1	links 1
Mammographie	rechts 1	links 1
MR-Mammographie	rechts 1	links 3
Gesamt-BI-RADS	**rechts 1**	**links 3**

Procedere

MRM-Kontrolle in 6 Monaten.

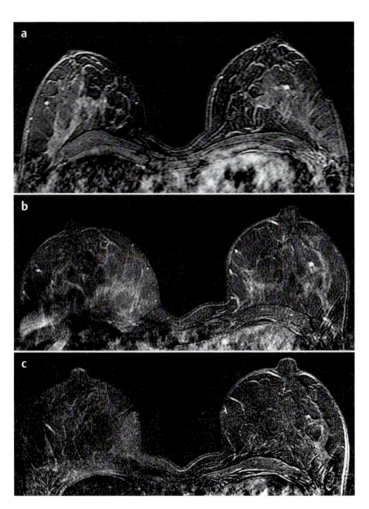

Abb. 7.**6a–c** Befundkontrollen.
a Ausgangsbefund.
b Befund nach 6 Monaten.
c Befund nach 12 Monaten.

Diagnose (ohne histologische Sicherung, jedoch Befundkonstanz im Verlauf)

Gutartiger Herdbefund (Fibroadenom, Adenom, Papillom) der linken Mamma.

Therapie

Keine.

 Der solitäre Herdbefund im MRT ohne bildgebendes Korrelat in der Mammographie oder im Ultraschall kann im Verlauf kontrolliert werden, sofern keine Spikulierungen, kein Wash-out und kein Ring-Enhancement vorliegen.

Fall 8

Vorstellungsgrund: Früherkennung.
Anamnese: unauffällig.
Risikoprofil: unauffällig.
Alter: 68 Jahre.

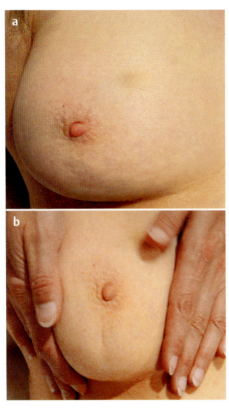

Abb. 8.**1 a, b** Klinischer Befund rechts. Palpation unauffällig.

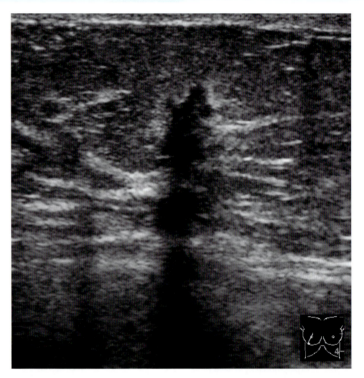

Abb. 8.**2** B-Bild-Sonographie.

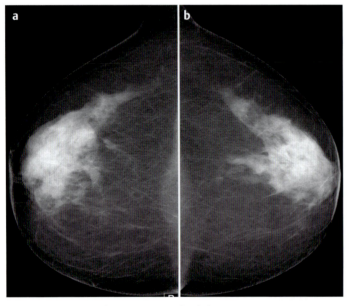

Abb. 8.**3 a, b** Digitale Mammographie bds. (cc).

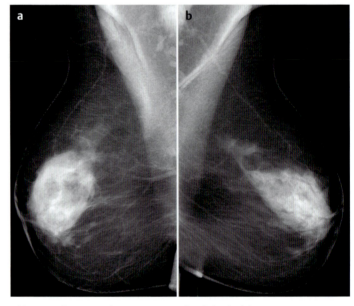

Abb. 8.**4 a, b** Digitale Mammographie bds. (mlo).

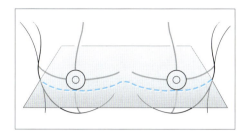
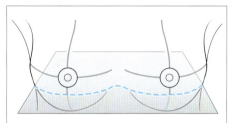

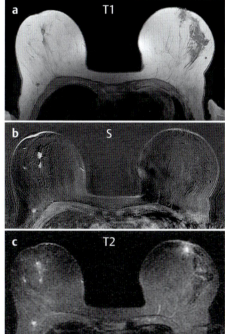

Abb. 8.**5a–c** MR-Mammographie.

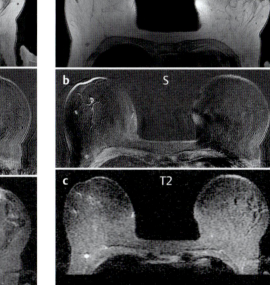

Abb. 8.**6a–c** MR-Mammographie.

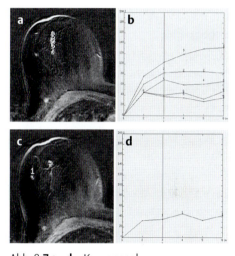

Abb. 8.**7a–d** Kurvenanalyse.

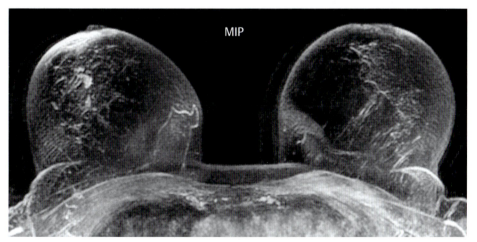

Abb. 8.**8** MR-Mammographie, MIP-Darstellung.

? Wie kategorisieren Sie Sonographie, Mammographie und MRT?
Wie lautet Ihre Verdachtsdiagnose?
Wie ist Ihre weitere Vorgehensweise?

Fall 8

Im Rahmen der Früherkennung bei klinischer Symptomatik ergeben sich folgende Befunde:

Inspektion
Insbesondere bei erhobenen Armen wahrnehmbare Kutisretraktion kaudal und mediokaudal der rechten Mamille.

Sonographie
Suspekter, etwa 6 mm in der Längsachse betragender Herdbefund mit hyperechogenem Randsaum. Unterbrechung der Kontinuität der umgebenden Bandstrukturen bei senkrecht zur Kutis stehender Längsachse. US-BI-RADS rechts 5.

Mammographie
Dichtes, überwiegend symmetrisch angeordnetes Drüsenparenchym vom Typ ACR IV beidseits. Keine Kalzifikationen. Rechts kaudal des Parenchymkörpers lobulierte, etwa 8 mm im Durchmesser betragende Verdichtung, die sich in der cc-Aufnahmeebene in das dichte Parenchym projiziert und daher nicht eindeutig detektierbar ist (BI-RADS rechts 3/links 1). Zur weitergehenden Abklärung dieses 1-Ebenen-Befundes Anfertigung einer Tubuskompressionsaufnahme (Abb. 8.9 b), die strahlige Ausläufer in der Peripherie dieses Herdes aufzeigt (nach Tubuskompression: BI-RADS 4). Qualitätsstufe P (cc-Aufnahmen) und G (mlo-Aufnahmen: untere Umschlagfalte).

MR-Mammographie
Korrespondierend zum sonographischen und mammographischen Befund hypervaskularisierter Herdbefund rechts kaudal der Mamille. Perifokal nach thorakal reichend zweiter kleiner Herdbefund mit auffälliger Vaskularisation. Weiterer Herd lateralseitig. Hypervaskularisierter Lymphknoten.

MRM-Artefaktstufe: 2
MRM-Dichtetyp: 1

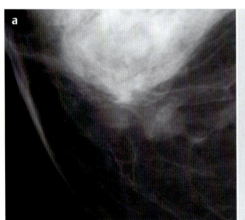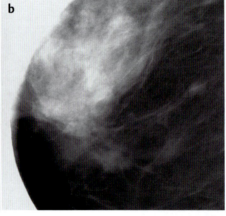

Abb. 8.**9 a, b** Zooming der mlo-Aufnahme und ergänzende Tubuskompression.

MRM-Score	Befund	Punkte
Form	oval	0
Begrenzung	spikuliert	1
KM-Verteilung	inhomogen	1
Initialer S-Anstieg	mittel	1
Postinitialer Signalverlauf	Plateau	1
Gesamtpunktzahl		4
MRM-BI-RADS		4

→ Verdachtsdiagnose
Mammakarzinom, keine Differenzialdiagnosen.

Fall 8: Lösung

BI-RADS-Einschätzung		
Klinischer Befund	rechts 4	links 1
Sonographie	rechts 5	links 1
Mammographie	rechts 3 (nach Tubus 4)	links 1
MR-Mammographie	rechts 4 (multifokal)	links 1
Gesamt-BI-RADS	**rechts 4**	**links 1**

Procedere

Histologische Abklärung des Indextumors durch eine perkutane US-gesteuerte Hochgeschwindigkeitsstanze.

Histologie nach US-gestützter Stanzbiopsie rechts: Invasiv duktales Mammakarzinom.

Präoperativ MRT-gestützte Markierung der multifokal angeordneten Herdsetzungen in der Peripherie des Indextumors (Abb. 8.10).

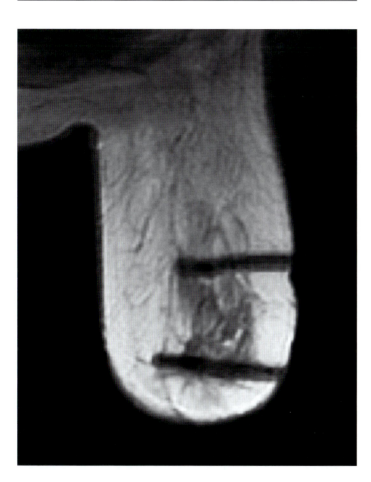

Abb. 8.**10** Präoperative MR-gestützte Markierung mit 2 Drähten.

Diagnose

Bifokales invasiv duktales Mammakarzinom der rechten Brust (13 mm, 7 mm).

IDC pT1 c (bifokal), pN1 (1/5 sn), G2.

Therapie

Segmentektomie.

 Bei der geringsten klinischen Auffälligkeit (Resistenz, Knoten, Kutisretraktion, Brustwarzeneinziehung o. Ä.) gilt es, das Vorliegen eines malignen Tumorgeschehens mit größtmöglicher Sicherheit auszuschließen oder aber – wie in diesem Fall – zu bestätigen.

Fall 9

Vorstellungsgrund: Tastbefund links oben mittig.
Anamnese: unauffällig.
Risikoprofil: Großmutter Mammakarzinom (82 Jahre).
Alter: 52 Jahre.

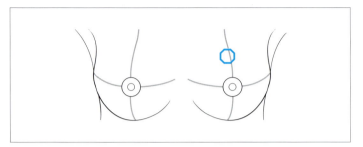

Klinischer Befund: 1,5 cm großer Tastbefund links oben in der senkrechten Mamillarlinie bei insgesamt sehr knotiger Parenchymstruktur.

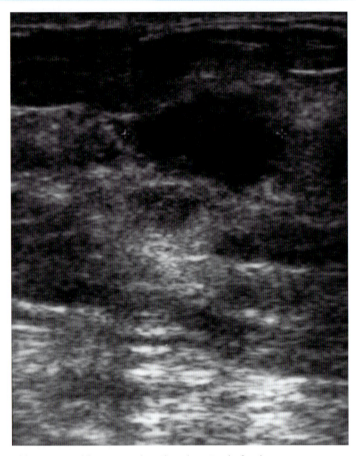

Abb. 9.1 B-Bild-Sonographie über dem Tastbefund.

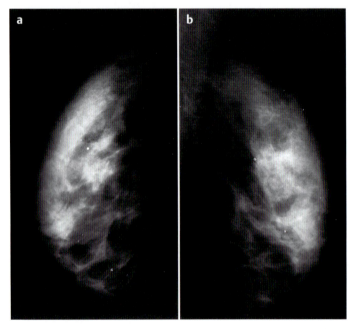

Abb. 9.2 a, b Konventionelle Mammographie (cc) (auswärts angefertigte Aufnahmen).

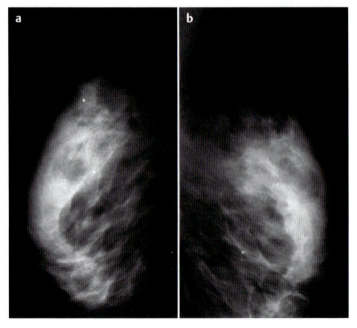

Abb. 9.3 a, b Konventionelle Mammographie (mlo) (auswärts angefertigte Aufnahmen).

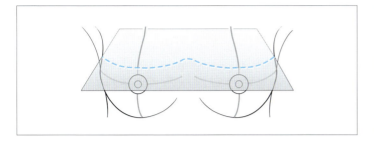
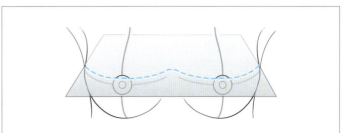

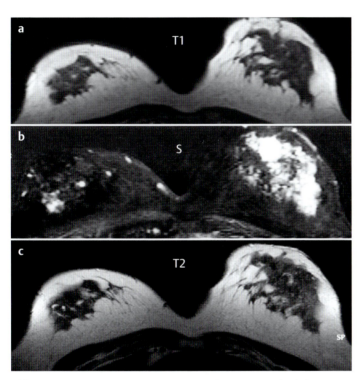

Abb. 9.4 KM-gestützte MR-Mammographie in 3D-Technik (auswärts angefertigte Untersuchung).

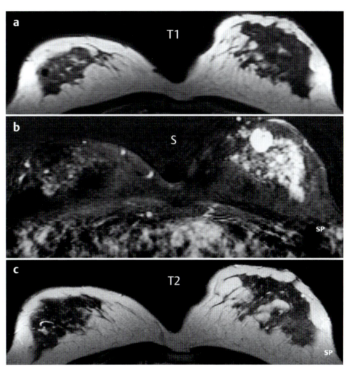

Abb. 9.5 KM-gestützte MR-Mammographie in 3D-Technik (auswärts angefertigte Untersuchung).

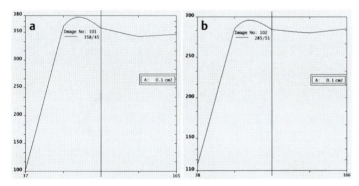

Abb. 9.6 a, b Kurvenanalyse (auswärts angefertigte Untersuchung), absolute Signalwerte. ROI im Herdbefund links.

? Wie kategorisieren Sie Sonographie, Mammographie und MRT?
Wie lautet Ihre Verdachtsdiagnose?
Welches ist Ihr nächster Schritt?

Fall 9

Es handelt sich um die bildgebende Abklärung bei einer symptomatischen Frau mit einem Tastbefund links oben. Die mit 82 Jahren an Mammakarzinom erkrankte Großmutter stellt per definitionem kein erhöhtes Risiko dar.

Sonographie

Korrespondierend zum Tastbefund Nachweis eines echoarmen, unregelmäßig begrenzten Herdbefundes mit partiell hyperechogenem Randbereich und indifferentem dorsalen Schallverhalten. US-BI-RADS links 4.

Mammographie

Seitengleich symmetrisches, inhomogen dichtes Drüsengewebe vom Typ III gemäß ACR. Links zentral im mediolateralen Strahlengang ein 1 cm großer hyperdenser Herdbefund mit begleitender Architekturstörung (Abb. 9.7). Keine auffälligen Mikrokalzifikationen (BI-RADS rechts 1/links 4).
Qualitätsstufe I für mlo-Projektion (u. a. unvollständige Abbildung der Parenchymstrukturen, Pektoralis nur randständig) und M für cc-Projektion (Belichtung, Mamillen nicht im Profil).

MR-Mammographie

Korrespondierend zum Tast- und Ultraschallbefund links zentral Darstellung eines hypervaskularisierten rundlichen, teilweise spikulierten Herdbefundes von 1,3 cm Größe mit initialem Signalanstieg von 280% (cave: 3 D – Technik!) und postinitialem Plateau. Deutliche Asymmetrie der parenchymalen Durchblutung (links > rechts).

MRM-Artefaktstufe: 2
MRM-Dichtetyp: 3*

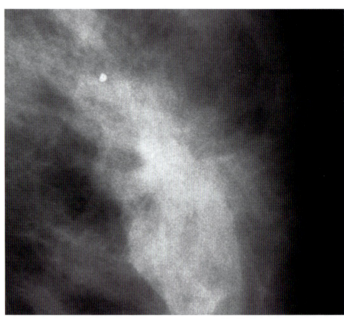

Abb. 9.7 Zoom der mlo-Aufnahme links.

MRM-Score	Befund	Punkte
Form	rund	1
Begrenzung	unscharf	1
KM-Verteilung	Ring (?)*	2
Initialer S-Anstieg#	stark	2
Postinitialer Signalverlauf	Plateau	1
Gesamtpunktzahl		7
MRM-BI-RADS		5

* Ausspielung der MRM-Bilder zu kontrastreich
\# Cave: 3D-Technik

→ **Verdachtsdiagnose**

Mammakarzinom, deutlich weniger wahrscheinlich Fibroadenom.

Fall 9: Lösung

BI-RADS-Einschätzung		
Klinischer Befund	rechts 1	links 4
Sonographie	rechts 1	links 4
Mammographie	rechts 1	links 4
MR-Mammographie	rechts 1	links 5
Gesamt-BI-RADS	**rechts 1**	**links 5**

Procedere (auswärts indiziert, nicht leitlinienkonform)
Histologische Abklärung des Tastbefundes durch offene Biopsie.

Empfohlene Vorgehensweise (leitlinienkonform)
US-gestützte Stanzbiopsie des Tastbefundes.

Histologisches Ergebnis
Fibrozystische Mastopathie mit kleinem, etwa 2 mm großem intraduktalen Papillom sowie 3 mm großem Fibroadenom.

Papillom und Fibroadenom.

Therapie
Diagnostische Probeexzision, keine weiteren Konsequenzen.

Mammographieaufnahmen der Qualitätsstufe I (inadäquat) müssen wiederholt werden, falls nicht anatomische Besonderheiten o. Ä. eine Optimierung der Bildqualität verbieten.

Sind Sie mit den Ergebnissen im konkreten Fall wirklich zufrieden?
Sind die Befunde der bildgebenden Diagnostik und das histologische Resultat nach offener Biopsie tatsächlich kompatibel?
Schauen Sie sich auf jeden Fall den zweiten Teil dieser Kasuistik (Fall 10) an.

38 Fall 10 (Fortsetzung von Fall 9)

Vorstellungsgrund: Status nach PE (benigne) links vor 2 Jahren bei Karzinomverdacht. Aktuell Knoten links in der Narbenregion.
Anamnese: unauffällig.
Risikoprofil: Großmutter Mammakarzinom (82 Jahre).
Alter: 54 Jahre.

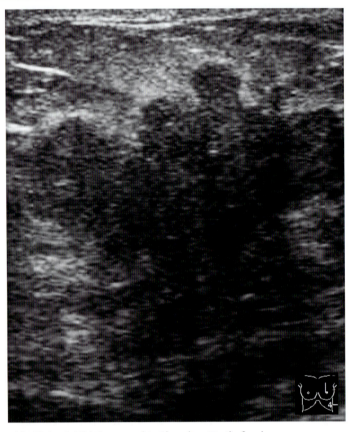

Abb. 10.1 B-Bild-Sonographie über dem Tastbefund.

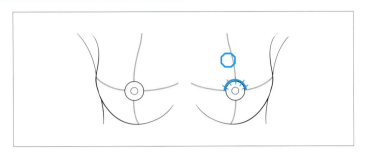

Klinischer Befund

Reizlose Perimamillärnarbe. 2 cm großer derber Tastbefund links oben innen im Bereich eines Substanzdefektes nach PE.

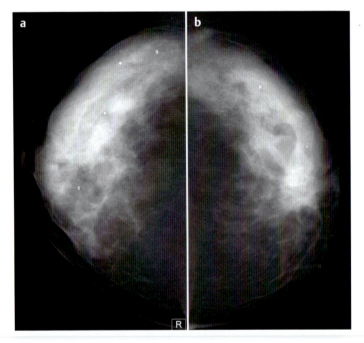

Abb. 10.2 a, b Digitale Mammographie (cc).

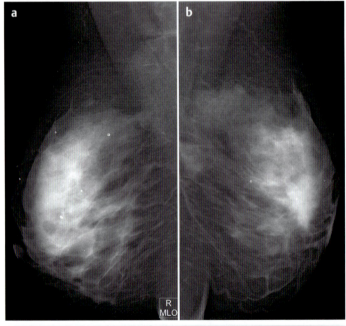

Abb. 10.3 a, b Digitale Mammographie (mlo).

Fall 10

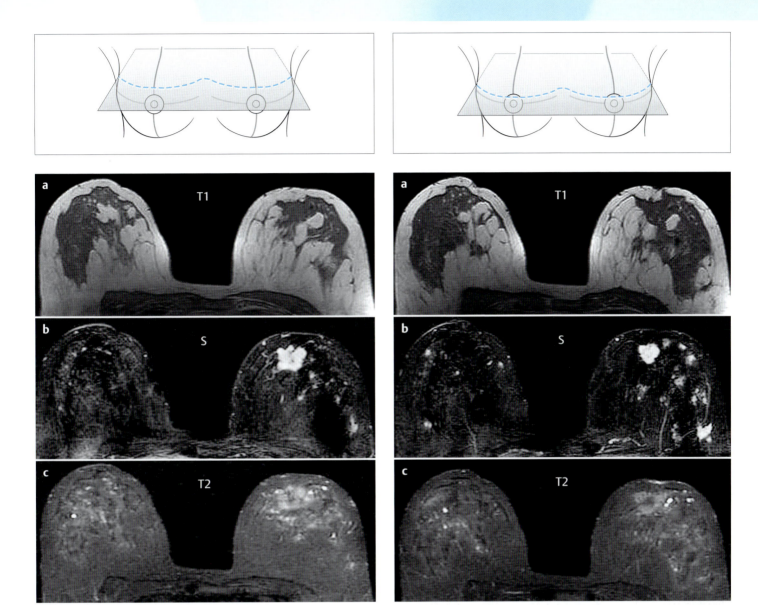

Abb. 10.4 KM-gestützte MR-Mammographie.

Abb. 10.5 KM-gestützte MR-Mammographie.

Abb. 10.6 a, b Signalkurven im Herd links.

Abb. 10.7 MR-Mammographie, MIP-Darstellung.

Wie kategorisieren Sie Sonographie, Mammographie und MRT?
Wie lautet Ihre Verdachtsdiagnose?
Welches ist Ihr nächster Schritt?

Es handelt sich um die erste Untersuchung im Rahmen der Früherkennung nach einer Probeexzision links vor 2 Jahren. Die Patientin bemerkte nach der Operation eine Resistenz in der OP-Region und interpretierte diese als Narbenbildung infolge der Operation.

Sonographie

Im ehemaligen OP-Gebiet Darstellung eines nunmehr 3 cm großen lobulierten Herdbefundes mit hypoechogenem Binnenmuster, dorsaler Schallabschwächung und Störung der Parenchymarchitektur (US-BI-RADS 5 links).

Mammographie

Seitengleich symmetrisches, extrem dichtes Drüsengewebe vom Typ IV gemäß ACR. Links oben mittig Nachweis eines 2,5 cm großen lobulierten, hyperdensen Herdbefundes mit partieller Überlagerung und peritumoraler Architekturstörung. Keine auffälligen Kalzifikationen (BI-RADS rechts 1/links 4). Qualitätsstufe für cc- und mlo-Aufnahmeebenen: P.

MR-Mammographie

Korrespondierend zum Tast-, Mammographie- und Ultraschallbefund Darstellung eines lobulierten, hypervaskularisierten und partiell unscharf begrenzten Herdbefundes von 3 cm Größe links oben mittig mit pathologischem Signalverhalten nach KM-Gabe (u. a. Ring-Enhancement, Wash-out) und intermediärem Signalverhalten in der T2-Sequenz. Darüber hinaus Abbildung eines weiteren spikulierten, partiell unscharf begrenzten, inhomogen Kontrastmittel aufnehmenden 2 cm großen Herdes links oben außen mit pathologischem Signalverhalten nach KM-Gabe (u. a. Wash-out) und intermediärem Signalveralten in der T2-Sequenz.

MRM-Artefaktstufe: 1
MRM-Dichtetyp: 2

MRM-Score	Links oben mittig	Punkte	Links oben außen	Punkte
Form	lobuliert	1	lobuliert	1
Begrenzung	unscharf	1	unscharf	1
KM-Verteilung	Ring	2	inhomogen	1
Initialer S-Anstieg	stark	2	stark	2
Postinitialer Signalverlauf	Wash-out	2	Wash-out	2
Gesamtpunktzahl		8		7
MRM-BI-RADS		5		5

→ Verdachtsdiagnose

Mammakarzinom (bei vorausgegangener OP offensichtlich verfehlt). Hinweise auf Multizentrizität. Keine Differenzialdiagnose.

Fall 10: Lösung

BI-RADS-Einschätzung		
Klinischer Befund	rechts 1	links 4
Sonographie	rechts 1	links 5
Mammographie	rechts 1	links 4
MR-Mammographie	rechts 1	links 5 (multizentrisch)
Gesamt-BI-RADS	**rechts 1**	**links 5**

Procedere, Schritt 1
Histologische Abklärung des Tastbefundes links durch US-gestützte perkutane Hochgeschwindigkeitsstanzbiopsie.

Histologisches Ergebnis
Invasiv duktales Mammakarzinom.

Procedere, Schritt 2
Operative Entfernung des Mammakarzinoms links oben mittig. Zusätzliche Entfernung des Zweitbefundes in der MRT links außen nach präoperativer MRT-gestützter Hakendrahtmarkierung (Abb. 10.8).

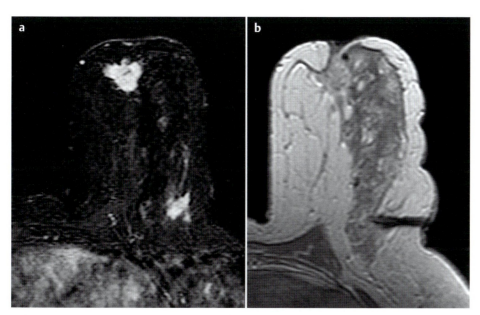

Abb. 10.8 Präoperative MRT-gestützte Hook-Wire-Markierung des Zweitbefundes.

Histologisches Ergebnis
Bifokales, invasiv duktales Mammakarzinom von 2,9 cm und 1,7 cm Größe.

IDC pT2 (bifokal), pN1bi (1/13), G2.

Therapie
Mastektomie.

 Bildgebung und endgültiges histologisches Ergebnis müssen (unter Berücksichtigung von Fall 9) auf Kompatibilität geprüft werden. Das Ergebnis der Probeexzision vor 2 Jahren passte nicht mit der damaligen Bildgebung überein. Bei Diskrepanz der Befunde müssen entsprechende Fälle in einer interdisziplinären Konferenz besprochen und hinsichtlich des weiteren Procedere sinnvolle Entscheidungen getroffen werden (z. B. kurzfristige bildgebende Kontrolle oder erneute Operation).

Fall 11

Vorstellungsgrund: Auswärtige Sonographie mit Verdacht auf Mammakarzinom links.
Anamnese: unauffällig.
Risikoprofil: unauffällig.
Alter: 45 Jahre.

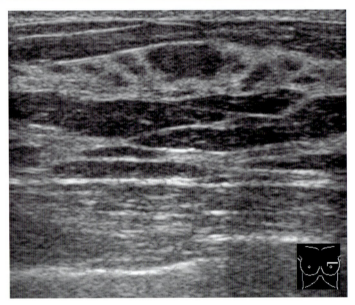

Abb. 11.1 B-Bild-Sonographie.

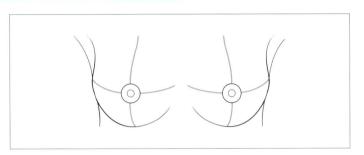

Klinischer Befund
Unauffällig.

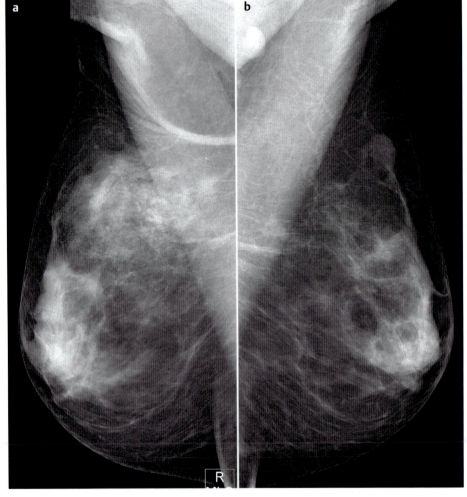

Abb. 11.2 a, b Digitale Mammographie (mlo).

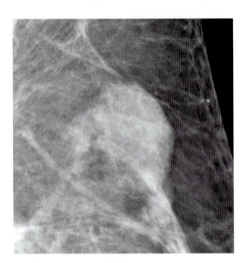

Abb. 11.3 Ausschnitt links oben außen (mlo).

Fall 11

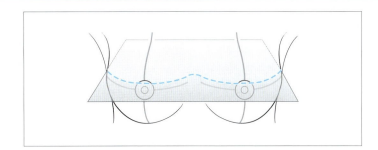

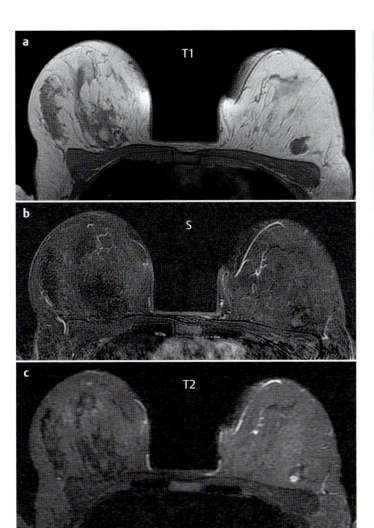

Abb. 11.4 MR-Mammographie.

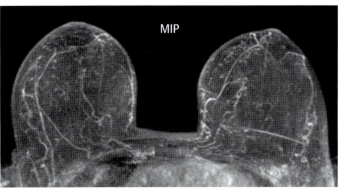

Abb. 11.5 MR-Mammographie, MIP.

? Wie kategorisieren Sie Sonographie, Mammographie und MRT?
Wie lautet Ihre Verdachtsdiagnose?
Welches ist Ihr nächster Schritt?

Es handelt sich um die weiterführende Diagnostik bei auswärts indizierter OP-Indikation links.

Sonographie

Links oben außen ovalärer, überwiegend glatt begrenzter Herd von 8 mm Längsdurchmesser mit Längsachse parallel zur Kutis. Homogene Binnenstruktur. Keine auffälligen Schallalterationen peritumoral. Einschätzung: US-BI-RADS links 3.

Mammographie

Seitengleich symmetrisches, insbesondere retromamillär sehr dichtes Drüsenparenchym vom Typ IV gemäß ACR. Rechts keine Auffälligkeiten. Links oben außen ovaläre Verdichtung mit teils überlagerter, teils glatter Begrenzung und hypodenser Binnenstruktur. Keine Kalzifikationen. Keine Architekturstörung (BI-RADS rechts 1/links 3). Qualitätsstufe G (Umschlagfalte nicht frei entfaltet, Hautfalte rechts axillär).

MR-Mammographie

Korrespondierend zum sonographischen und mammographischen Befund ovaler Herdbefund links oben außen mit glatter Begrenzung und fehlendem Enhancement nach Kontrastmittelgabe. Partiell gesteigerte Signalgebung in der wassersensitiven IR-Sequenz.

MRM-Artefaktstufe: 1
MRM-Dichtetyp: 1

MRM-Score	Befund	Punkte
Form	–	0
Begrenzung	–	0
KM-Verteilung	–	0
Initialer S-Anstieg	–	0
Postinitialer Signalverlauf	–	0
Gesamtpunktzahl		0
MRM-BI-RADS		1

→ **Verdachtsdiagnose**

Überwiegend fibrosiertes Fibroadenom links oben außen. Kein Hinweis auf Malignität.

Fall 11: Lösung

BI-RADS-Einschätzung		
Klinischer Befund	rechts 1	links 1
Sonographie	rechts 1	links 3
Mammographie	rechts 1	links 3
MR-Mammographie	rechts 1	links 1
Gesamt-BI-RADS	**rechts 1**	**links 3**

Procedere

Verzicht auf bioptische Abklärung und sonographische Kontrolle in 6 Monaten.

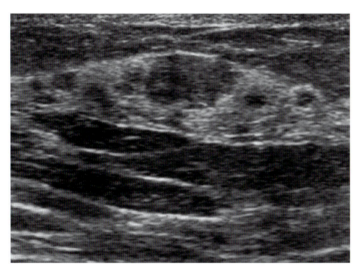

Abb. 11.6 US-Kontrolle nach 6 Monaten. Identischer Befund im Verlauf (bei geringerer Kompression durch den Schallkopf).

Befundinterpretation (keine histologische Sicherung)

Fibroadenom, Adenom.

Therapie

Keine.

 Ein Herdbefund ohne Enhancement in der MRT schließt ein Malignom mit sehr großer Wahrscheinlichkeit aus.

Fall 12

Vorstellungsgrund: Früherkennung.
Anamnese: unauffällig.
Risikoprofil: unauffällig.
Alter: 48 Jahre.

Klinischer Befund: Unauffällig.

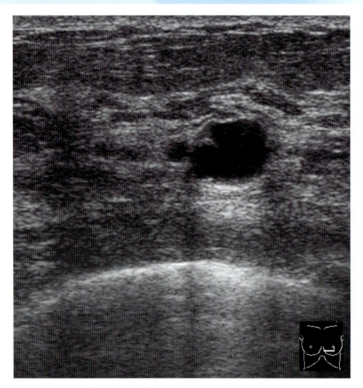

Abb. 12.1　B-Bild-Sonographie.

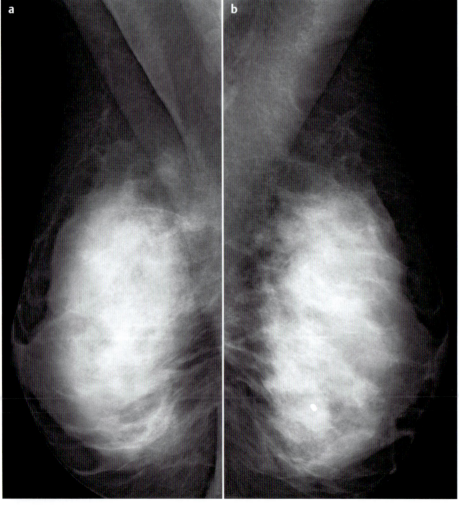

Abb. 12.2 a, b　Digitale Mammographie (mlo, Optipack).

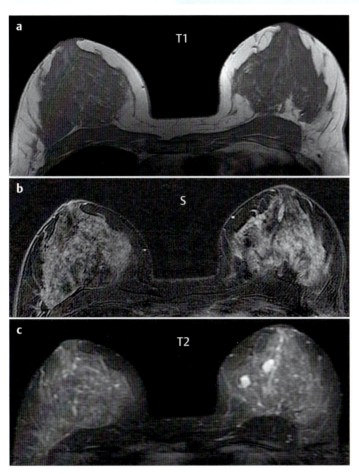

Abb. 12.**3 a–c** MR-Mammographie.

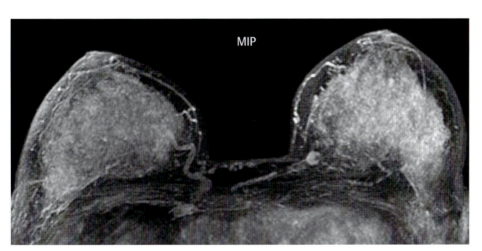

Abb. 12.**4** MR-Mammographie, MIP-Darstellung.

> **?** Wie kategorisieren Sie Sonographie, Mammographie und MRT?
> Wie lautet Ihre Verdachtsdiagnose?
> Wünschen Sie sich weitere Informationen und wenn ja, welche?

Aufgrund der sehr dichten Parenchymstrukturen erfolgte die mammographische Untersuchung im Rahmen der Früherkennung nur in einer Aufnahmeebene (mlo-Projektion), ergänzt von einer KM-gestützten MR-Mammographie (sog. Optipack).

Sonographie

Abgebildetes US-Bild links unten innen angefertigt. Darstellung einer als blande anzusprechenden Zyste, die durchaus mit dem kernspintomographischen Befund in der T2-Gewichtung kompatibel ist. US-BI-RADS links 2.

Mammographie

Extrem dichte, symmetrisch angeordnete Parenchymstrukturen (Parenchymtyp ACR IV). Unter diesen limitierten Voraussetzungen mammographisch keine auffälligen Verdichtungen abgrenzbar. Lediglich links zentral eine harmlose Makrokalzifikation, die nicht unbedingt im Befund erwähnt werden muss (BI-RADS rechts 1/ links 1). Qualitätsstufe G (untere Umschlagfalte nicht klar entfaltet).

MR-Mammographie

Anhand der Frühsubtraktion (2. Messung nach Kontrastmittelgabe, ca. 3 min nach peripher-venöser KM-Applikation minus Nativuntersuchung) extreme Mehranreicherung aller Drüsenabschnitte, so dass eine weitergehende Differenzierung nicht möglich und sinnvoll erscheint. Allerdings links innen Nachweis einer rundlichen Mehranreicherung ohne Korrelat in den abgebildeten Einzelschichten.

MRM-Artefaktstufe: 2
MRM-Dichtetyp: 4

MRM-Score	Befund	Punkte
Form	–	0
Begrenzung	–	0
KM-Verteilung	–	0
Initialer S-Anstieg	–	0
Postinitialer Signalverlauf	–	0
Gesamtpunktzahl		0
MRM-BI-RADS		1

→ **Verdachtsdiagnose**

Unauffälliger Befund im Rahmen der Bildgebung. Einschränkend muss allerdings angemerkt werden, dass die Aussagekraft der Mammographie (dichtes Parenchym Typ ACR IV) und der MR-Mammographie (Dichtetyp 4) limitiert ist.

Fall 12: Lösung

BI-RADS-Einschätzung		
Klinischer Befund	rechts 1	links 1
Sonographie	rechts 1	links 2
Mammographie	rechts 1	links 1
MR-Mammographie	rechts 1	links 1
Gesamt-BI-RADS	**rechts 1**	**links 3**

Diagnose (anhand der einmaligen Vorstellung)
Unauffälliger Befund. Kein Tumorhinweis.

 Und dennoch sollten Sie mit dieser Diagnose nicht zufrieden sein! Bitte beachten Sie hierzu die nachfolgende Anmerkung:

 Im konkreten Fall hätte zusätzlich zu der Frühsubtraktion (2. Messung post KM minus Nativuntersuchung) eine Frühstsubtraktion (1. Messung post KM minus Nativuntersuchung) durchgeführt werden müssen, um die Aussagekraft der MR-Mammographie trotz des sehr starken Anreicherungsverhaltens des Parenchyms zu erhöhen. Sehen Sie sich hierzu auf den nächsten Seiten den zweiten Teil dieses Falles an (Fall 13).

Fall 13 (Fortsetzung von Fall 12)

Vorstellungsgrund: Früherkennung.
Anamnese: unauffällig.
Risikoprofil: unauffällig.
Alter: 48 Jahre.

Es wurde ergänzend zu der herkömmlichen Bildnachbearbeitung der MR-Mammographie im Fall 12 eine *Frühst*subtraktion (1. Serie post KM minus Nativserie) der MR-Bilder durchgeführt.

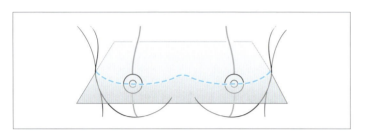
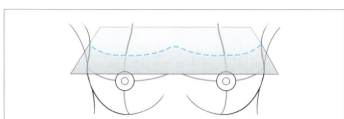

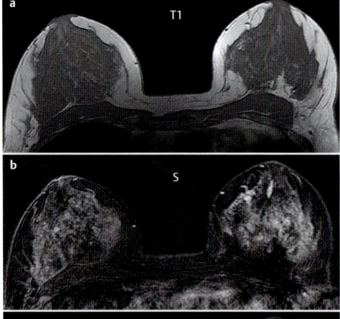

Abb. 13.**1** MRM (*Frühst*subtraktion).

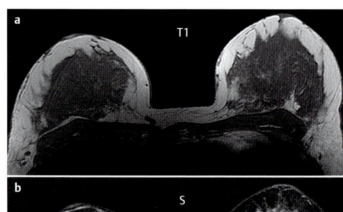
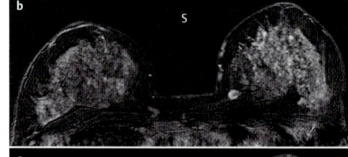
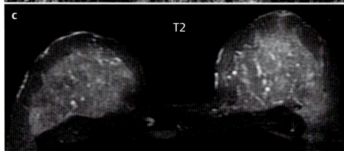

Abb. 13.**2** MRM (*Frühst*subtraktion).

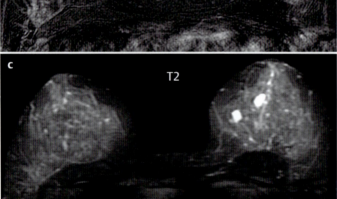
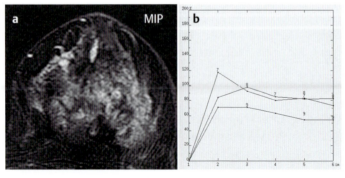

Abb. 13.**3** Kurvenanalyse in linearer Anreicherung.

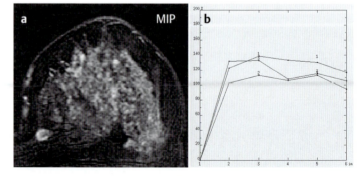

Abb. 13.**4** Kurvenanalyse in rundlicher Anreicherung.

Fall 13 (Fortsetzung von Fall 12)

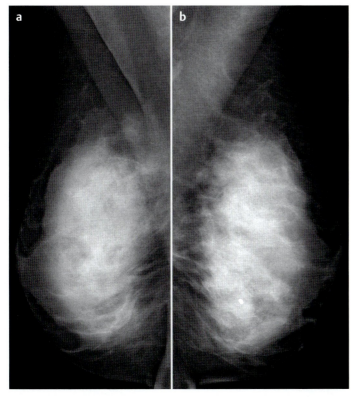

Abb. 13.**5 a, b** Digitale Mammographie (mlo).

Klinischer Befund
Unauffällig.

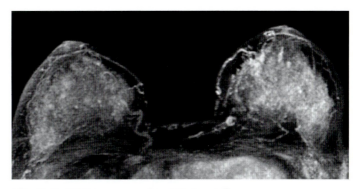

Abb. 13.**6** MR-Mammographie, MIP-Darstellung.

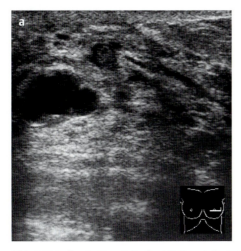
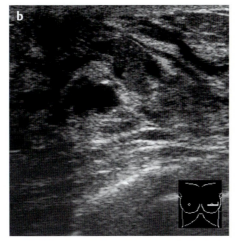
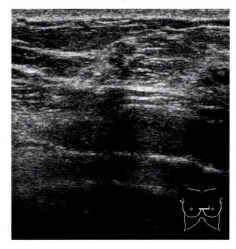

Abb. 13.**7 a, b** In Kenntnis der MRT gezielte B-Bild-Sonographie links hinter der Mamille.

Abb. 13.**8** In Kenntnis der MRT gezielte B-Bild-Sonographie links oben innen.

> Wie kategorisieren Sie Sonographie, Mammographie und MRT nun?
> Hat sich Ihre Interpretation aus Fall 12 verändert?
> Wie ist nun Ihre weitere Vorgehensweise?

Es hat sich doch gelohnt, im vorlegenden Fall eine ergänzende Frühstsubtraktion durchzuführen!!!

MR-Mammographie

In der sehr frühen Subtraktion (Frühstsubtraktion: 1. Messung nach Kontrastmittelgabe, ca. 1 Minute nach peripher-venöser KM-Applikation minus Nativuntersuchung) deutlich bessere Differenzierung zwischen extrem schnell anreichernden Strukturen und dem sicherlich sehr frühzeitigen Enhancement des Drüsengewebes möglich. Kaudal der linken Mamille eine lineare, spindelförmige Mehranreicherung, die in der Signalanalyse einen frühzeitigen Peak mit anschließendem Auswaschphänomen aufweist (Abb. 13.9 a Pfeil). Oben innen und weit medial zudem ein rundlicher Herd mit vermehrter randständiger Vaskularisation, jedoch unspezifischem Kurvenverlauf (Abb. 13.9 b Doppelpfeil).

Mammographie

In der Röntgenmammographie bei extrem dichten Parenchymstrukturen (Typ ACR IV) keine weiteren Informationen (BI-RADS rechts 1/links 1).

Sonographie

Gezielt aufgenommene US-Bilder kaudal der linken Mamille angefertigt. Unmittelbar neben der in Fall 12 dargestellten Zyste Darstellung der Milchgänge, von denen zumindest einer intraluminär eine solide Raumforderung aufzuweisen scheint (Abb. 13.10 a Pfeil): US-BI-RADS links 3. Links oben innen ein kleiner hypoechogener Herdbefund mit hyperechogenem Randsaum zur Darstellung (Abb. 13.10 b): US-BI-RADS 4.

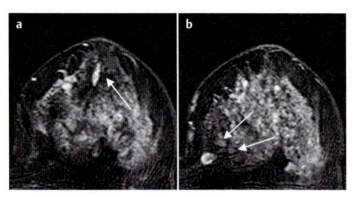

Abb. 13.**9 a, b** Befunde der *Frühst*subtraktion.

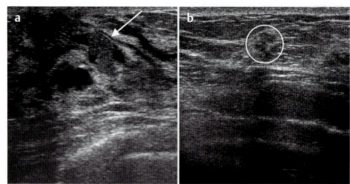

Abb. 13.**10 a, b** Befunde der gezielten Ultraschalluntersuchung.

MRM-Score	Links kaudal der Mamille	Punkte	Links oben innen medial	Punkte
Form	linear	1	rund	0
Begrenzung	scharf	0	scharf	0
KM-Verteilung	homogen	0	inhomogen	1
Initialer S-Anstieg	sehr stark	2	sehr stark	2
Postinitialer Signalverlauf	Wash-out	2	Plateau	1
Gesamtpunktzahl		5		4
MRM-BI-RADS		4		4

Fall 13: Lösung

BI-RADS-Einschätzung		
Klinischer Befund	rechts 1	links 1
Sonographie	rechts 1	links 4
Mammographie	rechts 1	links 1
MR-Mammographie	rechts 1	links 4
Gesamt-BI-RADS	**rechts 1**	**links 4**

Befundinterpretation und Procedere

Die Befunde in der linken Brust (retromamillär, oben innen) wurden als abklärungsbedürftig eingestuft (BI-RADS 4). Aufgrund der fraglichen Übereinstimmung zwischen US- und MRT-Befund erfolgte eine MRT-gestützte Vakuumstanzbiopsie der dendritischen Mehranreicherung links retromamillär (Abb. 13.11).

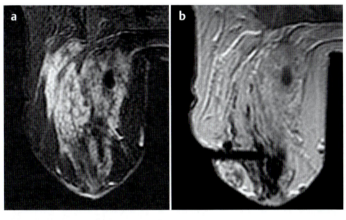

Abb. 13.**11 a, b** MRT-gestützte VSB.
a Subtraktionsbild.
b Koaxialnadel vor dem Befund (pre-fire).

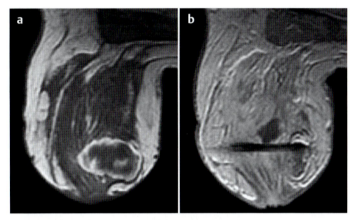

Abb. 13.**12** MRT-gestützte präoperative Lokalisation.
a Hämatom nach VSB.
b Positionierter Markierungsdraht.

Histologie der Vakuumstanzbiopsie links retromamillär

Duktales Carcinoma in situ, Grad 2, keine invasiven Tumoranteile.

Es erfolgte daraufhin die operative Entfernung des Herdbefundes links oben innen nach US-gestützter Filzstiftmarkierung sowie des gestanzten Milchganges links retromamillär nach MRT-gestützter Drahtmarkierung (Abb. 13.12).

Endgültige Diagnose

Links zentral: high Grade DCIS, VNPI 8, G2.
Links innen: ILC, pT1 b, 8 mm, G2, pN0.

Therapie

Mastektomie links.

 Bei extrem starker Anreicherung des Kontrastmittels in der MR-Mammographie ist eine Subtraktion sehr früher Aufnahmen ratsam (sog. *Frühst*subtraktion). Hierdurch ist im Einzelfall eine Differenzierung zwischen malignen und benignen Gewebestrukturen möglich.

Fall 14

Vorstellungsgrund: Früherkennung.
Anamnese: unauffällig.
Risikoprofil: unauffällig.
Alter: 57 Jahre.

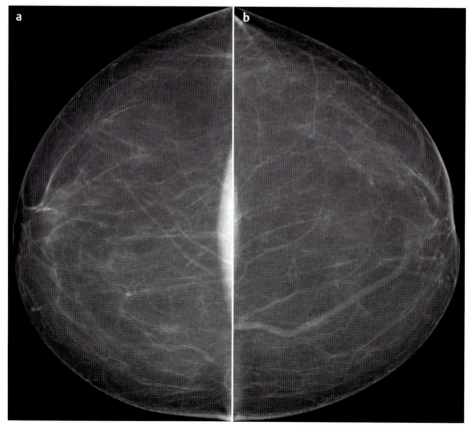

Abb. 14.**1 a, b** Digitale Mammographie cc (auswärts angefertigte Mammographie).

Klinischer Befund
Unauffällig.

B-Bild-Sonographie: Unauffälliger Befund (ohne Abbildung).

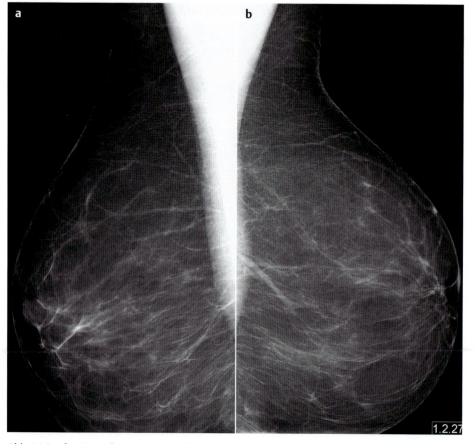

Abb. 14.**2 a, b** Digitale Mammographie (mlo) (auswärts angefertigte Mammographie).

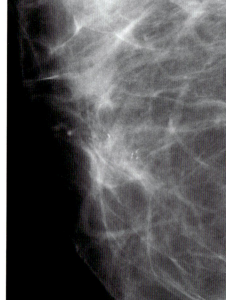

Abb. 14.**3** Zooming rechts retromamillär.

Fall 14

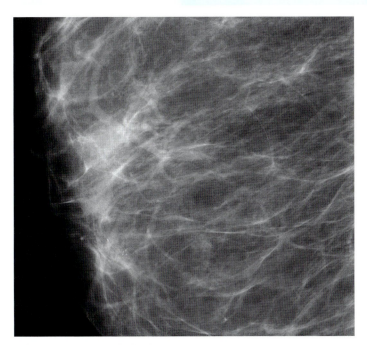

Abb. 14.**4** Ausgangsbefund.

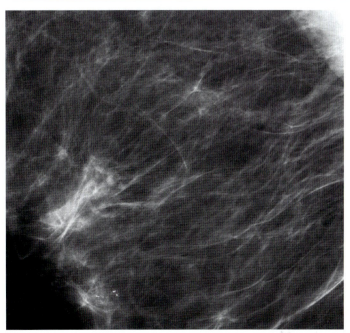

Abb. 14.**5** Befund nach 7 Monaten.

> Wie kategorisieren Sie die Verkalkungen im Mammogramm?
> Wie lautet Ihre Verdachtsdiagnose?
> Welches ist Ihr nächster Schritt?

Mammographie

Es findet sich mammographisch beidseits ein überwiegend lipomatöses Gewebemuster gemäß Typ I nach ACR. Verdichtungen oder Herdbefunde fallen nicht auf. Rechts retromamillär imponiert eine gruppierte Ansammlung polymorpher Mikrokalzifikationen (Abb. 14.**4**), die als Befund der Kategorie BI-RADS 3 eingestuft wurde (BI-RADS rechts 3/links 1).

Es erfolgte die Empfehlung zur Kontrolle der Mikroverkalkungen rechts in 6 Monaten.

Die Kontrollaufnahme nach 7 Monaten (Abb. 14.**5**) wurde als befundkonstant beurteilt und weiterhin der Kategorie BI-RADS 3 zugeordnet, so dass eine weitere Kontrolle in 6 Monaten empfohlen wurde.

Die Patientin erschien leider zu der geplanten Kontrolle nach weiteren 6 Monaten bzw. zu der dann anstehenden Komplettuntersuchung im Rahmen der Früherkennung nicht. Die nächste Vorstellung erfolgte vielmehr erst 2 Jahre nach der Erstuntersuchung (Abb. 14.**6**).

Mammographie (Abb. 14.**6**)

Retromamillär rundliche Verdichtung mit endotumoralen Mikrokalzifikationen im Bereich der vor zwei Jahren nachweisbaren Kalkgruppe (1). Zusätzlich gruppierte Anordnung polymorpher Mikrokalzifikationen zentral, die vor 2 Jahren noch nicht nachweisbar waren (2).

MR-Mammographie

Hypervaskularisierter Herdbefund rechts retromamillär, korrespondierend zur endotumoral kalzifizierten Verdichtung (1). Keine vermehrte Vaskularisation im Bereich der gruppiert konfigurierten Kalkgruppe (2).

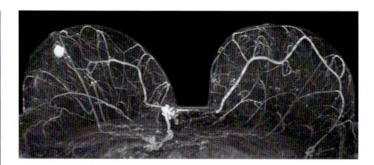

Abb. 14.**7** MR-Mammographie zum Zeitpunkt, zu dem die Mammographie der Abb. 14.**6** erfolgte.

Abb. 14.**6** Mammographie 24 Monate nach der Erstuntersuchung.

Fall 14: Lösung

BI-RADS-Einschätzung (Erstuntersuchung und Kontrolle nach 7 Monaten)		
Klinischer Befund	rechts 1	links 1
Sonographie	rechts 1	links 1
Mammographie	rechts 3	links 1
MR-Mammographie	–	–
Gesamt-BI-RADS	rechts 3	links 1

BI-RADS-Einschätzung (Untersuchung nach 2 Jahren)		
Klinischer Befund	rechts 1	links 1
Sonographie	rechts 1	links 1
Mammographie	rechts 5 (bifokal)	links 1
MR-Mammographie	rechts 5	links 1
Gesamt-BI-RADS	rechts 5	links 1

→ Verdachtsdiagnose
Bifokales malignes Tumorgeschehen rechts (retromamillär wahrscheinlich invasiv, zentral wahrscheinlich intraduktal).

Procedere
Stereotaktische Stanzbiopsie.

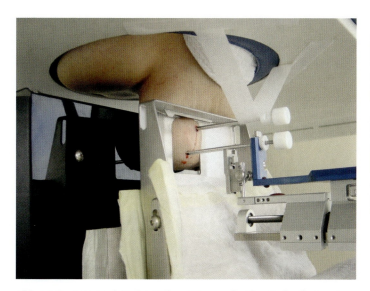

Abb. 14.**8** Stereotaktische Vakuumstanze beider Befunde in einer Sitzung.

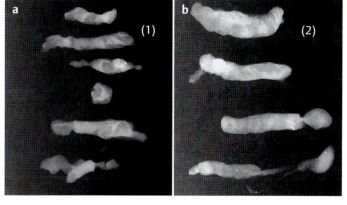

Abb. 14.**9** Präparateradiogramme der Stanzzylinder.
a Aus dem retromamillären Befund (1) in Abb. 14.**6**.
b Aus der zentralen Kalkgruppe (2) in Abb. 14.**6**.

Diagnose
Rechts retromamillär: IDC pT1 b (5 mm), pN0 (0/15), R0, G2.
Rechts zentral: DCIS (im Mastektomiepräparat keine Tumorreste).

Therapie
Mastektomie rechts.

 Mikrokalzifikationen der Kategorie BI-RADS 3, die anhand der Kontrolle nach 6 Monaten eine Befundkonstanz aufweisen, sollten nach weiteren 6 Monaten kontrolliert werden.

58　Fall 15

Vorstellungsgrund: Verhärtung rechts.
Anamnese: unauffällig.
Risikoprofil: unauffällig.
Alter: 51 Jahre.

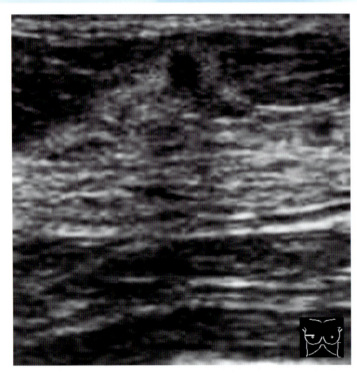

Abb. 15.1　B-Bild-Sonographie über dem Tastbefund.

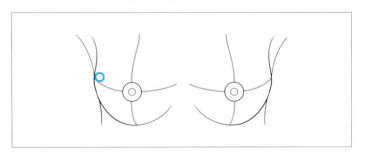

Klinischer Befund

Eher „drüsig" imponierende umschriebene Verhärtung von 3 mm Größe rechts lateral bei insgesamt sehr knotigen Parenchymstrukturen.

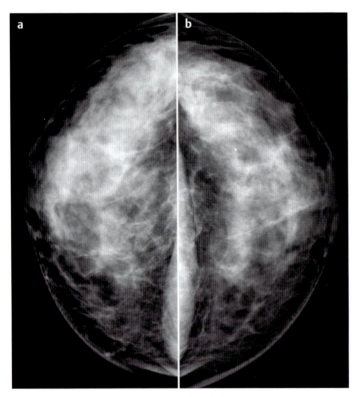

Abb. 15.2 a, b　Digitale Mammographie (cc).

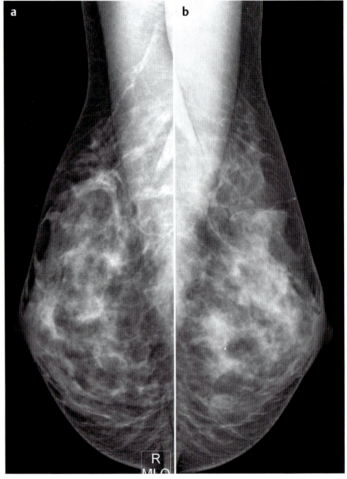

Abb. 15.3 a, b　Digitale Mammographie (mlo).

Fall 15

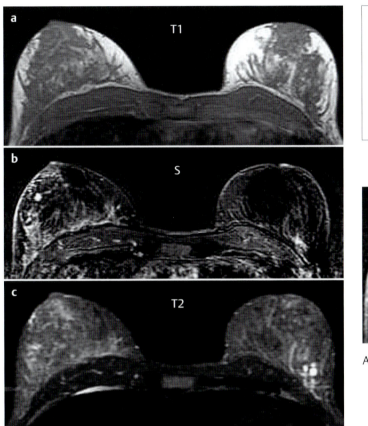

Abb. 15.**4 a–c** MR-Mammographie.

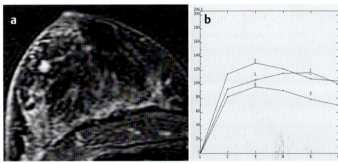

Abb. 15.**5 a, b** Kurvenanalyse.

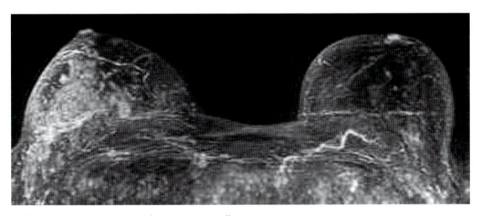

Abb. 15.**6** MR-Mammographie, MIP-Darstellung.

? Wie kategorisieren Sie Sonographie, Mammographie und MRT?
Wie lautet Ihre Verdachtsdiagnose?
Welches ist Ihr nächster Schritt?

Es handelt sich um die bildgebende Abklärung bei einer symptomatischen Frau. Der Tastbefund imponierte zwar eher als harmlose verhärtete Drüse, letztendlich war dies jedoch der Grund, warum die Patientin vorstellig wurde. Das Risikoprofil war per definitionem nicht erhöht.

Sonographie

Im Bereich des Tastbefundes und korrespondierend hierzu ein auffälliger Befund im Ultraschall in Form eines lobulierten, glatt begrenzten Herdes, der einen ausgeprägten hyperechogenen Randbereich aufweist und zu einer Verziehung der parenchymalen Strukturen führt. Einschätzung: US-BI-RADS 5 rechts lateral.

Mammographie

Seitengleich symmetrisches, ausgesprochen dichtes Drüsengewebe vom Typ IV gemäß ACR. Unter diesen eingeschränkten Voraussetzungen, insbesondere rechts außen – im Bereich des Tastbefundes – keine Auffälligkeiten. Keine Verdichtung, kein Herdbefund. Keine Architekturstörung. Keine auffälligen Kalzifikationen (BI-RADS rechts 1/links 1). Qualitätsstufe für beide Ebenen: P.

MR-Mammographie

Korrespondierend zum Tast- und Ultraschallbefund Nachweis eines hypervaskularisierten rundlichen und partiell unscharfen Herdbefundes von knapp 1 cm Größe rechts lateral der Mamille. Intermediäres Signalverhalten dieses Befundes in der T2-Sequenz.

MRM-Artefaktstufe: 2
MRM-Dichtetyp: 2

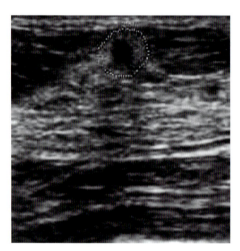

Abb. 15.7 US-Befund.

MRM-Score	Befund	Punkte
Form	rund	0
Begrenzung	unscharf	1
KM-Verteilung	homogen	0
Initialer S-Anstieg	stark	2
Postinitialer Signalverlauf	Wash-out	2
Gesamtpunktzahl		5
MRM-BI-RADS		4

→ **Verdachtsdiagnose**

Mammakarzinom, Fibroadenom.

Fall 15: Lösung

BI-RADS-Einschätzung		
Klinischer Befund	rechts 3	links 1
Sonographie	rechts 5	links 1
Mammographie	rechts 1	links 1
MR-Mammographie	rechts 4	links 1
Gesamt-BI-RADS	**rechts 5**	**links 1**

Procedere
Histologische Abklärung des Tastbefundes, vorzugsweise durch US-gestützte perkutane Hochgeschwindigkeitsstanzbiopsie.

Konkrete Vorgehensweise (nicht leitlinienkonform)
US-gestützte Feinnadel-Aspirations-Zytologie (FNAP) aufgrund der geringen Größe des Befundes.

Zytologisches Ergebnis
Im Punktat massenhaft Karzinomzellen. Kategorie C5.

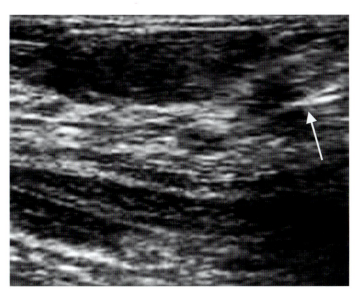

Abb. 15.**8** US-gestützte FNAP. Nadelspitze im Herd (Pfeil).

Histologisches Ergebnis
6 mm großes, invasiv lobuläres Mammakarzinom, axillärer Lymphknotenstatus regelrecht.

ILC pT1b, pN0, G2.

Therapie
BET.

 Der hyperechogene Randsaum stellt ein sehr (!) wichtiges Malignitätskriterium in der Mammasonographie dar.

Fall 16

Vorstellungsgrund: Früherkennung.
Anamnese: unauffällig.
Risikoprofil: unauffällig.
Alter: 45 Jahre.

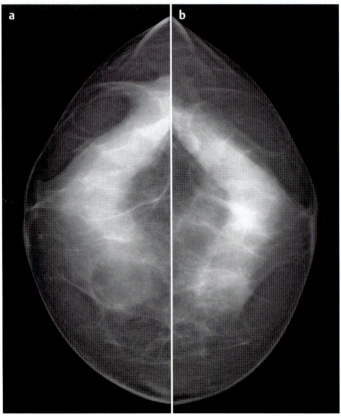

Abb. 16.**1 a, b**   Digitale Mammographie (cc).

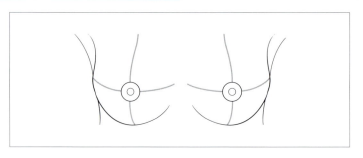

Klinischer Befund

„Knotiger" Parenchymkörper, keine Resistenzen.

Mammasonographie: Unauffällig.

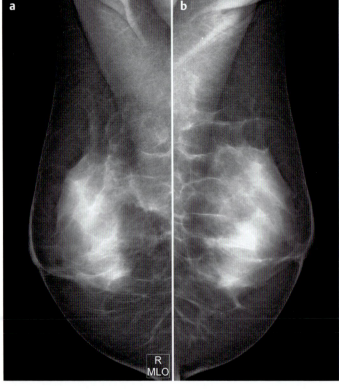

Abb. 16.**2 a, b**   Digitale Mammographie (mlo).

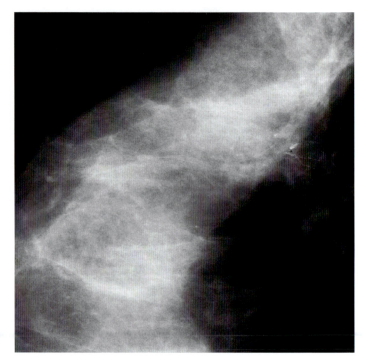

Abb. 16.**3**   Vergrößerungsmammographie rechts (cc).

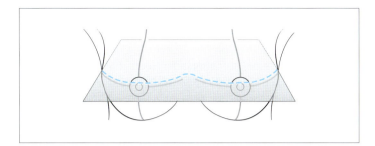

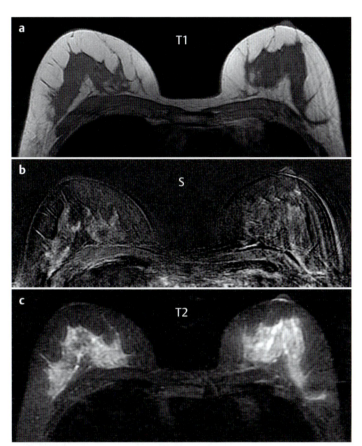

Abb. 16.**4 a–c** MR-Mammographie.

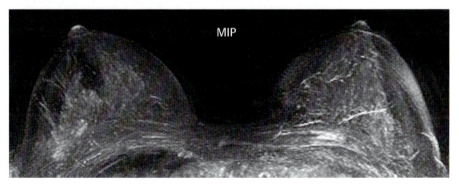

Abb. 16.**5** MR-Mammographie, MIP-Darstellung.

Wie kategorisieren Sie Mammographie und MRT?
Wie lautet Ihre Verdachtsdiagnose?
Welches ist Ihr nächster Schritt?

Es handelt sich um die Abklärung von Mikrokalzifikationen, die im Rahmen einer Früherkennungsmammographie aufgefallen sind.

Sonographie

Ultraschallbefund beidseits unauffällig. Auch in Kenntnis des Mammographiebefundes rechts oben außen kein sonographisches Korrelat.

Mammographie

Seitengleich symmetrisches, ausgesprochen dichtes Drüsengewebe vom Typ IV gemäß ACR. Rechts oben außen – in retroparenchymaler Lage – segmental angeordnete polymorphe Mikrokalzifikationen. In der Vergrößerungsmammographie detaillierte Erkennbarkeit des polymorphen Charakters (linear, y-förmig). Kein Herdbefund. Keine Architekturstörung. BI-RADS rechts 4/ links 1. Qualitätsstufe mlo-Projektion P, cc-Projektion P.

MR-Mammographie

Insgesamt unauffällige MR-Mammographie ohne Nachweis suspekter Kontrastmittel aufnehmender Herdbefunde. Insbesondere rechts oben außen bei starker KM-Anreicherung des Parenchyms weder herdförmige noch dendritische oder lineare Mehranreicherungen.

MRM-Artefaktstufe: rechts 2/links 3
MRM-Dichtetyp: 2

MRM-Score	Befund	Punkte
Form	–	0
Begrenzung	–	0
KM-Verteilung	–	0
Initialer S-Anstieg	–	0
Postinitialer Signalverlauf	–	0
Gesamtpunktzahl		0
MRM-BI-RADS		1

→ Verdachtsdiagnose

Intraduktales Mammakarzinom (in US und MRT okkult), evtl. minimal invasiv.

Fall 16: Lösung

BI-RADS-Einschätzung		
Klinischer Befund	rechts 1	links 1
Sonographie	rechts 1	links 1
Mammographie	rechts 4	links 1
MR-Mammographie	rechts 1	links 1
Gesamt-BI-RADS	**rechts 4**	**links 1**

Procedere

Histologische Abklärung der Mikrokalzifikationsgruppe rechts oben außen durch stereotaktische Vakuumstanzbiopsie (Abb. 16.**6**).

Histologischer Befund der Stanzbiopsie. Invasiv lobuläres Mammakarzinom.

Weiteres Procedere: Präoperative Hakendrahtmarkierung der Kalkgruppe (Abb. 16.**7 a** u. **b**)

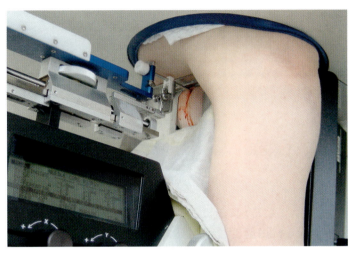

Abb. 16.**6** Vakuumstanzbiopsie am Lorad-Tisch. Aufgrund der thoraxwandnahen Lage des Kalkes atypische Armführung durch die Lagerungsöffnung.

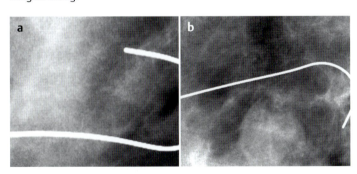

Abb. 16.**7 a, b** Präoperative Lokalisation cc und mlo (Zoom).

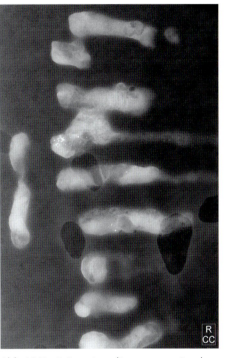

Abb. 16.**8** Präparateradiogramm einzelner Gewebezylinder.

Histologisches Ergebnis

12 mm großes, invasiv lobuläres Mammakarzinom. Axillärer Lymphknotenstatus regelrecht.

ILC* pT1b, pN0, M0, Ö-Rezeptor (+), G-Rezeptor (+).

* Die Mikroverkalkungen hätten eher an einen duktalen Prozess denken lassen.

Therapie

BET.

Die Früherkennung des Mammakarzinoms anhand des Nachweises von Mikrokalzifikationen ist die Domäne der Röntgenmammographie.

Fall 17

Vorstellungsgrund: Früherkennung.
Anamnese: unauffällig.
Risikoprofil: unauffällig.
Alter: 47 Jahre.

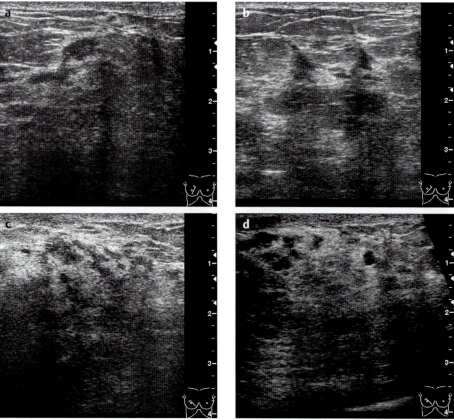

Abb. 17.**1 a–d** B-Bild-Sonographie rechts innen.

Klinischer Befund
Knotiger Parenchymkörper ohne suspekten Tastbefund.

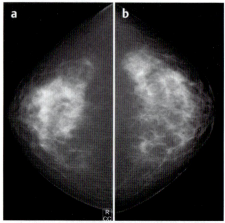

Abb. 17.**2 a, b** Digitale Mammographie (cc).

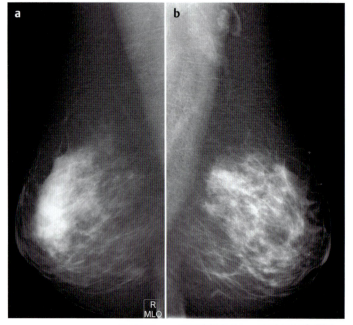

Abb. 17.**3 a, b** Digitale Mammographie (mlo).

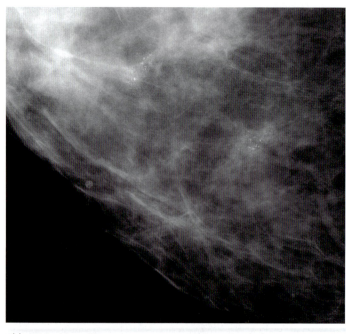

Abb. 17.**4** Vergrößerungsmammographie rechts (cc).

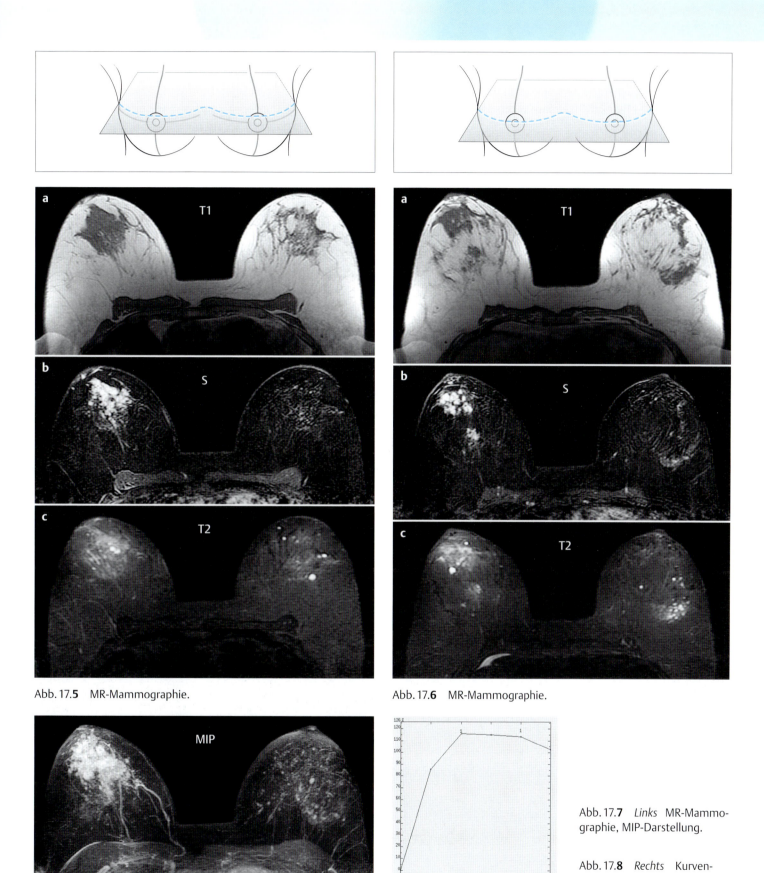

Abb. 17.**5** MR-Mammographie.

Abb. 17.**6** MR-Mammographie.

Abb. 17.**7** *Links* MR-Mammographie, MIP-Darstellung.

Abb. 17.**8** *Rechts* Kurvenanalyse rechts zentral.

? Wie kategorisieren Sie Sonographie, Mammographie und MRT?
Wie lautet Ihre Verdachtsdiagnose?
Welches ist Ihr nächster Schritt?

Fall 17

Es handelt sich um die bildgebende Abklärung bei einer asymptomatischen Frau. In der Früherkennungsmammographie waren suspekte gruppierte Mikrokalzifikationen rechts innen aufgefallen.

Sonographie

Im Bereich der Mikrokalzifikationen und korrespondierend zum kernspintomographischen Befund inhomogene Echotextur rechts innen. Darstellung einzelner 4–6 mm großer echoarmer Herde ohne reaktiven Randsaum oder dorsale Schallabschwächung. Keine eindeutig suspekten Herdbefunde. Einschätzung: US-BI-RADS rechts 3.

Mammographie

Asymmetrisches (rechts dichter als links), inhomogen dichtes Drüsengewebe vom Typ III gemäß ACR. Nachweis von zwei polymorphen Mikrokalzifikationsgruppen rechts zentral und rechts innen. Keine Verdichtung, kein Herdbefund. Keine Architekturstörung. BI-RADS rechts 4/links 1. Qualitätsstufe: cc-Projektion P; mlo-Projektion G (untere Umschlagfalte nicht voll entfaltet).

MR-Mammographie

Nachweis einer überwiegend dendritischen, partiell unscharf begrenzten und inhomogenen Kontrastmittelanreicherung im oberen inneren Quadranten rechts mit initialem Signalanstieg von > 100 % und postinitialem Plateau. Erniedrigte Signalgebung dieses Befundes in der T2-Sequenz. Unauffälliger Befund der Gegenseite.

MRM-Artefaktstufe: 2
MRM-Dichtetyp: 2

MRM-Score	Befund	Punkte
Form	dendritisch	1
Begrenzung	unscharf	1
KM-Verteilung	inhomogen	1
Initialer S-Anstieg	stark	2
Postinitialer Signalverlauf	Plateau	1
Gesamtpunktzahl		6
MRM-BI-RADS		5

→ **Verdachtsdiagnose**

DCIS, minimalinvasives Karzinom, invasives Karzinom.

BI-RADS-Einschätzung		
Klinischer Befund	rechts 1	links 1
Sonographie	rechts 3	links 1
Mammographie	rechts 4	links 1
MR-Mammographie	rechts 5	links 1
Gesamt-BI-RADS	**rechts 5**	**links 1**

Procedere

Histologische Befundabklärung durch US-gestützte Hochgeschwindigkeitsstanzbiopsie rechts oben innen.

Histologisches Ergebnis

Duktales Carcinoma in situ.

Weitere Vorgehensweise

Präoperative Hakendrahtmarkierung.

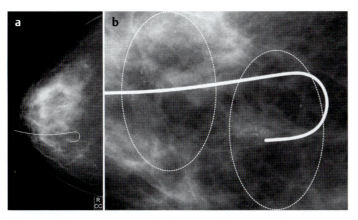

Abb. 17.**9 a, b** Präoperative Lokalisation und Zoom, cc-Ebene.

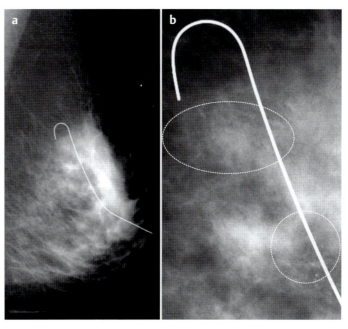

Abb. 17.**10 a – b** Präoperative Lokalisation und Zoom, mlo-Ebene. Markierung beider Kalkgruppen mit einem Homer-Lok-Draht.

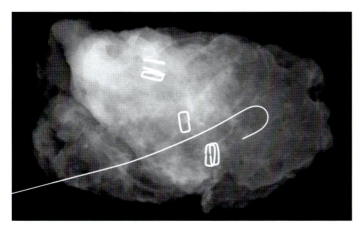

Abb. 17.**11** Präparateradiogramm.

Histologisches Ergebnis

Ausgedehntes duktales Carcinoma in situ. Axillärer Lymphknotenstatus erwartungsgemäß regelrecht.

DCIS, pN0, G2.

Therapie

ME bei DCIS-Ausdehnung > 4 cm.

 Auch intraduktale Karzinome (DCIS) können Kontrastmittel anreichern und in der MRT nachweisbar sein (theoretische Begründung: tumorinduzierte Erhöhung der Gefäßpermeabilität).

Fall 18

Vorstellungsgrund: Schmerzen rechts.
Anamnese: unauffällig.
Risikoprofil: unauffällig.
Alter: 55 Jahre.

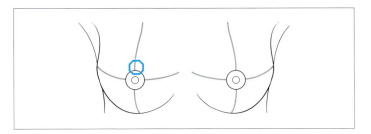

Klinischer Befund

2 cm großer Tastbefund rechts oberhalb der Areola.

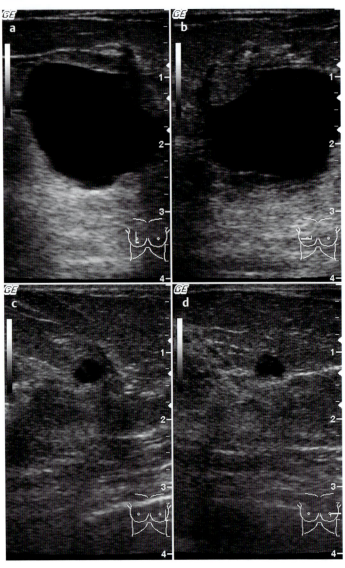

Abb. 18.**1 a–d** B-Bild-Sonographie.

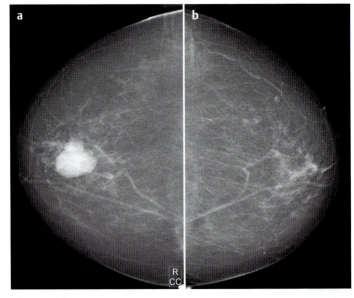

Abb. 18.**2 a, b** Digitale Mammographie (cc).

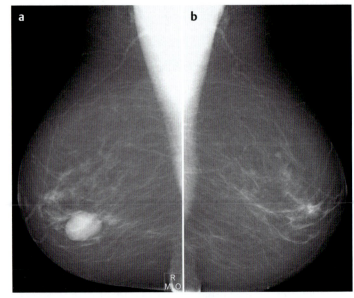

Abb. 18.**3 a, b** Digitale Mammographie (mlo).

Fall 18 71

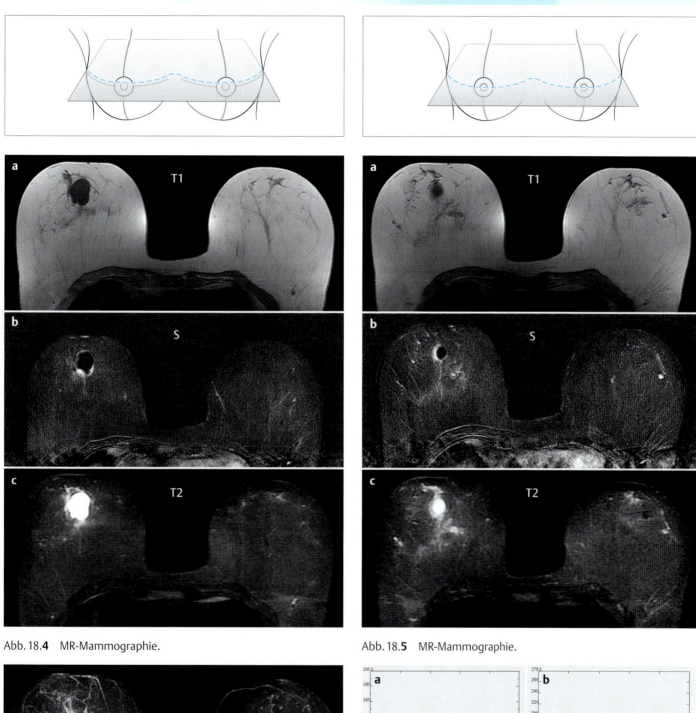

Abb. 18.4 MR-Mammographie.

Abb. 18.5 MR-Mammographie.

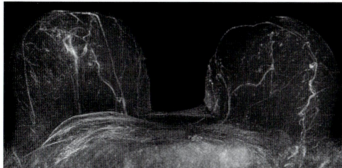

Abb. 18.6 MR-Mammographie, MIP-Darstellung.

Abb. 18.7 a, b Kurvenanalyse in der Zystenwand rechts (a) und im Herdbefund links (b).

? Wie kategorisieren Sie Sonographie, Mammographie und MRT?
Wie lautet Ihre Verdachtsdiagnose?
Welches ist Ihr nächster Schritt?

Fall 18

Es handelt sich um die bildgebende Abklärung bei einer symptomatischen Frau.

Sonographie

Im Bereich des schmerzhaften Tastbefundes rechts Darstellung einer 2 cm großen echofreien, lobulierten Raumforderung mit randständig echoarmen Anteilen im Sinne einer komplizierten Zyste. Darüber hinaus Nachweis eines 5 mm großen echoarmen, lobulierten Herdes links außen mittig mit indifferentem dorsalem Schallverhalten (DD: Zyste, Fibroadenom). Einschätzung: US-BI-RADS rechts 4/links 3.

Mammographie

Seitengleich symmetrisches, überwiegend lipomatöses Gewebe vom Typ I gemäß ACR. Nachweis eines 2 cm großen hyperdensen, scharf begrenzten, lobulierten Herdbefundes rechts zentral sowie eines weiteren 0,5 cm großen hyperdensen, scharf begrenzten, lobulierten Herdbefundes links oben außen. Keine suspekten Mikrokalzifikationen. Keine Architekturstörung. BI-RADS rechts 2/links 2. Qualitätsstufe: cc-Ebene P, mlo-Projektion M (untere Umschlagfalte nicht entfaltet, Pektoraliswinkel < 20°).

MR-Mammographie

Übereinstimmend mit Ultraschall und Mammographie Nachweis eines 2 cm großen scharf begrenzten, lobulierten Herdbefundes rechts zentral mit randständiger Kontrastmittelanreicherung. Zusätzlich Darstellung eines weiteren 5 mm großen scharf begrenzten, lobulierten Herdbefundes links außen mittig mit initialem Signalanstieg von 70% und postinitial ansteigendem Signal. Erhöhte Signalgebung dieses Befundes in der T2-Sequenz.

MRM-Artefaktstufe: 1
MRM-Dichtetyp: 1

MRM-Score	Befund rechts	Punkte	Befund links	Punkte
Form	oval	0	rund	0
Begrenzung	scharf	0	scharf	0
KM-Verteilung	homogen	0	homogen	0
Initialer S-Anstieg	mäßig	1	stark	2
Postinitialer Signalverlauf	Plateau	1	Plateau	1
Gesamtpunktzahl		2		3
MRM-BI-RADS		2		3

→ **Verdachtsdiagnosen**

Rechts: Zyste, komplizierte Zyste; intrazystischer Tumor.
Links: Adenom, Fibroadenom, Papillom, Karzinom (medullär? muzinös?).

Fall 18: Lösung

BI-RADS-Einschätzung		
Klinischer Befund	rechts 3	links 1
Sonographie	rechts 4	links 3
Mammographie	rechts 2	links 2
MR-Mammographie	rechts 2	links 3
Gesamt-BI-RADS	**rechts 4**	**links 3**

Procedere (leitlinienkonform)

US-gestützte Stanzbiopsie der soliden Gewebeanteile der Zystenwand rechts.

Konkrete Vorgehensweise

Bei Ablehnung der Intervention sonographische Verlaufskontrolle nach 6 Monaten.

Befund der US-Kontrolle rechts nach 6 Monaten: unauffällig. Komplette Rückbildung der Zyste rechts (ohne Abbildung).
Befund einer MR-Mammographie nach 6 Monaten zur Frage der Reproduzierbarkeit der KM-anreichernden Veränderungen beidseits: Rechts komplette Rückbildung, links unveränderter Befund.

Diagnose (ohne histologische Sicherung)

Rechts: komplizierte Zyste.
Links: Fibroadenom.

Therapie

Keine.

Sie meinen, dass dieser Fall keinen besonderen Kick hatte? Nun gut, er ist jedoch repräsentativ für die alltägliche Diagnostik in einer Brustsprechstunde.

Fall 19

Vorstellungsgrund: Verlaufskontrolle nach Vakuumstanzbiopsie.
Anamnese: vor 6 Monaten Vakuumstanzbiopsie (auswärts).
Risikoprofil: nicht erhöht.
Alter: 49 Jahre.

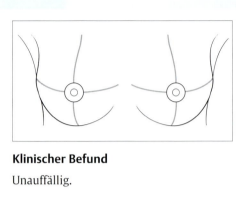

Klinischer Befund
Unauffällig.

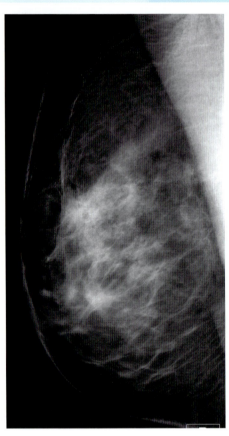

Abb. 19.1 Mammographie (mlo) vor der Vakuumstanzbiopsie.

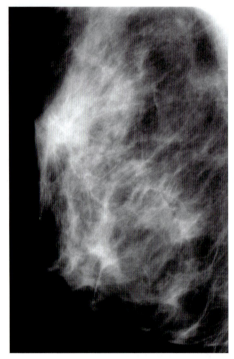

Abb. 19.2 Magnifikation (mlo) vor der Vakuumstanzbiopsie.

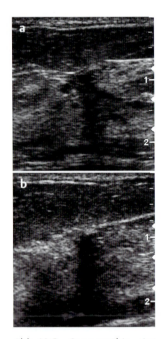

Abb. 19.3 Sonographie im ehemaligen Stanzbereich.

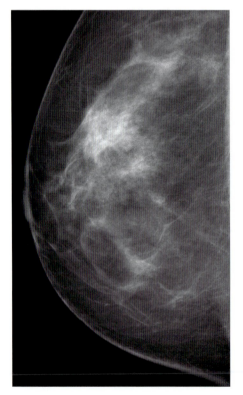

Abb. 19.4 Digitale Mammographie (cc) 6 Monate nach Stanze.

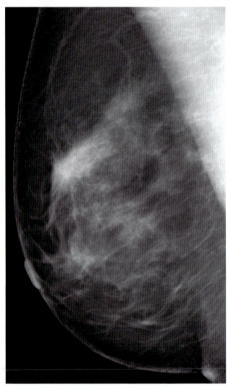

Abb. 19.5 Digitale Mammographie (mlo) 6 Monate nach Stanze.

Fall 19

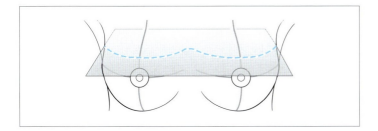

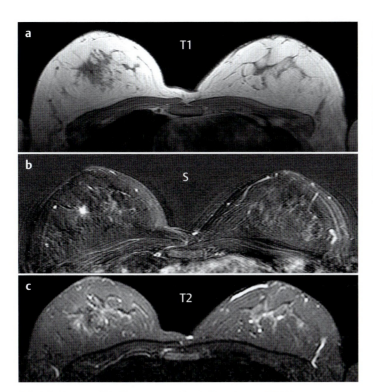

Abb. 19.**6a–c** MR-Mammographie 6 Monate nach VSB.

Abb. 19.**8a, b** Kurvenanalyse.

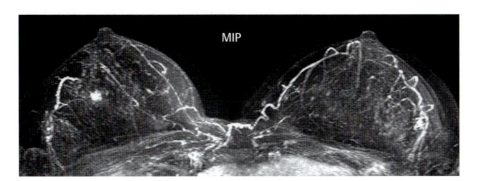

Abb. 19.**7** MR-Mammographie, MIP-Darstellung.

? Wie kategorisieren Sie Sonographie, Mammographie und MRT nach VSB vor 6 Monaten?
Wie lautet Ihre Verdachtsdiagnose?
Welches ist Ihr nächster Schritt?

Fall 19

Es handelt sich um die bildgebende Abklärung bei einer asymptomatischen Frau. In der Früherkennungsmammographie waren 6 Monate zuvor suspekte gruppierte Mikrokalzifikationen rechts oben mittig mittels Vakuumstanzbiopsie histologisch abgeklärt worden. Damals wurde histologisch die Diagnose einer sklerosierenden Adenose gestellt.

Sonographie (6 Monate nach Vakuumstanzbiopsie)

Rechts oben mittig Darstellung eines 5 mm großen unscharf begrenzten, echoarmen Areals mit indifferentem dorsalen Schallverhalten. US-BI-RADS rechts 3.

Mammographie (6 Monate nach Vakuumstanzbiopsie, Abb. 19.4 u. 19.5)

Fibroglanduläres Drüsengewebe vom Typ II gemäß ACR. Im Vergleich zur Voruntersuchung vor Vakuumstanzbiopsie (Abb. 19.1) zunehmende Größe eines unscharf begrenzten Herdbefundes rechts oben außen. Keine mammographisch nachweisbaren Mikrokalzifikationen. BI-RADS rechts 4.
Qualitätsstufe nach PGMI für einseitige Mammographie nicht definiert.

MR-Mammographie (6 Monate nach Vakuumstanzbiopsie)

Nachweis einer 1 cm großen spikulierten, unscharf begrenzten, homogenen Kontrastmittelanreicherung rechts oben mittig mit initialem Signalanstieg von 125 % und postinitialem Plateau. Erniedrigte Signalgebung dieses Befundes in der T2-Sequenz. Unauffälliger Befund der Gegenseite.

MRM-Artefaktstufe: 2
MRM-Dichtetyp: 2

MRM-Score	Befund	Punkte
Form	irregulär	1
Begrenzung	spikuliert	1
KM-Verteilung	homogen	0
Initialer S-Anstieg	stark	2
Postinitialer Signalverlauf	Plateau	1
Gesamtpunktzahl		5
MRM-BI-RADS		4

→ **Verdachtsdiagnose**

Karzinom, Narbe nach VSB mit atypischer Anreicherung, fokale Mastitis nach Intervention.

Fall 19: Lösung

BI-RADS-Einschätzung		
Klinischer Befund	rechts 1	links 1
Sonographie	rechts 3	links 1
Mammographie	rechts 4	links 1
MR-Mammographie	rechts 4	links 1
Gesamt-BI-RADS	**rechts 4**	**links 1**

Procedere

Operative Befundabklärung nach Hakendrahtmarkierung.
Präoperative Hakendrahtmarkierung und Präparateradiographie.

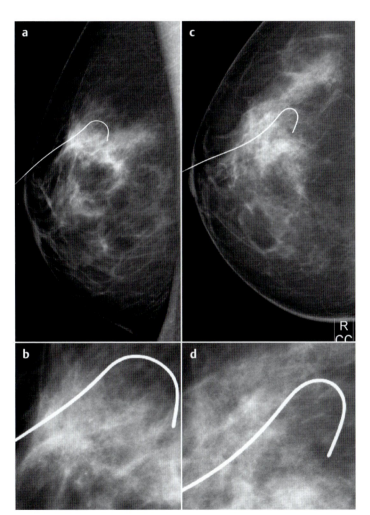

Abb. 19.**9 a–d** Lokalisation in 2 Ebenen mit Zoom.

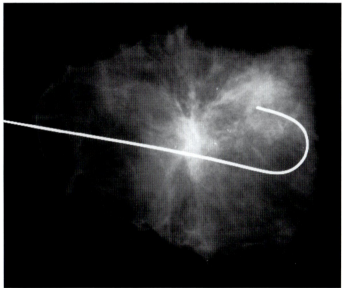

Abb. 19.**10** Präparateradiogramm.

Histologisches Ergebnis

Narbengewebe (nach Vakuumstanzbiopsie) mit fokaler Entzündung.

Therapie

Keine.

 Narbenbildungen mit einer vermehrten Kontrastmittelaufnahme in der MRT können zu falsch positiven Befunden führen. Sie sind selten und in der Regel durch fokale entzündlch-reaktive Veränderungen bedingt.

Fall 20

Vorstellungsgrund: Tastbefund rechts.
Anamnese: unauffällig.
Risikoprofil: nicht erhöht.
Alter: 60 Jahre.

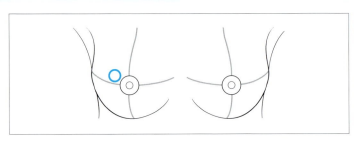

Klinischer Befund
Tastbefund rechts außen mittig. Links keine Resistenzen.

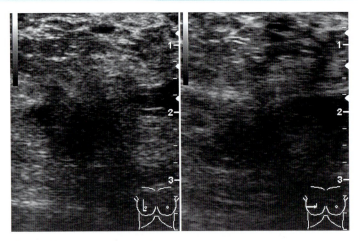

Abb. 20.**1** Sonographie rechts.

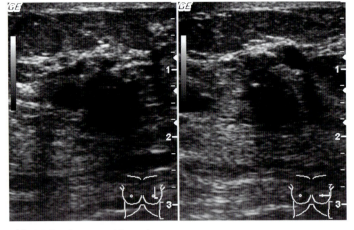

Abb. 20.**2** Sonographie rechts.

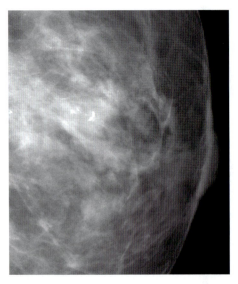

Abb. 20.**3** Vergrößerung links (mlo).

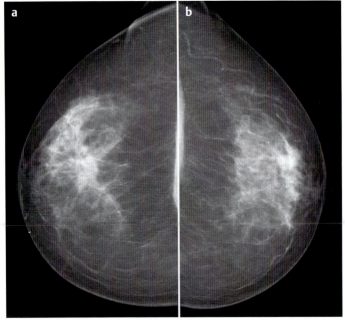

Abb. 20.**4 a, b** Digitale Mammographie (cc).

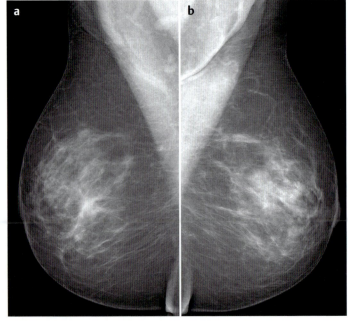

Abb. 20.**5 a, b** Digitale Mammographie (mlo).

Fall 20

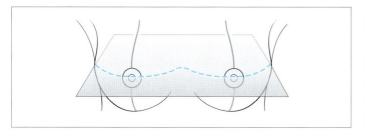
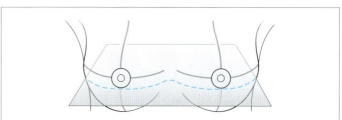
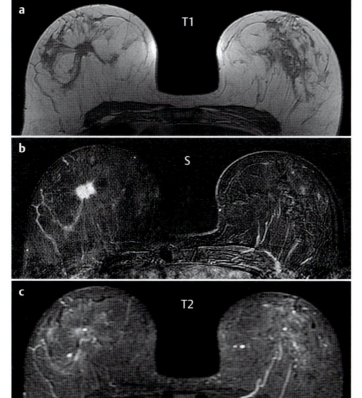
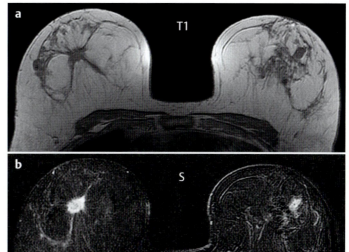
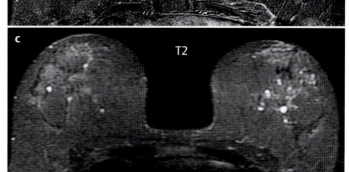

Abb. 20.**6a–c** MR-Mammographie.

Abb. 20.**7a–c** MR-Mammographie.

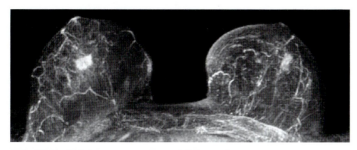

Abb. 20.**8** MR-Mammographie, MIP-Darstellung.

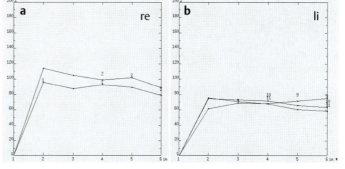

Abb. 20.**9** Kurvenanalyse im Herdbefund rechts (**a**) und links (**b**).

 Wie kategorisieren Sie Sonographie, Mammographie und MRT?
Wie lautet Ihre Verdachtsdiagnose?
Welches ist Ihr nächster Schritt?

Fall 20

Es handelt sich um die Abklärung eines Tastbefundes in der rechten Mamma.

Sonographie

Rechts retromamillär Abbildung eines 1,7 cm großen echoarmen, unregelmäßig begrenzten Herdbefundes mit dorsaler Schallauslöschung und echogenem Randsaum. Unterbrechung der Architektur durch diesen Befund (US-BI-RADS 5). Links lateral der Mamille Nachweis eines 1,5 cm großen echoarmen, lobulierten Herdes mit indifferentem dorsalen Schallverhalten. Hier Erhalt der Architektur des Drüsenkörpers (US-BI-RADS 3).

Mammographie

Seitengleich symmetrisches fibroglanduläres Drüsengewebe vom Typ II gemäß ACR. Isodenser, spikulierter 1,8 cm großer Herdbefund rechts zentral. Isodenser, ovaler, partiell unscharf begrenzter sowie teilweise überlagerter 1,9 cm großer Herdbefund links außen mittig mit einigen zumeist scholligen, aber auch polymorphen Verkalkungen. BI-RADS rechts 5/links 3. Qualitätsstufe cc-Ebene P, mlo-Projektion G (Umschlagfalte nicht frei entfaltet).

MR-Mammographie

Rechts zentral spikulierter, unscharf begrenzter 1,9 cm großer Herdbefund mit Nachweis eines Ring-Enhancements, initialem Signalanstieg von 120% und postinitialem Wash-out sowie erhöhter Signalgebung in der T2-Gewichtung. Links außen mittig Abbildung eines lobulierten, partiell unscharf begrenzten 2 cm großen Herdes mit inhomogener Kontrastmittelaufnahme, initialem Signalanstieg von 80% und postinitialem Plateau sowie reduziertem Signal in der T2-Gewichtung.

MRM-Artefaktstufe: 2
MRM-Dichtetyp: 1

MRM-Score	Befund rechts	Punkte	Befund links	Punkte
Form	irregulär	1	lobuliert	0
Begrenzung	spikuliert	1	unscharf	1
KM-Verteilung	Ring	2	inhomogen	1
Initialer S-Anstieg	stark	2	mäßig	1
Postinitialer Signalverlauf	Wash-out	2	Plateau	1
Gesamtpunktzahl		8		4
MRM-BI-RADS		5		4

→ Verdachtsdiagnose

Bilaterales Mammakarzinom.

Differenzialdiagnostisch: Adenoseareal links, Papillom links.

Fall 20: Lösung

BI-RADS-Einschätzung		
Klinischer Befund	rechts 5	links 1
Sonographie	rechts 5	links 3
Mammographie	rechts 5	links 3
MR-Mammographie	rechts 5	links 4
Gesamt-BI-RADS	**rechts 5**	**links 4**

Procedere

Ultraschallgestützte histologische Abklärung des Herdbefundes rechts zentral.

Histologischer Befund der Stanzbiopsie rechts

Invasiv lobuläres Mammakarzinom.

Weiteres Procedere

Hakendrahtmarkierung des Herdbefundes links und simultane offene Biopsie zeitgleich mit der notwendigen Operation rechts.

Abb. 20.10 US-gestützte SB rechts zentral.

Histologisches Ergebnis

Rechts: 15 mm großes invasiv lobuläres Mammakarzinom. Axillärer Lymphknotenstatus positiv (1/17).
Links: intraduktales Papillom.

Rechts:	ILC pT1 c, pN1a, G2.
Links:	Papillom.

Therapie

Rechts BET.
Links Probeexzision.

Im Rahmen operativer Eingriffe wegen eines Karzinoms (BI-RADS 6) sollten weitere unklare Befunde konsequent mit abgeklärt werden, auch wenn im Einzelfall ein falsch positiver Befund resultiert.

Fall 21

Vorstellungsgrund: Früherkennung.
Anamnese: unauffällig.
Risikoprofil: Schwester mit Mammakarzinom (60 Jahre).
Alter: 59 Jahre.

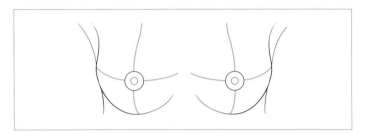

Klinischer Befund

Knotiges Parenchym ohne suspekten Tastbefund.

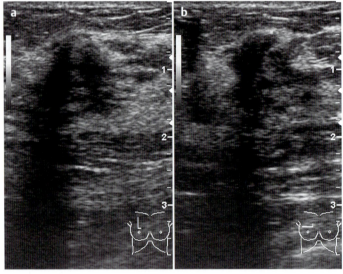

Abb. 21.**1 a, b**   B-Bild-Sonographie.

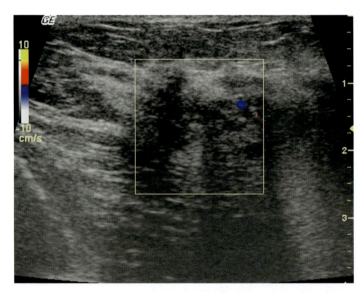

Abb. 21.**2**   FKDS rechts oben mittig.

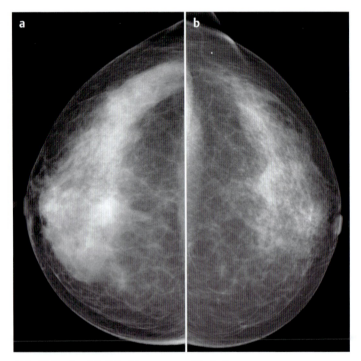

Abb. 21.**3 a, b**   Digitale Mammographie (cc).

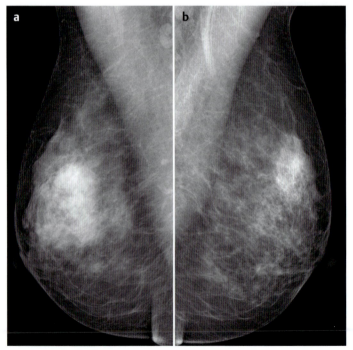

Abb. 21.**4 a, b**   Digitale Mammographie (mlo).

Fall 21

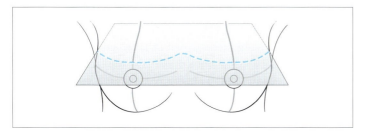
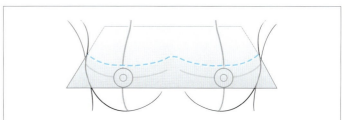
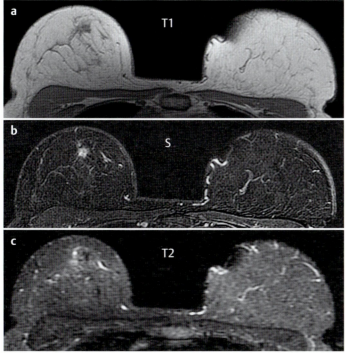

Abb. 21.**5** MR-Mammographie.

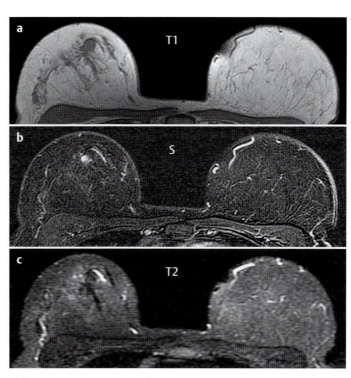

Abb. 21.**6** MR-Mammographie.

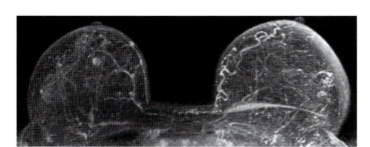

Abb. 21.**7** MR-Mammographie, MIP-Darstellung.

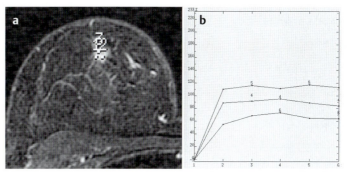

Abb. 21.**8 a, b** Kurvenanalyse rechts.

? Wie kategorisieren Sie Sonographie, Mammographie und MRT?
Wie lautet Ihre Verdachtsdiagnose?
Welches ist Ihr nächster Schritt?

Fall 21

Es handelt sich um die bildgebende Diagnostik im Rahmen der Früherkennung bei einer asymptomatischen Frau.

Sonographie (gezielt in Kenntnis des MRM-Befundes)
Rechts oben mittig umschriebenes, inhomogen echoarmes Areal mit dorsalen Auslöschphänomenen. In der FKDS keine Zeichen einer pathologisch gesteigerten Vaskularisation. Einschätzung: US-BI-RADS 4 rechts.

Mammographie
Inhomogen dichtes Drüsengewebe vom Typ III gemäß ACR. Asymmetrie (re > li) mit einem fokal dichteren Parenchymareal rechts (in cc-Ebenen außen, in mlo-Ebene oben). Keine Architekturstörung. Keine auffälligen Kalzifikationen. BI-RADS: rechts 4/links 1. Qualitätsstufe in cc-Ebene G (Mamille nicht tangential, Hautfalte) und in mlo-Ebene G (untere Umschlagfalte nicht komplett abgebildet).

MR-Mammographie
Nachweis eines lobulierten, partiell unscharf begrenzten Herdbefundes rechts oben mittig mit Kriterien der Malignität in der KM-gestützten Messung (Ring-Enhancement, starker initialer Signalanstieg) sowie erniedrigter Signalgebung dieses Befundes in der T2-Sequenz. Darüber hinaus keine suspekten Befunde.

MRM-Artefaktstufe: 1
MRM-Dichtetyp: 1

MRM-Score	Befund	Punkte
Form	irregulär	1
Begrenzung	unscharf	1
KM-Verteilung	Ring	2
Initialer S-Anstieg	stark	2
Postinitialer Signalverlauf	Plateau	1
Gesamtpunktzahl		7
MRM-BI-RADS		5

→ Verdachtsdiagnose
Mammakarzinom (z. B. invasiv lobulär).

Differenzialdiagnose
Fokale Adenose.

Fall 21: Lösung

BI-RADS-Einschätzung		
Klinischer Befund	rechts 1	links 1
Sonographie	rechts 4	links 1
Mammographie	rechts 4	links 1
MR-Mammographie	rechts 5	links 1
Gesamt-BI-RADS	**rechts 5**	**links 1**

Procedere
Unter Annahme der mutmaßlichen Korrelation des sonographisch als BI-RADS 4 eingestuften Herdbefundes rechts oben mittig mit dem kernspintomographisch suspekten Herd Entschluss zur histologischen Abklärung durch US-gestützte perkutane Hochgeschwindigkeitsstanzbiopsie.

Histologisches Ergebnis der Stanzbiopsie
Invasiv lobuläres Mammakarzinom Malignitätsgrad: G2.

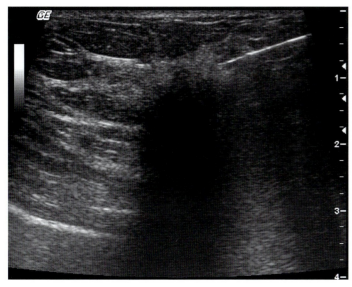

Abb. 21.**9** US-gestützte Stanzbiopsie. Prefire-Aufnahme.

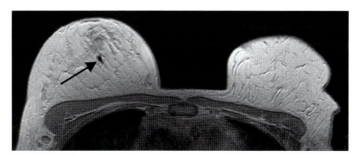

Abb. 21.**10** MR-Dokumentation der Lufteinschlüsse nach Stanzbiopsie (Pfeil) in direkter Nachbarschaft des suspekten Herdbefundes zur Bestätigung der Korrelation von Sonographiebefund und kernspintomographischem Befund.

Histologisches Ergebnis
12 mm großes invasiv lobuläres Mammakarzinom mit regelrechtem axillären Lymphknotenstatus.

ILC pT1 b, pN0, R0, G2.

Therapie
BET.

 Die fokale Asymmetrie in der Röntgenmammographie kann auch bei fehlendem Tastbefund Hinweis auf ein malignes Tumorgeschehen sein.

Fall 22

Vorstellungsgrund: Früherkennung.
Anamnese: unauffällig.
Risikoprofil: nicht erhöht.
Alter: 55 Jahre.

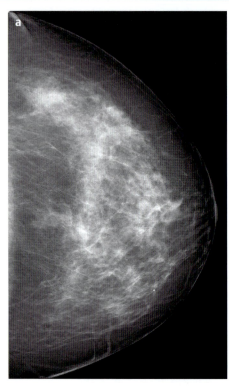

Abb. 22.1 a Digitale Mammographie (cc).

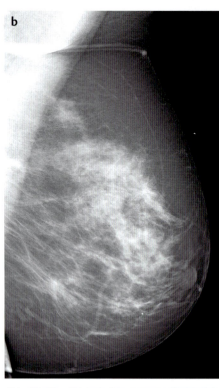

Abb. 22.1 b Digitale Mammographie (mlo).

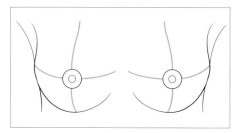

Klinischer Befund
Unauffällig.

Sonographie (ohne Abbildung): Unauffällig.

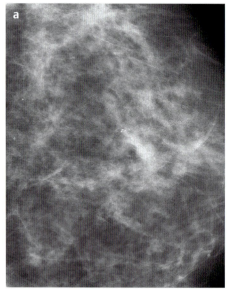

Abb. 22.2 a Vergrößerungsmammographie (cc).

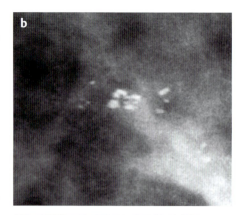

Abb. 22.2 b Zooming der Vergrößerungsaufnahme.

Fall 22

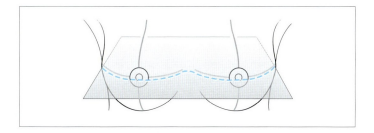

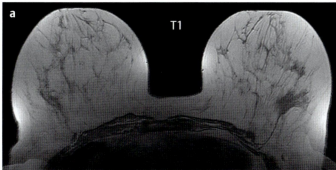

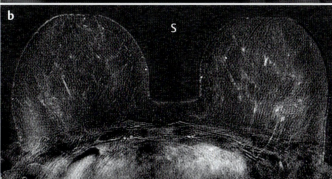

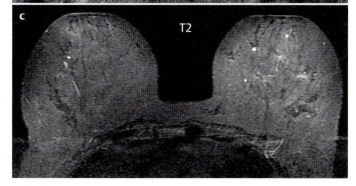

Abb. 22.**3a–c** MR-Mammographie.

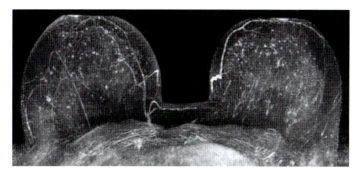

Abb. 22.**4** MR-Mammographie, MIP-Darstellung.

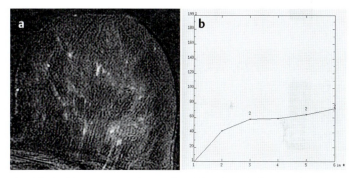

Abb. 22.**5a, b** Kurvenanalyse in der Y-förmigen Mehranreicherung.

? Wie kategorisieren Sie Mammographie und MRT?
Wie lautet Ihre Verdachtsdiagnose?
Welches ist Ihr nächster Schritt?

Es handelt sich um die Abklärung einer Mikrokalzifikationsgruppe, die im Rahmen der Früherkennungsmammographie links aufgefallen war.

Sonographie (ohne Abbildung)
Maximal 5 mm große Zysten beidseits. Ansonsten regelrechte Echotextur beidseits. Insbesondere links zentral keine Auffälligkeiten. US-BI-RADS rechts 2/links 2.

Mammographie
Fibroglanduläres Drüsengewebe vom Typ II gemäß ACR. Links zentral linear bis segmental angeordnete polymorphe (rundliche und längliche, jedoch keine v- oder y-förmigen Partikel) Mikrokalzifikationen. Kein Herdbefund. Keine Architekturstörung. (BI-RADS rechts 1 [ohne Abbildung]/links 4). Qualitätsstufe für einseitige Mammographie nicht definiert, da PGMI nur für Bildpaare.

MR-Mammographie
Möglicherweise in identischer Lokalisation zu den mammographisch nachweisbaren Mikrokalzifikationen Nachweis eines y-förmigen Enhancements links zentral (Abb. 22.6).

MRM-Artefaktstufe: 1
MRM-Dichtetyp: 1

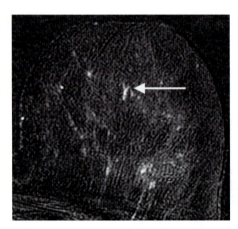

Abb. 22.6 Y-förmige Mehranreicherung links.

MRM-Score	Befund	Punkte
Form	dendritisch	1
Begrenzung	scharf	0
KM-Verteilung	homogen	0
Initialer S-Anstieg	mäßig	1
Postinitialer Signalverlauf	Anstieg	0
Gesamtpunktzahl		2
MRM-BI-RADS		2

→ **Verdachtsdiagnose**
DCIS.

Differenzialdiagnosen
Papillom, Adenose, duktale Hyperplasie, fokale Entzündung.

Fall 22: Lösung

BI-RADS-Einschätzung		
Klinischer Befund	rechts 1	links 1
Sonographie	rechts 1	links 1
Mammographie	rechts 1	links 4
MR-Mammographie	rechts 1	links 2
Gesamt-BI-RADS	**rechts 1**	**links 4**

Procedere

Histologische Abklärung der Mikrokalzifikationsgruppe links zentral durch stereotaktische Vakuumstanzbiopsie.

Histologischer Befund der Stanzbiopsie

Nachweis zahlreicher intraduktaler Papillome.

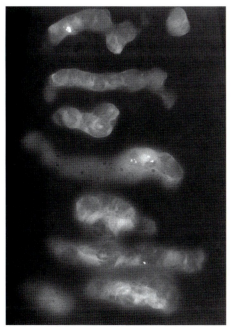

Abb. 22.7   Radiogramm einiger Stanzpräparate.

Histologisches Ergebnis (Stanzbiopsie)

Intraduktale Papillomatose links.

Therapie

Keine. Mammographische Kontrolle links einmalig in 6 Monaten.

 Etwa die Hälfte aller intraduktalen Papillome weisen Verkalkungen auf, so dass sie aufgrund des gelegentlich polymorphen Charakters und der linearen bzw. segmentalen Anordnung der Kalzifikationen mammographisch suspekt erscheinen. Kernspintomographisch können sie mit intraduktalen Mehranreicherungen einhergehen.

Fall 23

Vorstellungsgrund: Früherkennung.
Anamnese: unauffällig.
Risikoprofil: nicht erhöht.
Alter: 56 Jahre.

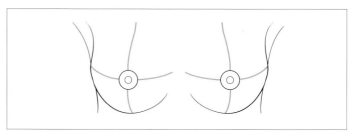

Klinischer Befund

Beidseits oben außen knotige Verhärtungen, seit Jahren konstant. Keine umschriebene Knotenbildung.

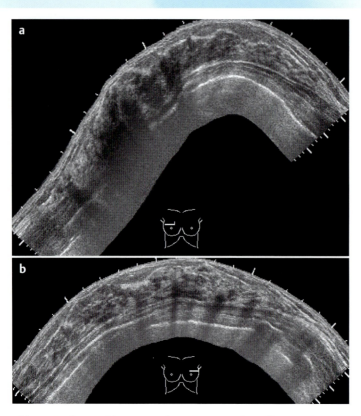

Abb. 23.**1 a, b** B-Bild-Sonographie. Panoramadarstellung rechts und links.

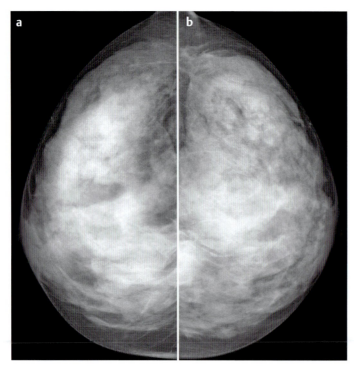

Abb. 23.**2 a, b** Digitale Mammographie (cc).

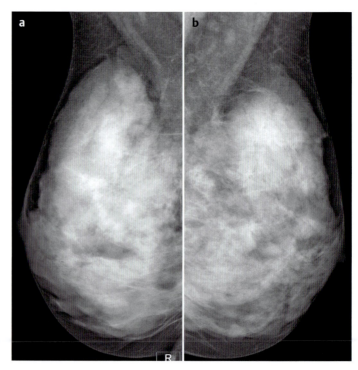

Abb. 23.**3 a, b** Digitale Mammographie (mlo).

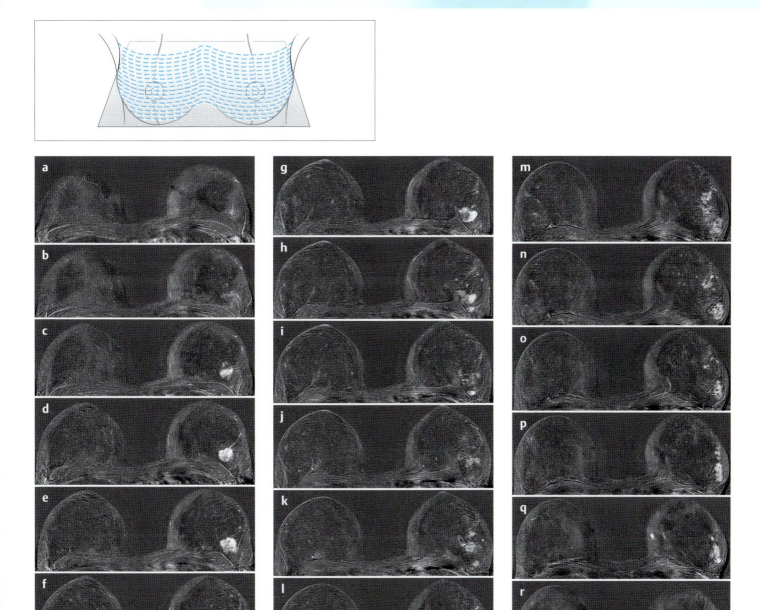

Abb. 23.**4 a–r** MR-Mammographie. 18 konsekutive Subtraktionsaufnahmen von kranial bis kaudal.

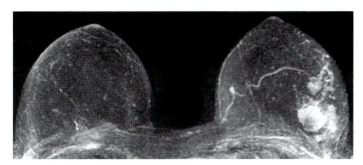

Abb. 23.**5** MR-Mammographie. MIP-Darstellung.

> Wie kategorisieren Sie Sonographie, Mammographie und MRT?
> Wie lautet Ihre Verdachtsdiagnose?
> Welches ist Ihr nächster Schritt?

Es handelt sich im vorliegenden Fall um die bildgebende Diagnostik im Rahmen der Früherkennung, auch wenn die Befunde in der MRT es unwahrscheinlich erscheinen lassen, dass hier kein Palpationsbefund links vorlag.

Sonographie

Darstellung der korrespondierenden Panoramaaufnahmen jeweils im Bereich der oberen Quadranten. Im Seitenvergleich eher rechtsseitig als suspekt anzusprechende Echoalterationen, während das Panoramabild der linken Seite keine nennenswerten Auffälligkeiten zeigt. Einschätzung: US-BI-RADS rechts 3/links 2.

Mammographie

Seitengleich symmetrisches, extrem dichtes Drüsengewebe vom Typ IV gemäß ACR. Unter diesen eingeschränkten Voraussetzungen keine Möglichkeit der Abgrenzung von Verdichtungen oder Herdbefunden. Keine Architekturstörung. Keine auffälligen Kalzifikationen (BI-RADS rechts 1/links 1). PGMI: cc-Ebene P, mlo-Projektion M (untere Umschlagfalte nicht frei entfaltet), Pektoralis nicht bis zur Pektoralis-Nippel-Linie.

MR-Mammographie

In allen dargestellten Subtraktionsaufnahmen pathologische Mehranreicherungen in den lateralen Quadranten der linken Mamma mit hochpathologischer Morphologie der enhancenden Veränderungen. T2-Information (intermediäres Signal, ohne Abbildung) und erwartungsgemäß stark auf Malignität hinweisende Signalkurven (steiler initialer Anstieg, Wash-out; ohne Abbildung).

MRM-Artefaktstufe: 1
MRM-Dichtetyp: 2

MRM-Score	Befund	Punkte
Form	irregulär	1
Begrenzung	unscharf	1
KM-Verteilung	Rim Sign	2
Initialer S-Anstieg	stark	2
Postinitialer Signalverlauf	Wash-out	2
Gesamtpunktzahl		8
MRM-BI-RADS		5

→ **Verdachtsdiagnose**

Ausgedehntes invasives Mammakarzinom, keine Differenzialdiagnosen.

Fall 23: Lösung

BI-RADS-Einschätzung		
Klinischer Befund	rechts 2	links 2
Sonographie	rechts 3	links 2
Mammographie	rechts 1	links 1
MR-Mammographie	rechts 1	links 5
Gesamt-BI-RADS	rechts 1	links 5

Procedere
Histologische Abklärung der ausgedehnten Mehranreicherungen in den lateralen Anteilen der linken Mamma durch MR-gesteuerte Stanzbiopsien, da sonographisch kein eindeutiges Korrelat zur Darstellung kam. MR-gesteuerte Vakuumstanzbiopsie links kranial (11 G, 12 Zylinder). Zusätzlich in gleicher Sitzung MR-gesteuerte Hochgeschwindigkeitsstanzbiopsie im kaudalen Quadranten (Angiomed, 16 G, 8 Stanzen in Abständen von jeweils 1 cm zueinander) zur Bestätigung der Multizentrizität.

Histologisches Ergebnis (in allen Stanzen)
Tubuläres Mammakarzinom G1–2.

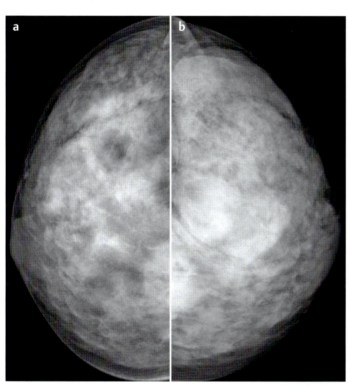
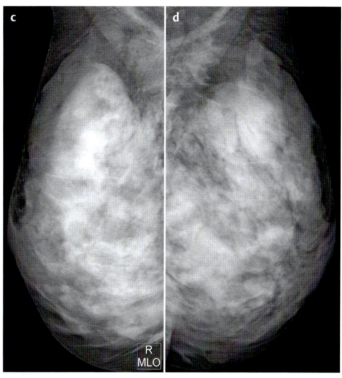

Abb. 23.**6 a – d** Digitale Mammographie in 2 Ebenen im Rahmen der Früherkennung vor 1 Jahr mit identischem Befund.

Histologisches Ergebnis
8 cm großes tubuläres Mammakarzinom links.

TC pT3, pN0, G2.

Therapie
ME links.

 Dieser Fall zeigt ein ausgedehntes Mammakarzinom, das klinisch, mammographisch und sonographisch okkult war und lediglich über den Nachweis der gesteigerten Vaskularisation auffiel. Auch der Vergleich mit den Mammographieaufnahmen aus dem Vorjahr hilft nicht weiter, da keine morphologisch fassbare Befundänderung im Mammogramm vorliegt.

Fall 24

Vorstellungsgrund: Resistenz rechts, Mastodynie.
Anamnese: unauffällig.
Risikoprofil: nicht erhöht.
Alter: 47 Jahre.

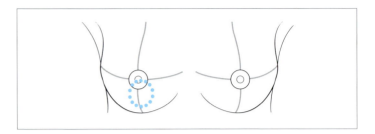

Klinischer Befund

Knotig imponierende Brustdrüse mit umschriebener Verhärtung von 3 cm Größe rechts kaudal.

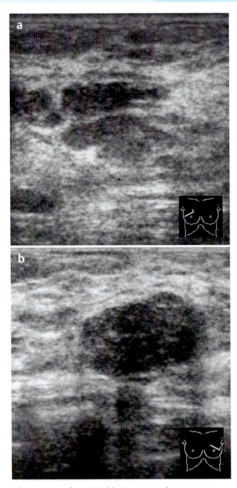

Abb. 24.**1 a, b** B-Bild-Sonographie.

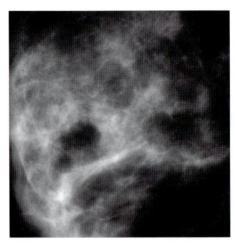

Abb. 24.**3** Zooming rechts.

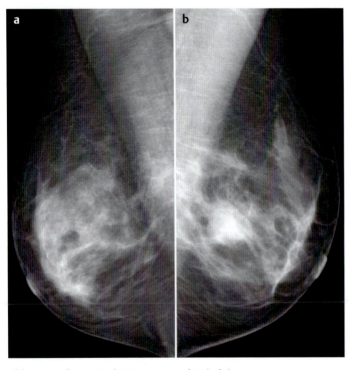

Abb. 24.**2 a, b** Digitale Mammographie (mlo).

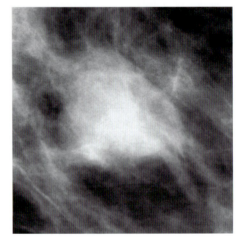

Abb. 24.**4** Zooming links.

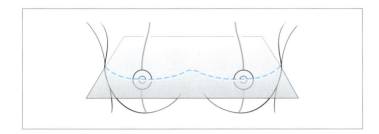

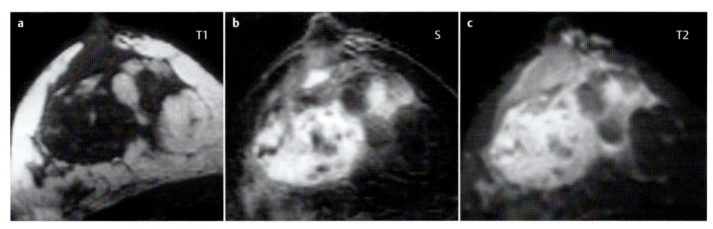

Abb. 24.**5 a–c** MR-Mammographie (Mamillenniveau). Rechte Mamma.

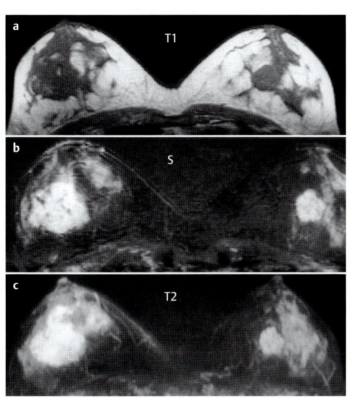

Abb. 24.**6 a–c** MR-Mammographie (dicht oberhalb des Mamillenniveaus).

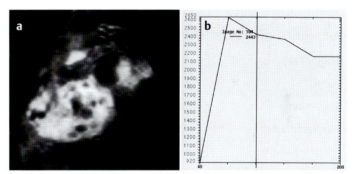

Abb. 24.**7 a, b** Kurvenanalyse rechts. Extrem kontrastreiche Fensterwahl des Befundbildes.

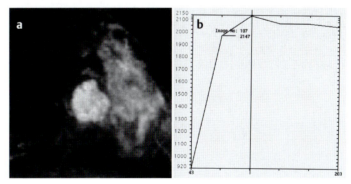

Abb. 24.**8 a, b** Kurvenanalyse links. Signalwerte in absoluten Zahlen.

? Wie kategorisieren Sie Sonographie, Mammographie und MRT?
Wie lautet Ihre Verdachtsdiagnose?
Welches ist Ihr nächster Schritt?

Es handelt sich um die bildgebende Abklärung bei einer symptomatischen Frau mit eher vagem Tastbefund rechts. Links lagen klinisch keine Auffälligkeiten vor.

Sonographie
Im Bereich des Tastbefundes rechts drüsig imponierende Echotextur mit offensichtlichen lipomatösen Einschlüssen innerhalb des Parenchyms. Keine Malignitätskriterien. Links lobulierter, glatt begrenzter Herdbefund mit inhomogener Binnentextur und dorsalen Schallalterationen. Einschätzung: US-BI-RADS rechts 2/links 3.

Mammographie
Asymmetrisch angeordnetes, partiell ausgesprochen dichtes Drüsengewebe vom Typ IV gemäß ACR. Rechts keine Verdichtungen. Links zentral lobulierte Verdichtung, offensichtlich partiell überlagert, ansonsten wohl glatt begrenzt. Keine Architekturstörungen. Keine Kalzifikationen. BI-RADS rechts 1/links 3. Qualitätsstufe G (Mamillenprojektion beidseits).

MR-Mammographie
Rechts im Bereich des Tastbefundes großer, die umgebenden Fettstrukturen gering verdrängender raumfordernder Prozess. Innerhalb dieses, in der T1-gewichteten Nativuntersuchung hypointensen Herdes einzelne hyperintense Areale, die weder Kontrastmittel anreichern noch in der T2-Gewichtung hyperintens werden. Hier hochsuspekter Kurvenverlauf. Links zentral lobulierter, glatt begrenzter, hypervaskularisierter Herdbefund mit endotumoralen Septierungen und unspezifischer Signalkurve.

MRM-Artefaktstufe: 2
MRM-Dichtetyp: 3

MRM-Score	Rechts	Punkte	Links	Punkte
Form	oval	0	lobuliert	0
Begrenzung	scharf	0	scharf	0
KM-Verteilung	inhomogen	1	inhomogen	1
Initialer S-Anstieg	stark	2	stark	2
Postinitialer Signalverlauf	Wash-out	2	Plateau	1
Gesamtpunktzahl		5		4
MRM-BI-RADS		4		4

→ Differenzialdiagnosen
Rechts: Phylloidestumor, Karzinom (mit zentralen Nekrosen), angiomatöser Prozess.
Links: Fibroadenom, Karzinom (z. B. medullär? muzinös?).

Fall 24: Lösung

BI-RADS-Einschätzung		
Klinischer Befund	rechts 3	links 1
Sonographie	rechts 2	links 3
Mammographie	rechts 1	links 3
MR-Mammographie	rechts 4	links 4
Gesamt-BI-RADS	**rechts 4**	**links 4**

Procedere

Histologische Abklärung des Befundes rechts, im konkreten Fall durch eine primär offene Biopsie. Zeitgleich operative Entfernung des linksseitigen Befundes nach US-gestützter Markierung.

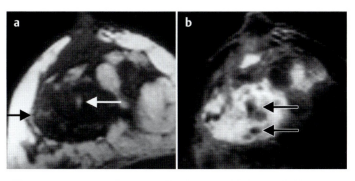

Abb. 24.9 a, b Hyperdense Areale (weiße Pfeile) innerhalb des ansonsten hypodensen Tumors in der T1-Nativuntersuchung ohne KM-Anreicherung in der Subtraktion (schwarze Pfeile).

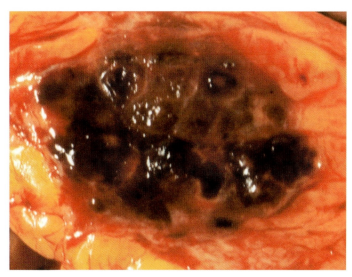

Abb. 24.10 Histologisches Makropräparat mit Darstellung der partiell thrombosierten Gefäßabschnitte des Angiosarkoms. Rechte Mamma.

Histologisches Ergebnis

Rechts: Angiosarkom der Mamma.
Links: Fibroadenom.

Therapie

BET rechts, Probeexzision links.

 Endotumorale fokale Thrombosierungen des Angiosarkoms führen in der MRT zu charakteristischen Veränderungen in Form hyperintenser intratumoraler Spots in der T1-Nativuntersuchung, die in der T2-Gewichtung hypointens sind und nach KM-Gabe kein Enhancement zeigen.

Fall 25

Vorstellungsgrund: Tastbefund rechts oben.
Anamnese: unauffällig.
Risikoprofil: nicht erhöht.
Alter: 53 Jahre.

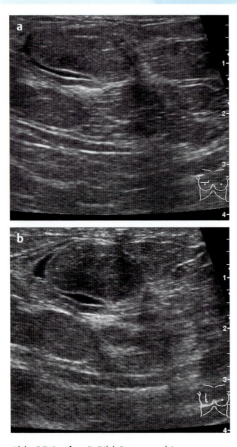

Abb. 25.**1 a, b** B-Bild-Sonographie.

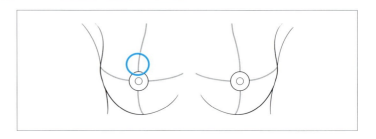

Klinischer Befund

2,5 cm großer Tastbefund rechts oben mittig mamillennah.

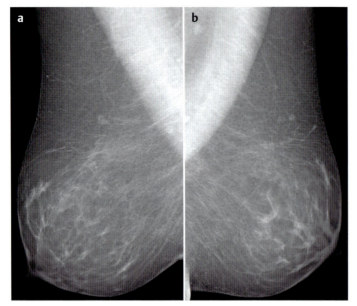

Abb. 25.**2 a, b** Digitale Mammographie beidseits (mlo).

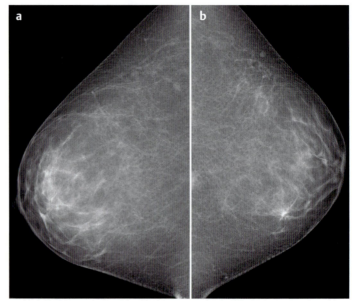

Abb. 25.**3 a, b** Digitale Mammographie beidseits (cc).

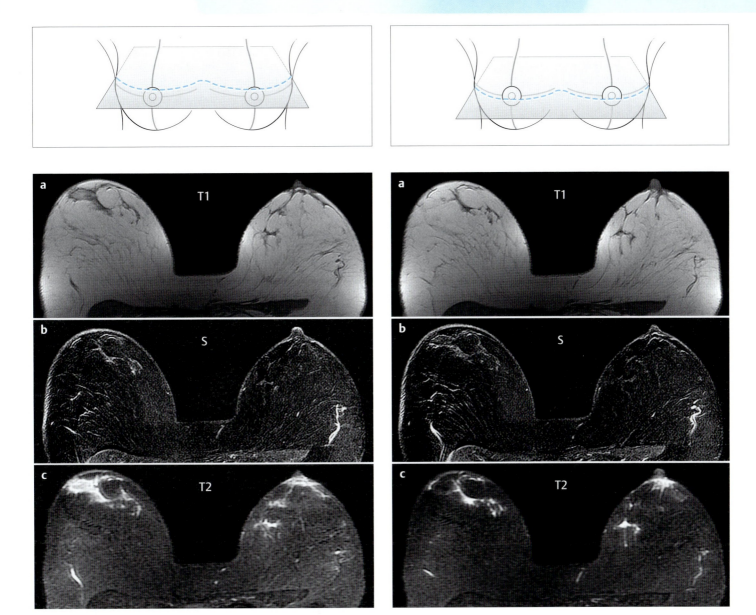

Abb. 25.4 MR-Mammographie.

Abb. 25.5 MR-Mammographie.

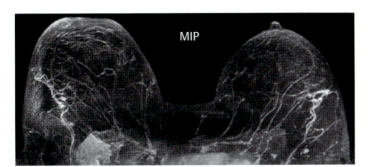

Abb. 25.6 MR-Mammographie. MIP-Darstellung.

? Wie kategorisieren Sie Sonographie, Mammographie und MRT?
Wie lautet Ihre Verdachtsdiagnose?
Welches ist Ihr nächster Schritt?

Die Untersuchungen erfolgten zur weiterführenden Abklärung eines Tastbefundes rechts (kurative Situation).

Sonographie

Rechts oben mittig und mamillennah Nachweis eines glatt begrenzten, etwa 2,5 cm großen, iso- bis leicht hyperechogenen Herdbefundes mit indifferentem dorsalem Schallverhalten. Darstellung lakunärer echoarmer Strukturen mit dorsaler Schallverstärkung in direkter Nachbarschaft dieses Herdes. Einschätzung: rechts US-BI-RADS 2.

Mammographie

Überwiegend lipomatöser Gewebetyp I gemäß ACR. Insbesondere rechts oben mittig – korrespondierend zum Tastbefund – kein suspekter Herdbefund. Keine Verdichtung. Keine Architekturstörung. Keine auffälligen Kalzifikationen. BI-RADS rechts 1/links 1. Qualitätsstufe: cc-Ebenen P, mlo-Projektion G (untere Umschlagfalte).

MR-Mammographie

Nachweis eines 2,5 cm großen, glatt begrenzten lipomatösen Herdbefundes rechts oben mittig mit fettäquivalenter Signalgebung in der T1-Gewichtung sowie erniedrigter Signalgebung in der T2-Sequenz. Hier nach KM-Gabe kein Enhancement. Ektasie der umgebenden Milchgänge (siehe T2-Gewichtung).

MRM-Artefaktstufe: 2
MRM-Dichtetyp: 1

Fehlende Notwendigkeit einer Analyse von Form und Kinetik bei fehlendem Nachweis eines KM-anreichernden Befundes	
Gesamtpunktzahl	0
MRM-BI-RADS	1

→ Verdachtsdiagnose

Aufgrund des lipomäquivalenten Verhaltens in allen bildgebenden Verfahren muss hier vom Vorliegen eines Lipoms ausgegangen werden.

Fall 25: Lösung

BI-RADS-Einschätzung		
Klinischer Befund	rechts 3	links 1
Sonographie	rechts 2	links 1
Mammographie	rechts 1	links 1
MR-Mammographie	rechts 1	links 1
Gesamt-BI-RADS	**rechts 2**	**links 1**

Procedere

Keine weiteren Maßnahmen.

Diagnose (ohne histologische Sicherung):

Lipom.

Therapie

Keine.

 Der Nachweis von „Fettgewebe" in der bildgebenden Diagnostik weist in aller Regel auf einen gutartigen Befund hin.

Fall 26

Vorstellungsgrund: Früherkennung.
Anamnese: unauffällig.
Risikoprofil: kein Risiko.
Alter: 49 Jahre.

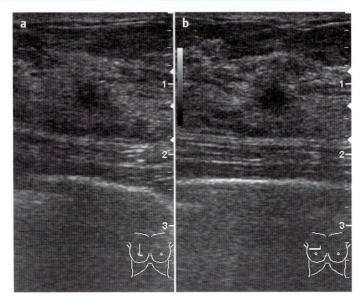

Abb. 26.**1 a, b** B-Bild-Sonographie.

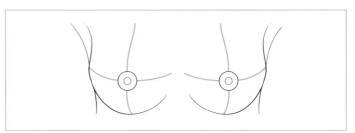

Klinischer Befund
Unauffällig.

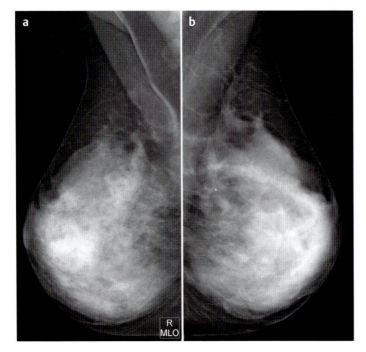

Abb. 26.**2 a, b** Digitale Mammographie (mlo).

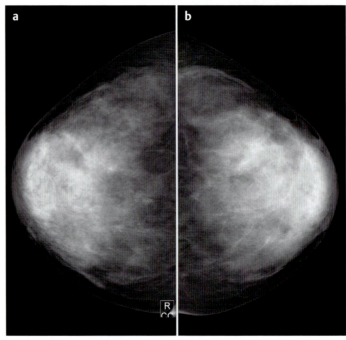

Abb. 26.**3 a, b** Digitale Mammographie (cc).

Fall 26

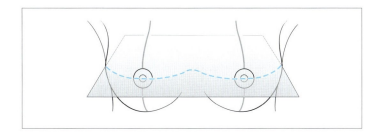

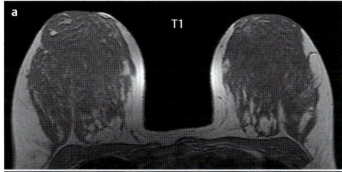

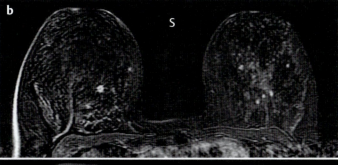

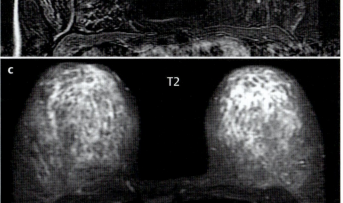

Abb. 26.**4a–c** MR-Mammographie.

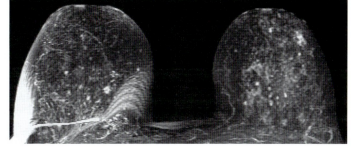

Abb. 26.**5** MR-Mammographie, MIP-Darstellung.

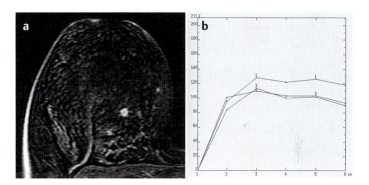

Abb. 26.**6a, b** Kurvenanalyse.

? Wie kategorisieren Sie Sonographie, Mammographie und MRT?
Wie lautet Ihre Verdachtsdiagnose?
Welches ist Ihr nächster Schritt?

Fall 26

Die Untersuchungen erfolgten im Rahmen der Früherkennung.

Sonographie
In Kenntnis des MRM-Befundes retrospektiv Nachweis eines vagen echoarmen, etwa 5 mm großen und unregelmäßig begrenzten Herdbefundes ohne nachweisbaren Randsaum. Indifferentes dorsales Schallverhalten. Keine Unterbrechung ligamentärer Strukturen. US-BI-RADS: rechts 3.

Mammographie
Seitengleich symmetrisches, extrem dichtes Drüsengewebe vom Typ IV gemäß ACR. Insbesondere rechts innen kein Nachweis malignomverdächtiger Herdbefunde oder Verdichtungen. Keine Architekturstörung. Keine suspekten Mikrokalzifikationen (BI-RADS rechts 1/links 1). Qualitätsstufe: cc-Aufnahmen P, mlo-Projektion G (Hautfalte, untere Umschlagfalte).

MR-Mammographie
Spikulierter, etwa 5 mm großer Herdbefund mit unscharfer Begrenzung rechts innen mittig. Ring-Enhancement, initialer Signalanstieg von 140% und postinitiales Plateau. Indifferente Signalgebung in der T2-Gewichtung. Darüber hinaus keine weiteren suspekten Läsionen.

MRM-Artefaktstufe: 2
MRM-Dichtetyp: 2

MRM-Score	Befund	Punkte
Form	rund	0
Begrenzung	spikuliert	1
KM-Verteilung	Ring	2
Initialer S-Anstieg	stark	2
Postinitialer Signalverlauf	Plateau	1
Gesamtpunktzahl		6
MRM-BI-RADS		5

→ **Verdachtsdiagnose**
Karzinom.

Differenzialdiagnose
Fokale Adenose.

Fall 26: Lösung

BI-RADS-Einschätzung		
Klinischer Befund	rechts 1	links 1
Sonographie	rechts 3	links 1
Mammographie	rechts 1	links 1
MR-Mammographie	rechts 5	links 1
Gesamt-BI-RADS	**rechts 5**	**links 1**

Überlegung
Entspricht der sonographische Befund der anreichernden Läsion in der MRT? Bei nicht ausreichender Sicherheit Entschluss zur MRT-gestützten Befundabklärung.

Procedere
MRT-gestützte Stanzbiopsie des Herdbefundes rechts zentral.

Histologischer Befund der Stanzbiopsie
Adenose.

Diagnose
Adenose.

Therapie
Keine.

Die Adenose stellt den häufigsten falsch positiven Befund in der MR-Mammographie dar.

Fall 27

Vorstellungsgrund: Tastbefund links.
Anamnese: unauffällig.
Risikoprofil: nicht erhöht.
Alter: 53 Jahre.

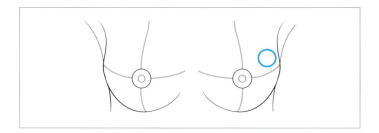

Klinischer Befund
2 cm großer Tastbefund links oben außen.

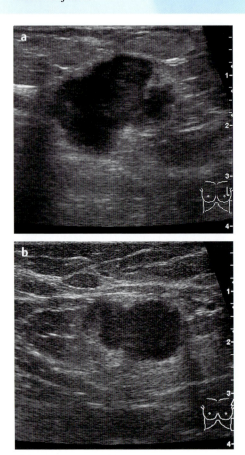

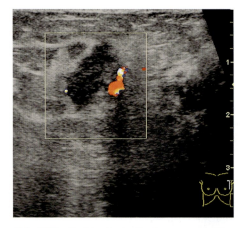

Abb. 27.**1 a, b** B-Bild-Sonographie.

Abb. 27.**2** Farbkodierte Duplexsonographie.

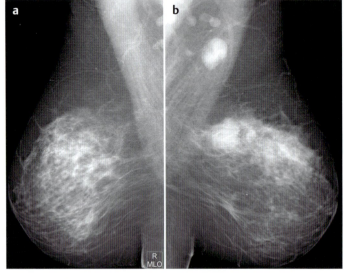

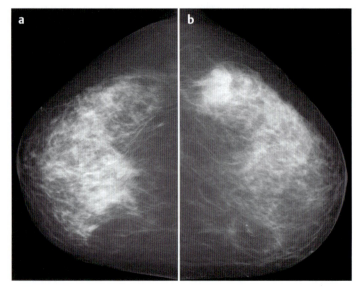

Abb. 27.**3 a, b** Digitale Mammographie (mlo).

Abb. 27.**4 a, b** Digitale Mammographie (cc).

Fall 27

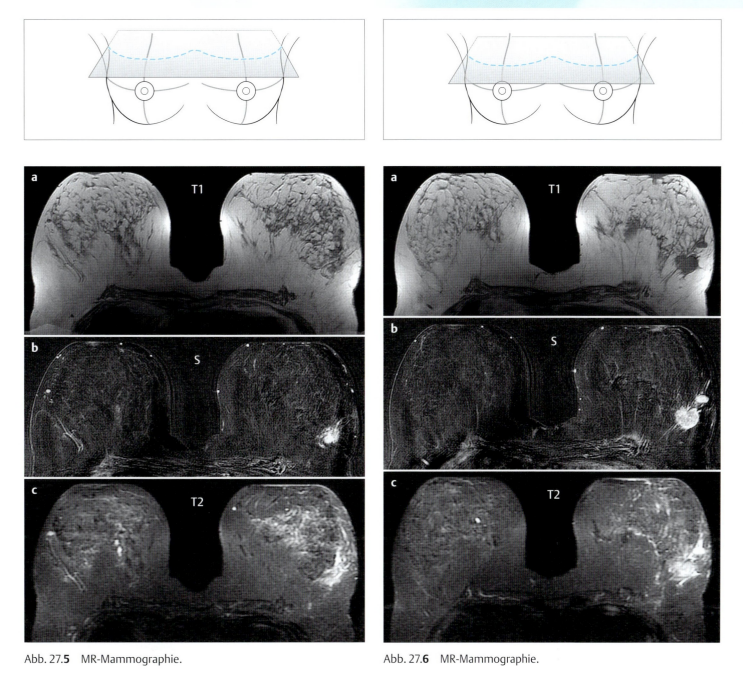

Abb. 27.5 MR-Mammographie.

Abb. 27.6 MR-Mammographie.

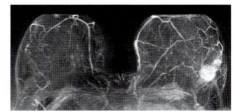

Abb. 27.7 MR-Mammographie, MIP-Darstellung.

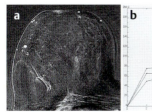

Abb. 27.8 a, b Kurvenanalyse rechts.

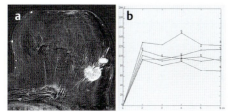

Abb. 27.9 a, b Kurvenanalyse links.

? Wie kategorisieren Sie Sonographie, Mammographie und MRT?
Wie lautet Ihre Verdachtsdiagnose?
Welches ist Ihr nächster Schritt?

Es handelt sich um die Abklärung eines linksseitigen Tastbefundes.

Sonographie
Links oben außen Nachweis eines lobulierten, partiell unregelmäßig begrenzten, echoarmen und 23 mm großen Herdbefundes mit echogenem Randsaum und indifferentem dorsalem Schallverhalten. Unterbrechung der Architektur der Brustdrüse durch diesen Befund. US-BI-RADS links 5.
Rechts oben außen kein auffälliger Befund im Sonogramm (ohne Abbildung).

Mammographie
Seitengleich symmetrisches, fibroglanduläres Drüsengewebe vom Typ II gemäß ACR. Lobulierter, isodenser und partiell unscharf begrenzter Herdfund von 25 mm Größe links oben außen. Partiell Nachweis eines Halosaumes. Ventral dieses Befundes Darstellung eines weiteren 1 cm großen, ovalen und überwiegend glatt begrenzten isodensen Herdes. Pathologisch vergrößerter Lymphknoten links axillär. Rechts keine Auffälligkeiten. BIRADS rechts 1/links 5. Qualitätsstufe für cc- und mlo-Projektion: P.

MR-Mammographie
Lobulierter, partiell unscharf begrenzter, 2,5 cm großer Herdbefund links außen mit pathologischer Kontrastmittelanreicherung (initialer Signalanstieg von 180%, postinitialer Wash-out). Darüber hinaus Darstellung weiterer Herdbefunde von 10 mm und 5 mm Größe in einem Abstand von 1 cm sowie 3,5 cm vom Indextumor (initialer Signalanstieg von 140%, postinitialer Wash-out). Rechts außen mittig Abbildung eines glatt begrenzten, 5 mm großen Herdes mit homogener Kontrastmittelaufnahme, initialem Signalanstieg von 70% und postinitialem Wash-out sowie erhöhtem Signal in der T2-Gewichtung.

MRM-Artefaktstufe: 1
MRM-Dichtetyp: 1

MRM-Score	Rechts	Punkte	Links	Punkte
Form	rund	0	lobuliert	1
Begrenzung	scharf	0	unscharf	1
KM-Verteilung	homogen	0	Ring	2
Initialer S-Anstieg	mäßig	1	stark	2
Postinitialer Signalverlauf	Wash-out	2	Wash-out	2
Gesamtpunktzahl		3		8
MRM-BI-RADS		3		5

→ **Differenzialdiagnosen**

Rechts: Fibroadenom, Papillom, Karzinom.
Links: nodal metastasierendes Mammakarzinom.

Fall 27: Lösung

BI-RADS-Einschätzung		
Klinischer Befund	rechts 1	links 5
Sonographie	rechts 1	links 5
Mammographie	rechts 1	links 5
MR-Mammographie	rechts 3	links 5
Gesamt-BI-RADS	**rechts 3**	**links 5**

Procedere

Ultraschallgestützte Stanzbiopsie des Herdbefundes links lateral.

Histologischer Befund der Stanzbiopsie

Medulläres Mammakarzinom.

Weiteres Procedere

Intraoperative Abklärung des Herdbefundes rechts nach präoperativer Hakendrahtmarkierung.

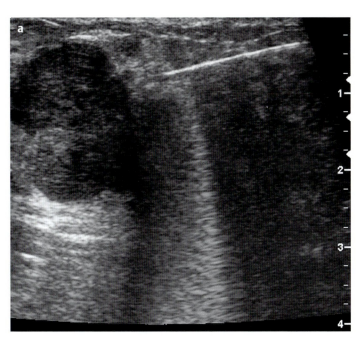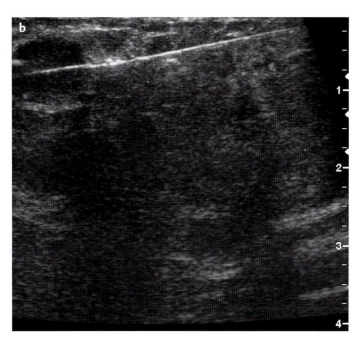

Abb. 27.**10 a, b** Dokumentation der US-gestützten Stanzbiopsie (Prefire-Bild links und Postfire-Bild rechts).

Diagnosen

Rechts: Fibroadenom,
Links: multizentrisches invasiv duktales Mammakarzinom mit 27 mm großem, invasiven Indextumor. Entgegen der Stanzbiopsie kein medulläres Karzinom.

Rechts:	Fibroadenom.
Links:	IDC pT2, pN1, G2.

Therapie

ME beidseits (Patientenwunsch).

 Der Halosaum ist kein zuverlässiges Benignitätskriterium.

Fall 28

Vorstellungsgrund: 2 cm großer Tastbefund links oben mittig.
Anamnese: unauffällig.
Risikoprofil: nicht erhöht.
Alter: 35 Jahre.

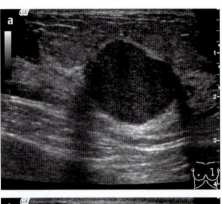

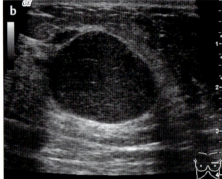

Abb. 28.**1 a, b**   B-Bild-Sonographie.

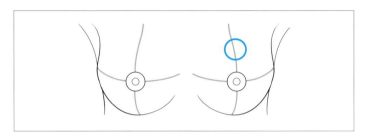

Klinischer Befund

2 cm große Resistenz links oben mittig.

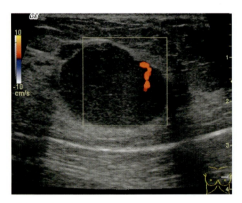

Abb. 28.**2**   FKDS.

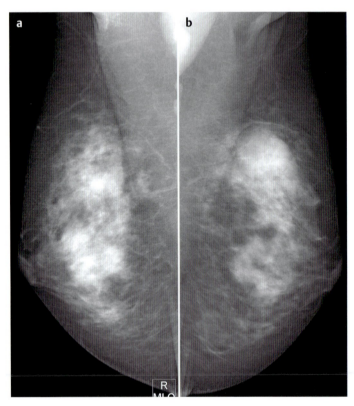

Abb. 28.**3 a, b**   Digitale Mammographie (mlo).

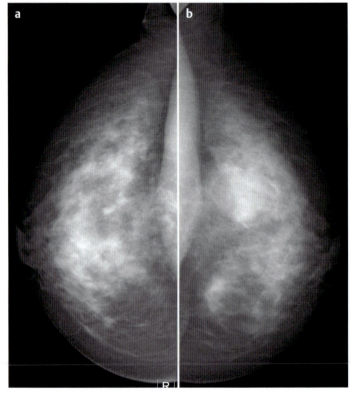

Abb. 28.**4 a, b**   Digitale Mammographie (cc).

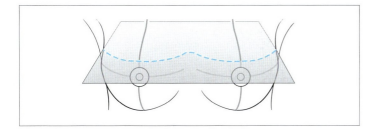

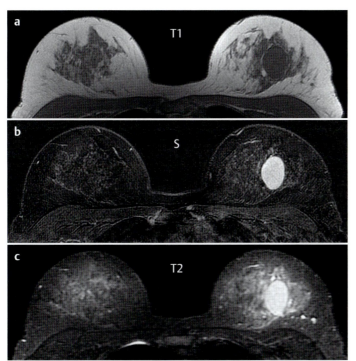

Abb. 28.**5a–c** MR-Mammographie.

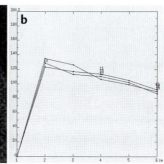

Abb. 28.**7a,b** Kurvenanalyse.

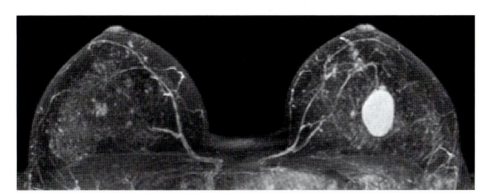

Abb. 28.**6** MR-Mammographie, MIP-Darstellung.

? Wie kategorisieren Sie Sonographie, Mammographie und MRT?
Wie lautet Ihre Verdachtsdiagnose?
Welches ist Ihr nächster Schritt?

Fall 28

Es handelt sich um die Bildgebung bei einer jungen Frau mit einem neu aufgetretenen Tastbefund links.

Sonographie
Links oben in der senkrechten Mamillarlinie – korrespondierend zum Tastbefund – Darstellung eines 2,5 cm großen, ovalen und echoarmen Herdbefundes mit mäßiger dorsaler Schallverstärkung und lateraler Schallabschwächung. Einschätzung: US-BI-RADS 3.

Mammographie
Inhomogen dichtes Drüsengewebe vom Typ III gemäß ACR. Abbildung eines 2,5 cm großen, isodensen und partiell schlecht abgrenzbaren Herdbefundes mit semizirkulär nachweisbarem Halosaum links oben. Ansonsten keine suspekten Verdichtungen. Keine Architekturstörung. Keine auffälligen Kalzifikationen. BI-RADS rechts 1/links 3. Qualitätsstufe: cc-Ebene P, mlo-Projektion M (untere Umschlagfalte).

MR-Mammographie
Nachweis einer in der Längsachse knapp 3 cm großen, randständig durch schmale lipomatöse Gewebestrukturen begrenzten und in der gesamten Zirkumferenz glatt begrenzten Raumforderung links zentral. Nach KM-Gabe homogenes Enhancement mit deutlichem initialen Signalanstieg von 120% und anschließendem Wash-out. Hoher Wassergehalt in der T2-Sequenz.

MRM-Artefaktstufe: 1
MRM-Dichtetyp: 2

MRM-Score	Befund	Punkte
Form	oval	0
Begrenzung	scharf	0
KM-Verteilung	homogen	0
Initialer S-Anstieg	stark	2
Postinitialer Signalverlauf	Wash-out	2
Gesamtpunktzahl		4
MRM-BI-RADS		4

→ Verdachtsdiagnose
Fibroadenom.

→ Differenzialdiagnosen
Papillom, Adenom, phylloider Tumor, medulläres Karzinom.

Fall 28: Lösung

BI-RADS-Einschätzung		
Klinischer Befund	rechts 1	links 3
Sonographie	rechts 1	links 3
Mammographie	rechts 1	links 3
MR-Mammographie	rechts 1	links 4
Gesamt-BI-RADS	**rechts 1**	**links 4**

Procedere
Abklärung des Herdbefundes links durch US-gestützte Stanzbiopsie.

Histologie der Stanzzylinder
Tubuläres Adenom.

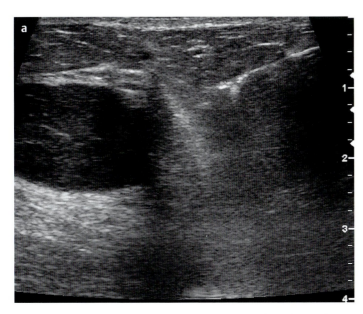 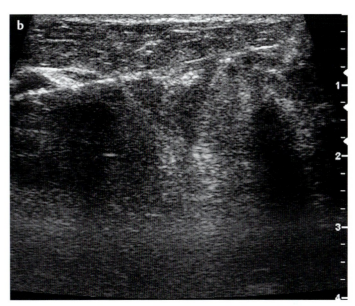

Abb. 28.**8 a, b** US-gestützte Stanzbiopsie, Pre- und Postfire-Dokumentation.

Histologisches Ergebnis
Tubuläres Adenom

Therapie
Keine weitere Therapie notwendig.

 Die Frage der farbkodierten Duplexsonographie wird wohl für immer unbeantwortet bleiben!!!

Fall 29

Vorstellungsgrund: Früherkennung.
Anamnese: unauffällig.
Risikoprofil: unauffällig.
Alter: 54 Jahre.

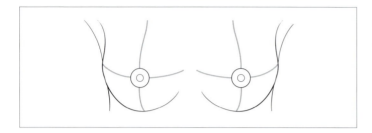

Klinischer Befund
Unauffällig bei beidseits sehr festen Parenchymstrukturen.

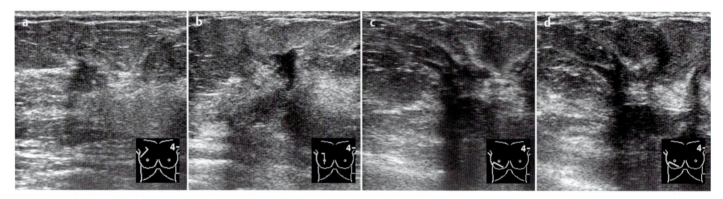

Abb. 29.**1 a – d** B-Bild-Sonographie rechts.

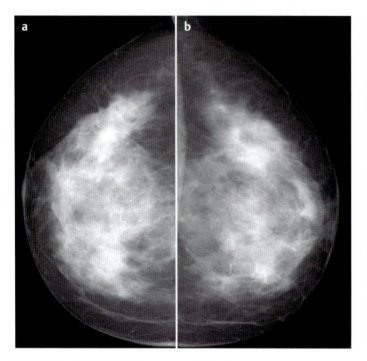

Abb. 29.**2 a, b** Digitale Mammographie (cc).

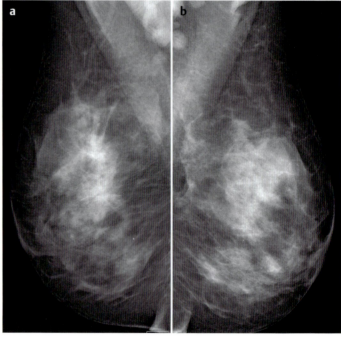

Abb. 29.**3 a, b** Digitale Mammographie (mlo).

Fall 29

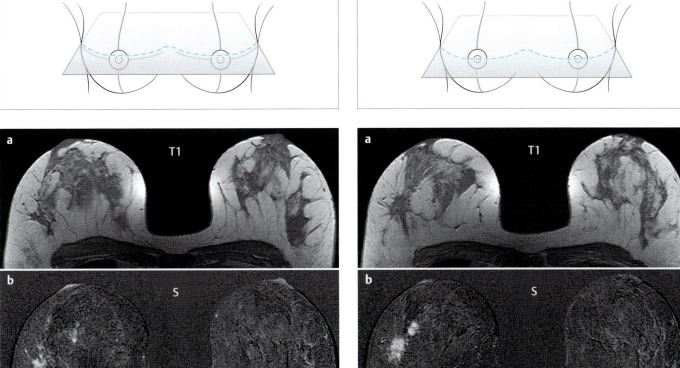

Abb. 29.**4 a–c** MR-Mammographie.

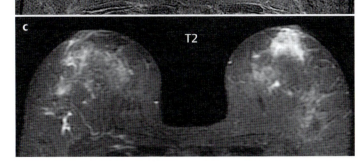

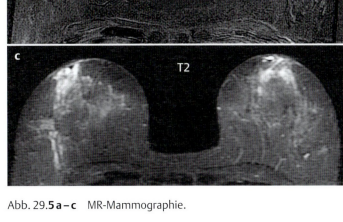

Abb. 29.**5 a–c** MR-Mammographie.

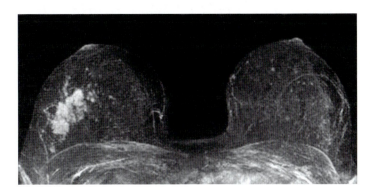

Abb. 29.**6** MR-Mammographie, MIP-Darstellung.

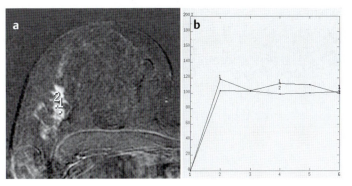

Abb. 29.**7 a, b** Kurvenanalyse.

? Wie kategorisieren Sie Sonographie, Mammographie und MRT?
Wie lautet Ihre Verdachtsdiagnose?
Welches ist Ihr nächster Schritt?

Die Untersuchungen erfolgten bei einer asymptomatischen Frau ohne erhöhtes Risikoprofil.

Sonographie
In den lateralen Anteilen der rechten Mamma suspekte, irregulär konfigurierte Herdefunde mit hyperechogenem Randsaum, Konturunterbrechung umgebender ligamentärer Strukturen und einzelnen dorsalen Schallauslöschphänomenen. Weiter kaudal Bild einer Architekturstörung im Sonogramm. Einschätzung: US-BI-RADS 5.

Mammographie
Bilateral extrem hohe Gewebedichte vom Typ ACR IV. Asymmetrie der parenchymalen Strukturen im Seitenvergleich: Rechts lateral Schrumpfungszeichen (shrinking sign) und Störung der normalen Architektur. Kein umschriebener Herdbefund. Keine auffälligen Kalzifikationen. Links regelrechter Befund (BI-RADS rechts 4/links 1). Qualitätsstufe: in cc-Ebene P, in mlo-Projektion G (untere Umschlagfalte nicht frei entfaltet).

MR-Mammographie
In der nativen T1-Gewichtung Reproduzierbarkeit der mammographisch auffälligen Architekturstörungen sowie zusätzlicher nodulärer Formationen. Unspezifisches Signalverhalten in der T2-Gewichtung. Nach KM-Gabe teils herdförmige, teils diffuse Mehranreicherungen in den lateralen Quadranten der rechten Mamma mit unscharfer Begrenzung und suspekter Signalcharakteristik.

MRM-Artefaktstufe: 2
MRM-Dichtetyp: 1

MRM-Score	Befund	Punkte
Form	irregulär	1
Begrenzung	unscharf	1
KM-Verteilung	inhomogen	1
Initialer S-Anstieg	stark	2
Postinitialer Signalverlauf	Plateau	1
Gesamtpunktzahl		6
MRM-BI-RADS		5

→ **Verdachtsdiagnose**

Ausgedehntes malignes Tumorgeschehen der rechten Mamma. Keine Differenzialdiagnose.

Fall 29: Lösung

BI-RADS-Einschätzung		
Klinischer Befund	rechts 1	links 1
Sonographie	rechts 5	links 1
Mammographie	rechts 4	links 1
MR-Mammographie	rechts 5	links 1
Gesamt-BI-RADS	**rechts 5**	**links 1**

Procedere
Histologische Abklärung der auffälligen Veränderungen in den lateralen Quadranten der rechten Mamma, vorzugsweise durch US-gestützte perkutane Hochgeschwindigkeitsstanzbiopsie.

Histologisches Ergebnis der Stanzbiopsie rechts
Invasiv duktales Mammakarzinom.

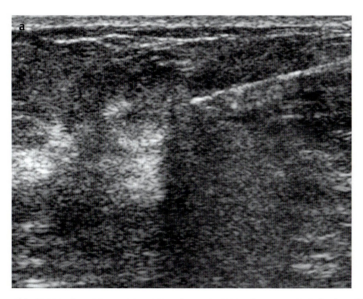 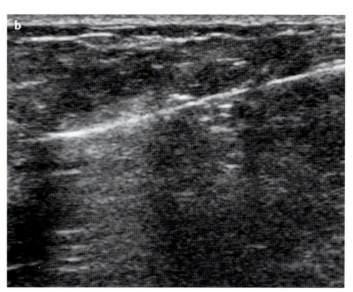

Abb. 29.**8a, b** US-gestützte Stanzbiopsie. Entnahme von 5 Zylindern (14 G) in Koaxialtechnik. Dokumentation der Gewebeentnahme vor und nach Abschuss der Stanznadel.

Histologisches Ergebnis
Invasiv duktales Mammakarzinom mit ausgedehnter intraduktaler Komponente.

IDC pT2 + EIC, pN0, G2.

Therapie
ME.

 Architekturstörungen können nicht nur mammographisch, sondern auch in der Sonographie und der MR-Mammographie (besonders gut in der T1-gewichteten Nativuntersuchung) nachweisbar sein.

Fall 30

Vorstellungsgrund: Persistierende Mastitis links oben außen trotz Antibiose.
Anamnese: Z. n. Abszessspaltung bei puerperaler Mastitis und zweimaligem Mastitisrezidiv.
Risikoprofil: nicht erhöht.
Alter: 34 Jahre.

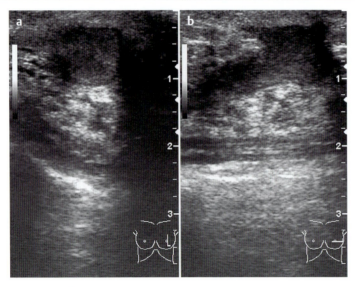

Abb. 30.**1 a, b** B-Bild-Sonographie.

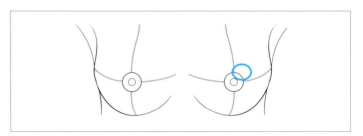

Klinischer Befund

2 cm große, schmerzhafte Resistenz links oben außen perimamillär. Keine Rötung.

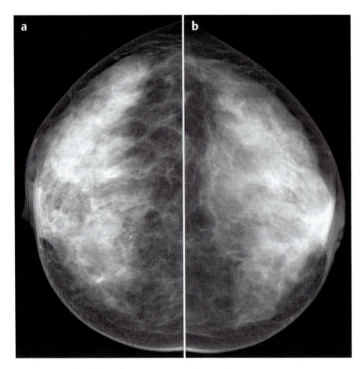

Abb. 30.**2 a, b** Digitale Mammographie (cc).

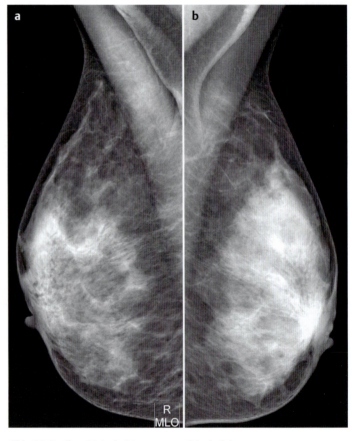

Abb. 30.**3 a, b** Digitale Mammographie (mlo).

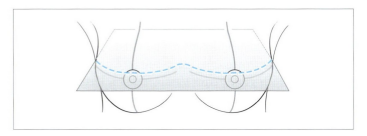
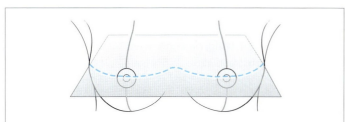
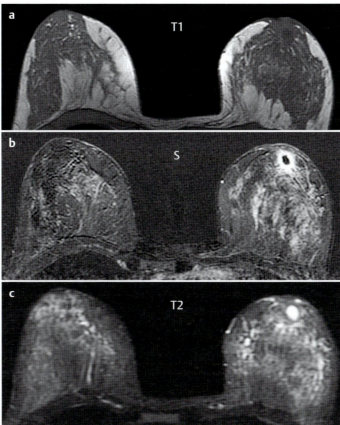

Abb. 30.**4a–c** MR-Mammographie.

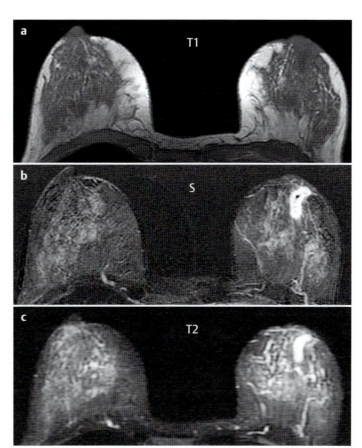

Abb. 30.**5a–c** MR-Mammographie.

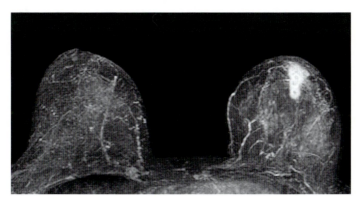

Abb. 30.**6** MR-Mammographie, MIP-Darstellung.

Abb. 30.**7a,b** Kurvenanalyse.

Wie kategorisieren Sie Sonographie, Mammographie und MRT?
Wie lautet Ihre Verdachtsdiagnose?
Welches ist Ihr nächster Schritt?

Es handelt sich um die bildgebende Abklärung bei einer symptomatischen Frau mit rezidivierenden entzündlichen Veränderungen der linken Brust und aktuell anbehandelter Mastitis.

Sonographie
Im Bereich des Tastbefundes Nachweis eines im Durchmesser 1,2 cm großen, länglichen Herdbefundes mit inhomogenem Binnenecho und dorsaler Schallverstärkung. Einschätzung: US-BI-RADS 3.

Mammographie
Partiell extrem dichtes Drüsengewebe vom Typ IV gemäß ACR. Geringe Dichtedifferenz zugunsten der linken Mamma. Kutisverdickung im Bereich der linken Mamille. Keine Verdichtung, kein Herdbefund. Keine Architekturstörung. (BI-RADS rechts 1/links 3).Qualitätsstufe: cc-Ebene P, mlo-Ebene G (untere Umschlagfalte).

MR-Mammographie
Nachweis einer schlauchförmig konfigurierten, wandständig Kontrastmittel anreichernden und insgesamt 1,2 cm × 3 cm großen Region mit deutlich gesteigerter Vaskularisation links oben außen und retromamillär. Zentrale Anteile dieser Läsion sehr wasserreich (siehe IR-Sequenz) und ohne KM-Anreicherung. Unauffälliger Befund der Gegenseite.

MRM-Artefaktstufe: 2
MRM-Dichtetyp: 2

MRM-Score	Befund	Punkte
Form	rund/oval	0
Begrenzung	unscharf	1
KM-Verteilung	Rim Sign	2
Initialer S-Anstieg	stark	2
Postinitialer Signalverlauf	Plateau	1
Gesamtpunktzahl		6
MRM-BI-RADS		5

→ **Verdachtsdiagnose**
Chronische Mastitis mit Abszedierung bei Sekretstau und Duktektasie.

Differenzialdiagnose
Inflammatorisches Karzinom, Morbus Paget.

Fall 30: Lösung

BI-RADS-Einschätzung		
Klinischer Befund	rechts 1	links 3
Sonographie	rechts 1	links 3
Mammographie	rechts 1	links 3
MR-Mammographie	rechts 1	links 5
Gesamt-BI-RADS	rechts 1	links 3

Procedere
Feinnadelpunktion des Sekretverhaltes links retromamillär zur Sicherung der Verdachtsdiagnose. Veranlassung einer bakteriologischen Untersuchung mit Bestimmung des Erregertyps und möglicher Antibiotikaresistenzen.

Zytologisches Ergebnis
Infizierte eingedickte Zyste.

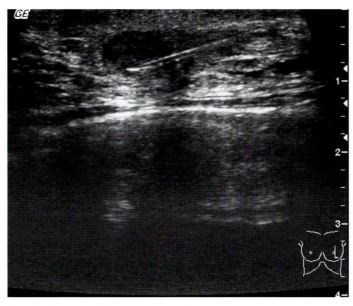

Abb. 30.8 US-gestützte Abszesspunktion.

Diagnose
Abszess/Empyem im Milchgang.

Konsequenzen
Umstellung auf Erythromycin bei Penicillinresistenz. Kurzfristige klinische und sonographische Verlaufskontrolle nach 14 Tagen. Spätere Lumpektomie.

 Bei Patientinnen mit V.a. nonpuerperale Mastitis und probatorischer Antibiotikatherapie muss nach 10–14 Tagen eine Rückbildung der klinischen Symptome stattgefunden haben. Andernfalls ist eine histologische Befundabklärung indiziert.

Fall 31

Vorstellungsgrund: seit 2 Monaten Knoten rechts.
Anamnese: unauffällig.
Risikoprofil: unauffällig.
Alter: 42 Jahre.

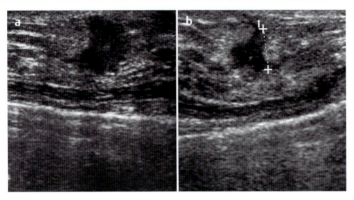

Abb. 31.**1 a, b** B-Bild-Sonographie über dem Tastbefund.

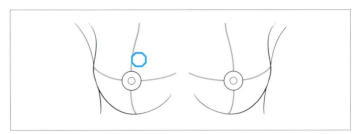

Klinischer Befund
Derber 2 cm großer Knoten rechts kranial.

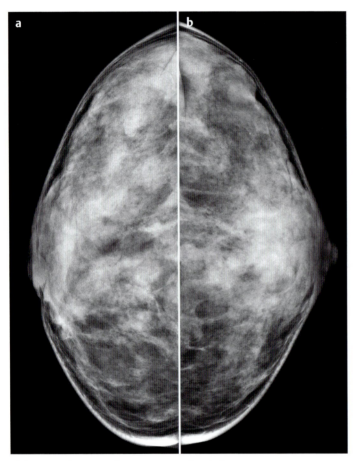

Abb. 31.**2 a, b** Digitale Mammographie (cc).

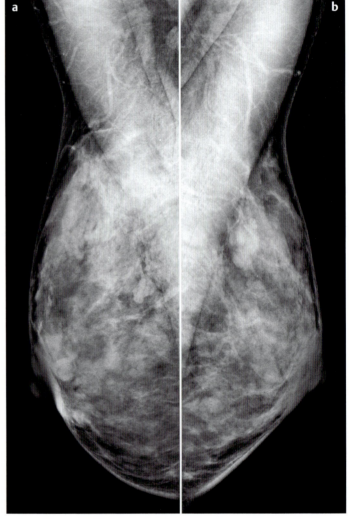

Abb. 31.**3 a, b** Digitale Mammographie (mlo).

Fall 31

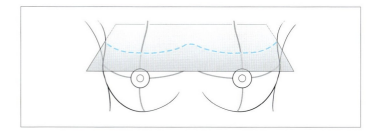

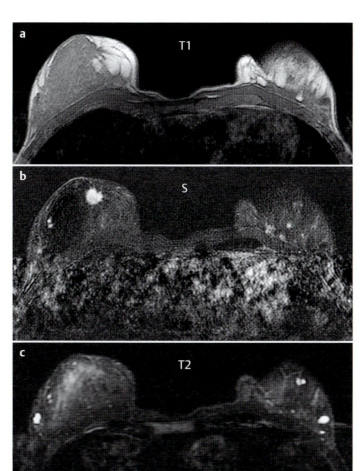

Abb. 31.**4a–c** MR-Mammographie.

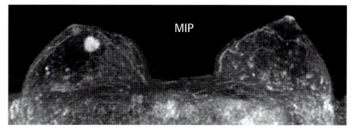

Abb. 31.**5** MR-Mammographie. MIP-Darstellung.

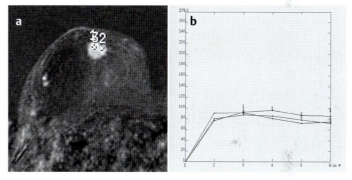

Abb. 31.**6a, b** Kurvenanalyse.

? Wie kategorisieren Sie Sonographie, Mammographie und MRT?
Wie lautet Ihre Verdachtsdiagnose?
Welches ist Ihr nächster Schritt?

Es handelt sich um die bildgebende Abklärung bei einer symptomatischen Frau. Der Tastbefund imponierte zwar eher als harmlose verhärtete Drüse, letztendlich war dies jedoch der Grund, weshalb die Patientin vorstellig wurde.

Sonographie

Im Bereich des Tastbefundes und korrespondierend hierzu Nachweis eines lobulierten und glatt begrenzten Herdbefundes, der einen ausgeprägten hyperechogenen Randbereich aufweist und zu einer Verziehung der parenchymalen Strukturen führt. US-BI-RADS 5 rechts.

Mammographie

Seitengleich symmetrisches, extrem dichtes Drüsengewebe vom Typ IV gemäß ACR. Unter diesen eingeschränkten Voraussetzungen insbesondere rechts außen – im Bereich des Tastbefundes – keine Auffälligkeiten. Keine Verdichtung, kein Herdbefund. Keine Architekturstörung. Keine auffälligen Kalzifikationen (BI-RADS rechts 1/links 1). Qualitätsstufe: cc-Ebene P, mlo-Projektion G (Umschlagfalte).

MR-Mammographie

Korrespondierend zum Tast- und Ultraschallbefund Nachweis eines hypervaskularisierten, rundlichen und partiell unscharfen Herdbefundes von knapp 1 cm Größe rechts kranial der Mamille. Intermediäres Signalveralten dieses Befundes in der T2-Sequenz. Unspezifische Signal-Zeit-Kurve mit ca. 70%igem initialem Anstieg und anschließendem Plateau. Nebenbefundlich Zysten links. Beidseits weitere fleckförmige Mehranreicherungen des Parenchyms (s. MIP, Abb. 31.5).

MRM-Artefaktstufe: 1
MRM-Dichtetyp: 2

MRM-Score	Befund	Punkte
Form	rund	0
Begrenzung	unscharf	1
KM-Verteilung	inhomogen	1
Initialer S-Anstieg	mäßig	1
Postinitialer Signalverlauf	Plateau	1
Gesamtpunktzahl		4
MRM-BI-RADS		4

→ **Verdachtsdiagnose**

Mammakarzinom.

Fall 31: Lösung

BI-RADS-Einschätzung		
Klinischer Befund	rechts 3	links 1
Sonographie	rechts 5	links 1
Mammographie	rechts 1	links 1
MR-Mammographie	rechts 4	links 2
Gesamt-BI-RADS	**rechts 5**	**links 2**

Procedere

Histologische Abklärung des Tastbefundes, vorzugsweise durch US-gestützte perkutane Hochgeschwindigkeitsstanzbiopsie.

Konkrete Vorgehensweise (nicht leitlinienkonform)

Auf Wunsch der Patientin primär operative Entfernung des Tastbefundes ohne vorherige perkutan bioptische Abklärung.

Histologisches Ergebnis

12 mm großes, invasiv lobuläres Mammakarzinom.

ILC pT1 c, pN0, G2.

Therapie

Mastektomie (auf Wunsch der Patientin).

 Dieser Fall zeigt eindrucksvoll, dass nichtkalzifizierte Karzinome bei dichten Gewebestrukturen in der Mammographie nicht nachweisbar sind. Nach aktuellen Studien beträgt die Rate nicht nachweisbarer Karzinome bei extrem dichten Gewebestrukturen im Mammogramm bis zu 50 %.

Fall 32

Vorstellungsgrund: Früherkennung.
Anamnese: Aphroditenplastik beidseits vor 13 Jahren.
Risikoprofil: nicht erhöht.
Alter: 53 Jahre.

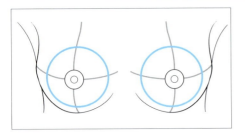

Klinischer Befund

Inspektion unauffällig. Sehr „stramm" sitzende Prothesen beidseits. Palpatorisch ansonsten keine Auffälligkeiten.

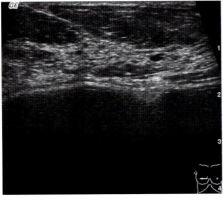

Abb. 32.1   B-Bild-Sonographie rechts.

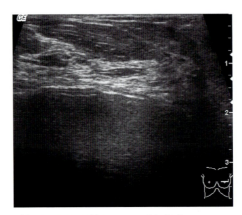

Abb. 32.2   B-Bild-Sonographie links.

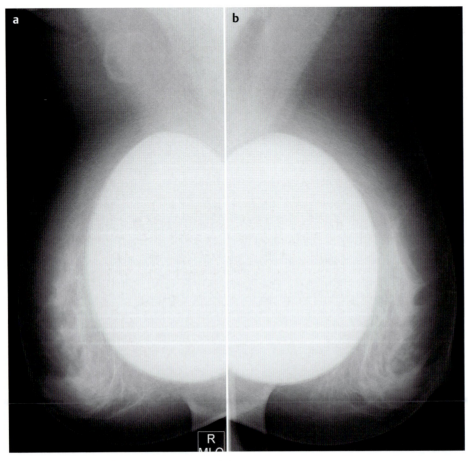

Abb. 32.3 a, b   Digitale Mammographie (mlo).

Fall 32

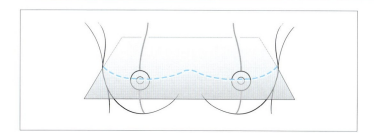

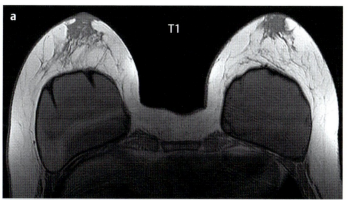

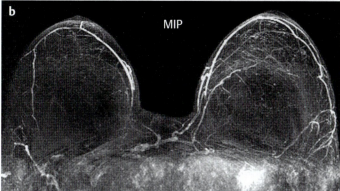

Abb. 32.**4 a, b**   MR-Mammographie.

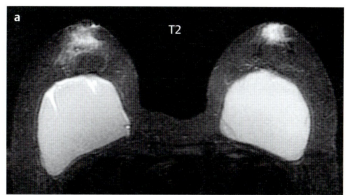

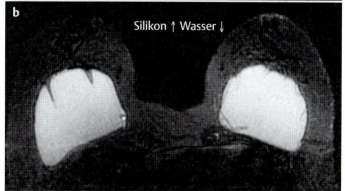

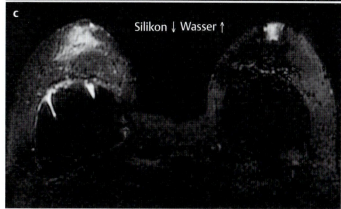

Abb. 32.**5 a – c**   MR-Mammographie. Spezialprotokoll für Prothesen.

? Wie bewerten Sie Sonographie, Mammographie und KM-MRT?
Ergibt die MRT (Prothesenprotokoll) Zusatzinformationen?
Welches ist Ihr nächster Schritt?

Es handelt sich um die bildgebende Diagnostik einer asymptomatischen Frau mit beidseitigen Implantaten vor vielen Jahren.

Sonographie

Anhand der repräsentativen Sonographiebilder kein auffälliger Befund. Beidseits Darstellung der präpektoral eingebrachten Prothesen ohne Hinweis auf einen pathologischen Befund. Einschätzung: US-BI-RADS rechts 1/links 1.

Mammographie

Beidseits Abbildung der subparenchymal eingebrachten Prothesen. Umgebendes Parenchym ohne ausreichende Beurteilbarkeit. Keine auffälligen Kalzifikationen (BI-RADS rechts 1/links 1).

MR-Mammographie (KM-Protokoll)

Regelrechte Darstellung der T1-gewichteten Einzelschicht mit Abbildung der beidseits eingebrachten Prothesen. In der MIP-Präsentation nach KM-Gabe kein Hinweis auf pathologische Mehranreicherungen. Normalbefund.

MR-Mammographie (Prothesenprotokoll)

Einzellumenprothese beidseits.

Rechts: regelrechte Abbildung der Prothese und der flüssigkeitsgefüllten (nicht silikonhaltigen) radiären Einfaltungen (Abb. 32.6a).

Links: Nachweis von Silikon innerhalb der radiären Einfaltungen der Prothese in allen Gewichtungen (Abb. 32.6b) als Hinweis auf Gelbluten.

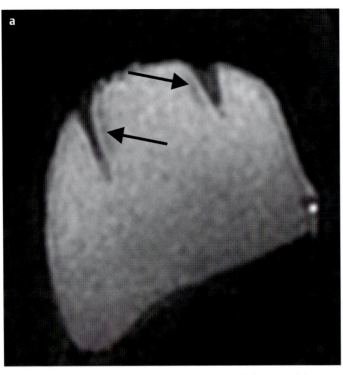

Abb. 32.6a Intakte Prothese mit flüssigkeitgefüllten Einfaltungen (Pfeile).

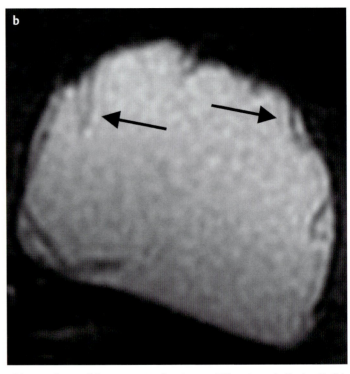

Abb. 32.6b Gelbluten mit Nachweis von Silikon innerhalb der Einfaltungen (Pfeile).

BI-RADS-Einschätzung		
Klinischer Befund	rechts 1	links 1
Sonographie	rechts 1	links 1
Mammographie	rechts 1	links 1
MR-Mammographie	rechts 1	links 1
Gesamt-BI-RADS	**rechts 1**	**links 1**

Bewertung

Es ergibt sich beidseits kein Hinweis auf ein malignes Tumorgeschehen.

Diagnose

Gelbluten links (bei Aphroditenplastik).

Therapie

Keine.

 Gelbluten gilt als Vorstufe der intrakapsulären Ruptur. Gelbluten kann eine Abhebung und später eine Zerreißung der Prothesenhülle folgen.

Fall 33

Vorstellungsgrund: Tastbefund links außen.
Anamnese: unauffällig.
Risikoprofil: Mammakarzinom der Mutter mit 42 Jahren.
Alter: 37 Jahre.

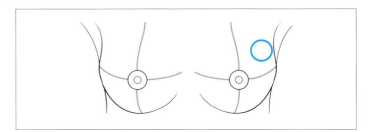

Klinischer Befund
Tastbefund links außen.

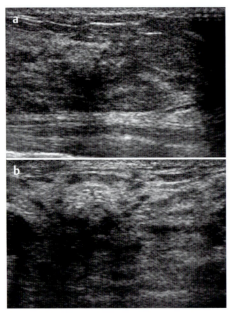

Abb. 33.**1 a, b** B-Bild-Sonographie rechts oben außen (**a**) und links oben außen (**b**).

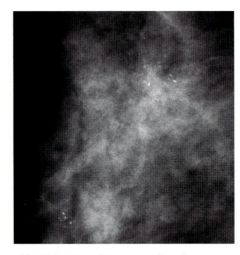

Abb. 33.**3** Vergrößerung rechts oben.

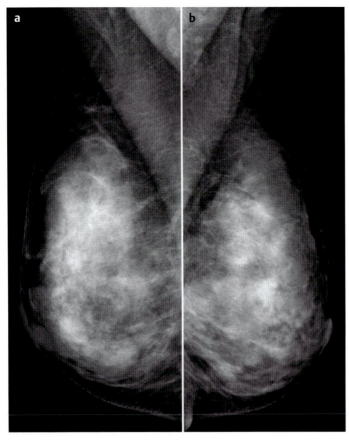

Abb. 33.**2 a, b** Digitale Mammographie (mlo).

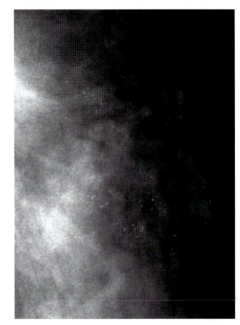

Abb. 33.**4** Vergrößerung links oben.

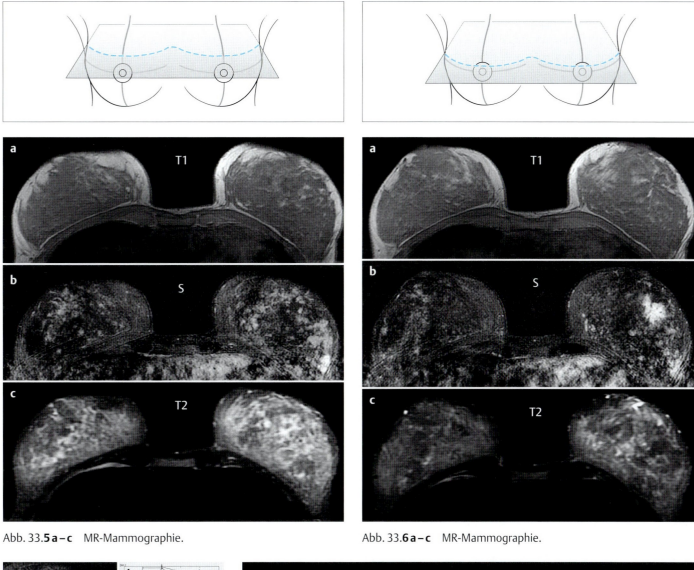

Abb. 33.**5 a–c** MR-Mammographie.

Abb. 33.**6 a–c** MR-Mammographie.

Abb. 33.**7 a, b** Kurvenanalyse.

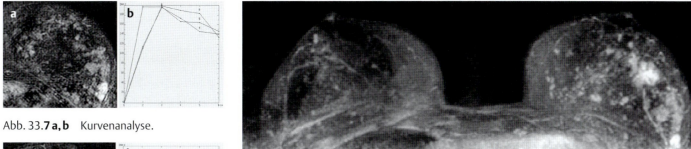

Abb. 33.**9** MR-Mammographie. MIP-Darstellung.

Abb. 33.**8 a, b** Kurvenanalyse.

 Wie kategorisieren Sie Sonographie, Mammographie und MRT?
Wie lautet Ihre Verdachtsdiagnose?
Welches ist Ihr nächster Schritt?

Es handelt sich um die Bildgebung bei einer symptomatischen Frau mit einem Tastbefund links außen. Bei Mammakarzinom der Mutter im Alter von 42 Jahren ist von einer erhöhten Risikokonstellation auszugehen.

Sonographie

Korrelierend zum Tastbefund, Nachweis eines unregelmäßig begrenzten, etwa 2 cm großen echoarmen Herdbefundes mit echogenem Randsaum und Verziehung der parenchymalen Strukturen links. Rechts bei insgesamt sehr inhomogenem Schallmuster kein eindeutig suspektes Areal. Einschätzung: US-BI-RADS rechts 2/ links 4.

Mammographie

Seitengleich symmetrisches, inhomogen dichtes Drüsengewebe vom Typ IV gemäß ACR. Links oben außen – über eine Strecke von 4 cm – segmental angeordnete polymorphe Mikrokalzfikationen. Keine Abgrenzbarkeit einer begleitenden Weichgewebskomponente innerhalb des dichten Drüsenparenchyms. Rechts zentral mamillennah sowie oben außen Darstellung regional angeordneter polymorpher Mikroverkalkungen ohne abgrenzbaren Herdbefund (BI-RADS rechts 4/links 5). PGMI für mlo G (untere Umschlagfalte nicht frei entfaltet).

MR-Mammographie

Korrespondierend zum Ultraschallbefund Nachweis eines inhomogen vaskularisierten, irregulär konfigurierten und peripher spikulierten Herdbefundes links außen mittig mit malignomtypischem Signalverhalten. Darstellung eines weiteren anreichernden Herdes links oben außen mit eindeutigen Malignitätskriterien. Beide Herde mit vermindertem Signal in der T2-Gewichtung. Rechts kein auffälliges Anreicherungsverhalten. MRM-BI-RADS rechts 1/links 5 (Multizentrizität).

MRM-Artefaktstufe: 2
MRM-Dichtetyp: 2

MRM-Score	Links außen mamillennah	Punkte	Links oben außen	Punkte
Form	irregulär	1	lobuliert	0
Begrenzung	spikuliert	1	unscharf	1
KM-Verteilung	inhomogen	1	inhomogen	1
Initialer S-Anstieg	stark	2	stark	2
Postinitialer Signalverlauf	Wash-out	2	Wash-out	2
Gesamtpunktzahl		7		7
MRM-BI-RADS		5		5

→ **Differenzialdiagnosen**

Links: invasives Mammakarzinom, DCIS.
Rechts: DCIS, Adenose.

Fall 33: Lösung

BI-RADS-Einschätzung		
Klinischer Befund	rechts 1	links 5
Sonographie	rechts 2	links 4
Mammographie	rechts 4	links 5
MR-Mammographie	rechts 1	links 5
Gesamt-BI-RADS	**rechts 4**	**links 5**

Procedere
Links: histologische Abklärung des Ultraschallbefundes durch US-gestützte perkutane Hochgeschwindigkeitsstanzbiopsie.
Rechts: histologische Abklärung der Mikrokalzifikationen durch stereotaktische Vakuumstanzbiopsie (Abb. 33.10 u. 33.11).

Histologisches Ergebnis
Links: invasiv duktales Mammakarzinom.
Rechts: duktales Carcinoma in situ (Abb. 33.11).

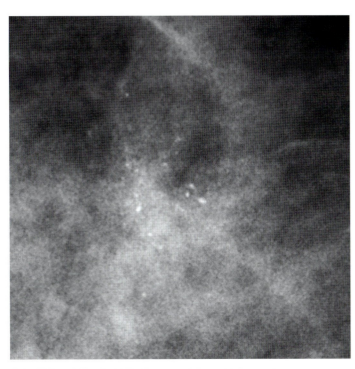

Abb. 33.10 Mikrokalzifikationen rechts vor Vakuumstanze.

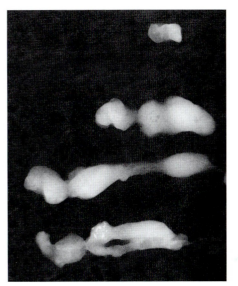

Abb. 33.11 Präparateradiogramm einiger der entnommenen Vakuumstanzen rechts mit positivem Kalknachweis.

Histologisches Ergebnis
Links: multizentrisches, invasiv duktales Mammakarzinom, axillärer Lymphknotenstatus regelrecht.
Rechts: duktales Carcinoma in situ (van-Nuys-Score 2).

Links: IDC pT1b (multizentrisch), pN0, G2.
Rechts: DC pTis, pN0, G2.

Therapie
Bei Hochrisikokonstellation aufgrund des eigenen beidseitigen Mammakarzinoms und eines Mammakarzinoms der Mutter im Alter von 42 Jahren Entschluss zur beidseitigen ME.

 Etwa 5% aller Frauen mit Mammakarzinom haben auch kontralateral ein Karzinom.

Fall 34

Vorstellungsgrund: Früherkennung.
Anamnese: Z. n. Aphroditenplastik vor 30 Jahren bei Anisomastie.
Risikoprofil: nicht erhöht.
Alter: 53 Jahre.

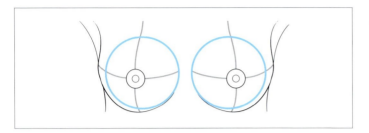

Klinischer Befund

Reizlose Narbenverhältnisse beidseits.

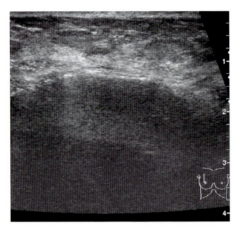

Abb. 34.**1** B-Bild-Sonographie rechts.

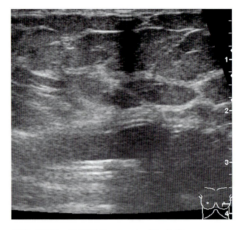

Abb. 34.**2** B-Bild-Sonographie links.

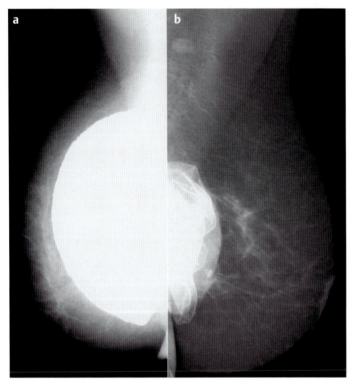

Abb. 34.**3 a, b** Digitale Mammographie (mlo).

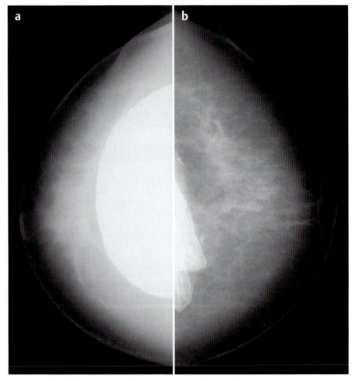

Abb. 34.**4 a, b** Digitale Mammographie (cc).

Fall 34

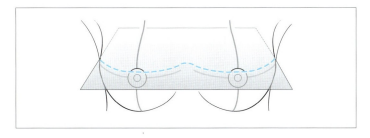

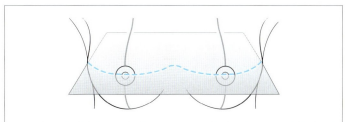

Abb. 34.**5 a–c** MR-Mammographie.

Abb. 34.**6 a–c** MR-Mammographie.

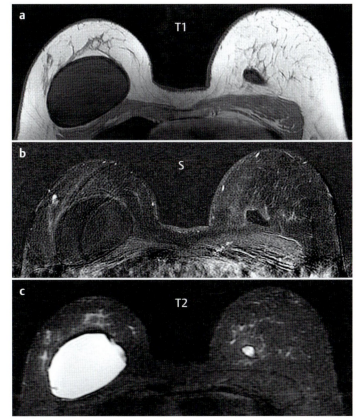

Abb. 34.**7** MR-Mammographie. MIP-Darstellung.

Abb. 34.**8 a, b** Kurvenanalyse.

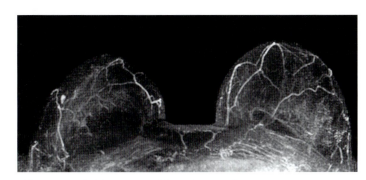

? Wie kategorisieren Sie Sonographie, Mammographie und MRT?
Welche Art von Prothese liegt beidseits vor?
Wie lautet Ihre Verdachtsdiagnose?
Welches ist Ihr nächster Schritt?

Fall 34

Es handelt sich um die Bildgebung bei einer asymptomatischen Frau nach beidseitiger Aufbauplastik vor vielen Jahren.

Sonographie
Im Ultraschall Darstellung des deutlich weniger prall gefüllten Implantates links als rechts. Darüber hinaus unauffälliger sonographischer Befund. Einschätzung: US-BI-RADS rechts 1/links 1.

Mammographie
Fibroglanduläres Drüsengewebe vom Typ II gemäß ACR. Keine suspekten Herdbefunde oder Verdichtungen. Keine Architekturstörung. Keine auffälligen Kalzifikationen. Darstellung der kollabierten Prothese links mit Nachweis scholliger Verkalkungen. BI-RADS rechts 1/links 1. PGMI für Implantatträger nicht definiert.

MR-Mammographie
Dokumentation des kollabierten Implantates links. Darstellung des einlumigen wasserhaltigen Implantates rechts (keine adäquate Signalgebung in der Silikonsequenz, Abb. 34.6 b). Nachweis eines 1 cm großen hypervaskularisierten und glatt begrenzten Herdbefundes rechts oben außen mit unspezifischem Signalverhalten nach KM-Gabe sowie erhöhter Signalgebung in der T2-Sequenz. In der nativen T1-Gewichtung Darstellung einer zentral angeordneten Fettansammlung in dieser Läsion.

Haben Sie herausbekommen, welche Art von Prothese vorliegt?

MRM-Artefaktstufe: 2
MRM-Dichtetyp: 1

MRM-Score	Befund rechts	Punkte
Form	rund	0
Begrenzung	scharf	0
KM-Verteilung	homogen	0
Initialer S-Anstieg	mäßig	1
Postinitialer Signalverlauf	Plateau	1
Gesamtpunktzahl		2
MRM-BI-RADS		2

→ **Differenzialdiagnose**

Links: komplette Prothesenruptur (Hülle und Kapsel). Keine Differenzialdiagnose.

Rechts: unspezifische Lymphadenitis. Keine Differenzialdiagnose.

Fall 34: Lösung

BI-RADS-Einschätzung		
Klinischer Befund	rechts 1	links 1
Sonographie	rechts 1	links 1
Mammographie	rechts 1	links 1
MR-Mammographie	rechts 2	links 1
Gesamt-BI-RADS	**rechts 2**	**links 1**

Procedere
Es ergeben sich keine Konsequenzen aus den Befunden. Beidseits liegt eine reine Kochsalzprothese vor, sodass aufgrund der Komplettruptur der linken Prothese kein Handlungsbedarf besteht, da die Prothesenflüssigkeit vom Körper resorbiert wird.

Der rechtsseitige hypervaskularisierte Herdbefund kann aufgrund der zentralen Hilusverfettung in der MRT zweifelsfrei als Lymphknoten beurteilt und als harmloser Nebenbefund eingestuft werden.

Anmerkung (Glück im Unglück)
Glücklicherweise war es die Prothese der ohnehin größeren Brust, die schadhaft war. Aus ästhetischen Gründen bestand keine OP-Indikation. Die schollingen Verkalkungen in der vom Körper gebildeten Kapsel sind nicht malignomsuspekt.

Diagnose (ohne operative oder histologische Sicherung)
Links: komplette Ruptur einer Kochsalzprothese.
Rechts: Lymphadenitis (Nebenbefund).

Konsequenzen
Keine.

 Die MRT erlaubt aufgrund selektiver Sequenzprotokolle eine zuverlässige Differenzierung verschiedener Prothesenkomponenten (insbesondere Kochsalz und Silikon).

Fall 35

Vorstellungsgrund: Früherkennung.
Anamnese: unauffällig, laufende Hormonsubstitution.
Risikoprofil: Großtante und 2 Cousinen Mammakarzinom.
Alter: 53 Jahre.

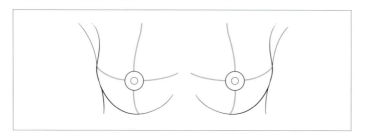

Klinischer Befund
Unauffällig.

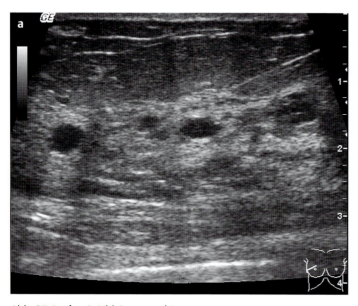

Abb. 35.**1 a, b** B-Bild-Sonographie.

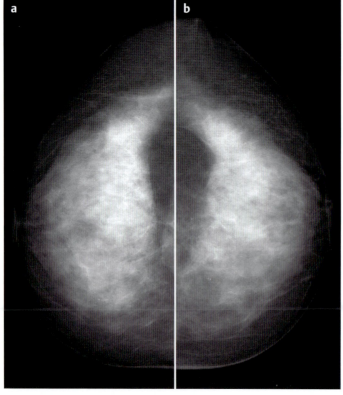

Abb. 35.**2 a, b** Digitale Mammographie (cc).

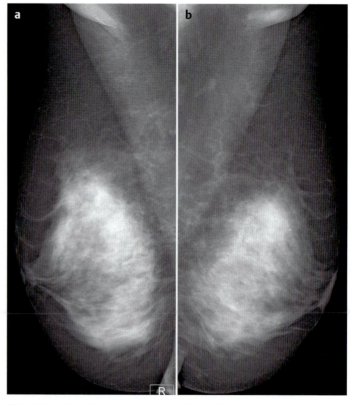

Abb. 35.**3 a, b** Digitale Mammographie (mlo).

Fall 35

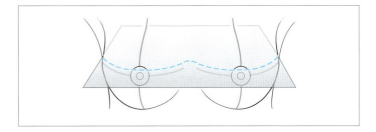

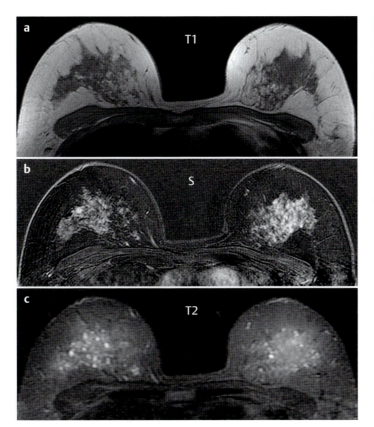

Abb. 35.**4a–c** MR-Mammographie.

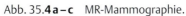

Abb. 35.**6a,b** Kurvenanalyse.

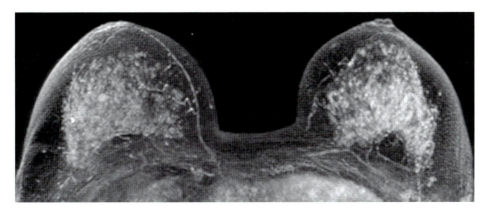

Abb. 35.**5** MR-Mammographie, MIP-Darstellung.

 Wie kategorisieren Sie Sonographie, Mammographie und MRT?
Wie lautet Ihre Verdachtsdiagnose?
Welches ist Ihr nächster Schritt?

Die Untersuchungen erfolgten im Rahmen der Früherkennung. Die MR-Mammographie wurde aufgrund extrem dichter Strukturen im Mammogramm und einer geringen familiären Disposition durchgeführt.

Sonographie

Anhand der Sonographie im oberen äußeren Quadranten beider Mammae Nachweis zahlreicher blander Mammazysten ohne Malignitätskriterien. US-BI-RADS rechts 2/links 2.

Mammographie

Seitengleich symmetrisches, extrem dichtes Drüsengewebe vom Typ IV gemäß ACR. Unter diesen eingeschränkten Voraussetzungen keine Auffälligkeiten. Keine Verdichtung, kein Herdbefund. Keine Architekturstörung. Keine auffälligen Kalzifikationen (BI-RADS rechts 1/links 1). Qualitätsstufe: cc-Ebene I (innerer Quadrant links inkomplett), mlo-Projektion G (untere Umschlagfalte, Brustwarze links).

MR-Mammographie

Insgesamt beidseits sehr ausgeprägtes Enhancement des Drüsenparenchyms. Innerhalb dieser Mehranreicherungen Abgrenzbarkeit eines 5 mm großen Herdbefundes rechts oben außen mit mehreren Malignitätskriterien (Abb. 35.7).

MRM-Artefaktstufe: 2
MRM-Dichtetyp: 4

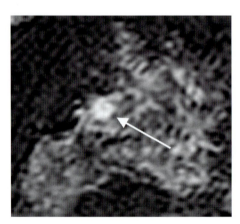

Abb. 35.7 Herdbefund rechts oben.

MRM-Score	Befund	Punkte
Form	rund	0
Begrenzung	unscharf	1
KM-Verteilung	Rim Sign	2
Initialer S-Anstieg	stark	2
Postinitialer Signalverlauf	Wash-out	2
Gesamtpunktzahl		7
MRM-BI-RADS		5

→ **Differenzialdiagnosen**

Adenose (hormonstimuliert?), Karzinom.

Fall 35: Lösung

BI-RADS-Einschätzung		
Klinischer Befund	rechts 1	links 1
Sonographie	rechts 2	links 2
Mammographie	rechts 1	links 1
MR-Mammographie	rechts 5	links 1
Gesamt-BI-RADS	**rechts 5**	**links 1**

Procedere (Variante 1)

MRT-gestützte perkutane Vakuumstanzbiopsie des Herdbefundes rechts oben außen.

Alternative (Variante 2)

Wiederholung der Untersuchung 4–6 Wochen nach Absetzen der Hormonsubstitution (Abb. 35.8–35.10).

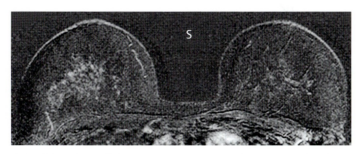

Abb. 35.**8** MRT 6 Wochen nach Absetzen der Hormoneinnahme. Subtraktionsaufnahme.

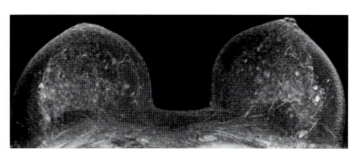

Abb. 35.**9** MIP nach Absetzen der Hormoneinnahme.

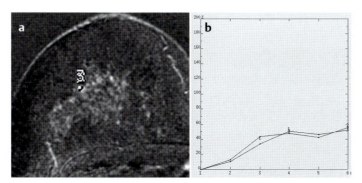

Abb. 35.**10a, b** Kurvenanalyse nach Absetzen der Hormoneinnahme.

Diagnose (ohne histologische Abklärung)

Hormoninduzierte fokale Mehranreicherung rechts, Befundnormalisierung nach Absetzen der Hormonsubstitution.

Therapie

Keine.

 Hormoninduzierte fleckförmige Mehranreicherungen in der MRT können Karzinome vortäuschen.

Fall 36

Vorstellungsgrund: Verhärtung rechts unten außen.
Anamnese: unauffällig.
Risikoprofil: unauffällig.
Alter: 39 Jahre.

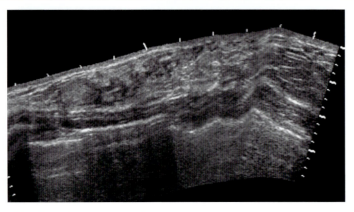

Abb. 36.1 Sonographie rechts. Panorama-View.

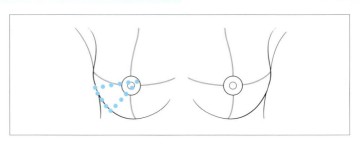

Klinischer Befund

Strangförmige und sehr knotig anmutende Verhärtung rechts lateral.

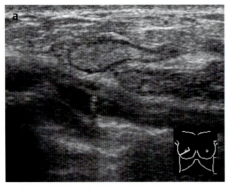

Abb. 36.2 a, b B-Bild-Sonographie.

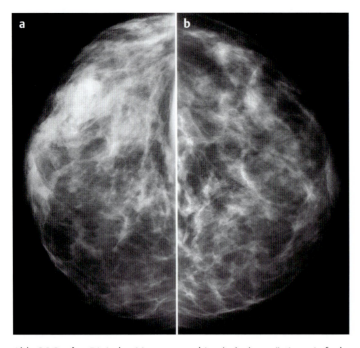

Abb. 36.3 a, b Digitale Mammographie (cc) (auswärtige Aufnahmen).

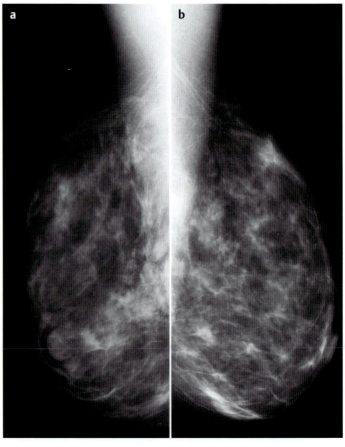

Abb. 36.4 a, b Digitale Mammographie (mlo) (auswärtige Aufnahmen).

Fall 36   143

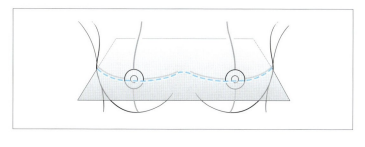
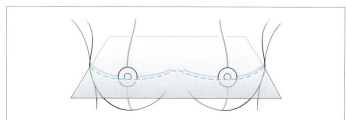

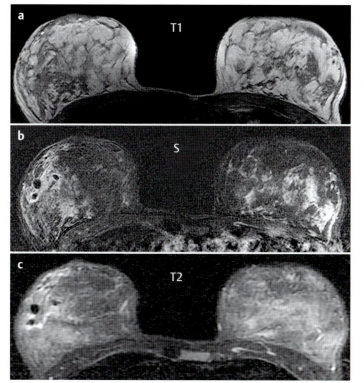

Abb. 36.**5 a–c**   MR-Mammographie.

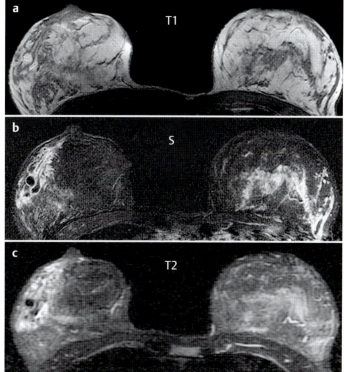

Abb. 36.**6 a–c**   MR-Mammographie.

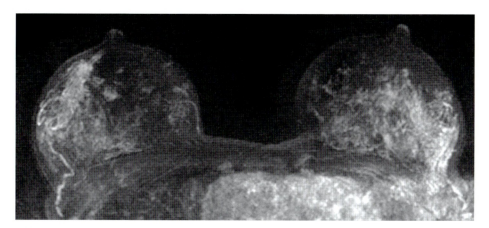

Abb. 36.**7**   MR-Mammographie. MIP-Darstellung.

Wie kategorisieren Sie Sonographie, Mammographie und MRT?
Wie lautet Ihre Verdachtsdiagnose?
Welches ist Ihr nächster Schritt?

Es handelt sich um die bildgebende Abklärung bei einer symptomatischen Frau mit einer segmental aufgetretenen Resistenz.

Sonographie

Im Bereich des Tastbefundes Darstellung zahlreicher Rundherde in verschiedenen Größen jeweils mit homogener Binnenstruktur und glatter Begrenzung. Peritumoral jeweils hypoechogene bandförmige Strukturen als Ausdruck einer offensichtlich intraduktalen Lage dieser Herdbefunde. Einschätzung: US-BI-RADS 3 rechts lateral.

Mammographie

Seitengleich überwiegend symmetrisches, inhomogen dichtes Drüsengewebe vom Typ III gemäß ACR. Bei inadäquater Positionierung der rechten Mamma erahnbare rundliche Herdsetzungen im unteren äußeren Quadranten. Keine Verdichtungen. Keine Architekturstörung. Keine auffälligen Kalzifikationen. BI-RADS rechts 3/links 1. Qualitätsstufe: cc-Aufnahme G (Mamille rechts), mlo-Projektion I (inadäquate Lagerung der gesamten rechten Mamma, Mamille in Projektion auf das Parenchym).

MR-Mammographie

Korrespondierend zum Tast- und Ultraschallbefund Nachweis zahlreicher hyperintenser Rundherde in segmentaler Anordnung. Nach KM-Gabe deutliches Enhancement der Milchgangswandstrukturen bei fehlender KM-Anreicherung der beschriebenen und intraduktal gelegenen Läsionen. In der wassersensitiven Sequenz deutliche Hypointensität der Herdbefunde.

Im konkreten Fall erscheint eine Kurvenanalytik nicht sinnvoll, da die Herdbefunde kein Kontrastmittel anreichern. Relevanter ist hier eine exakte Analyse der Signalgebung in den verschiedenen Sequenzen.

	Signal der „Herdbefunde"
T1-Gewichtung	hyperintens
T2-Gewichtung	hypointens
KM-Anreicherung (Herd)	keine
KM-Anreicherung (Milchgang)	stark

→ **Differenzialdiagnostische Überlegungen**

Intraduktale Blutansammlungen (T1-Signal ↑, T2-Signal ↓)? Milchiges Sekret? Ursächlich mamillennah stenosierender Milchgangsprozess? Fokal entzündlicher Prozess?

Ausschluss einer soliden Genese der Tumoren (fehlendes Enhancement nach KM, T2-Signal ↓).

Fall 36: Lösung

BI-RADS-Einschätzung		
Klinischer Befund	rechts 4	links 1
Sonographie	rechts 3	links 1
Mammographie	rechts 3*	links 1
MR-Mammographie	rechts 3	links 1
Gesamt-BI-RADS	**rechts 3**	**links 1**

* Soweit bei reduzierter Bildqualität definierbar.

Procedere
US-gestützte Feinnadel-Aspirations-Zytologie zur Spezifizierung der intraduktalen Strukturen rechts unten außen.

Zytologisches Ergebnis
Eosinophiles Eiweißpräzipitat, durchmischt mit reichlich freiem Fett. Zudem Zeichen der fokalen granulomatösen Entzündung.

Weiteres Procedere
Auf ausdrücklichen Wunsch der jungen Patientin zuwartendes Verhalten und mehrmalige sonographische Kontrollen in zunehmenden Abständen von 2, 6 und 12 Wochen. Verweigerung der Anfertigung einer besser eingestellten Mammographie rechts.
Befund (nach 20 Wochen): komplette Rückbildung der intraduktalen „Sekretansammlungen".

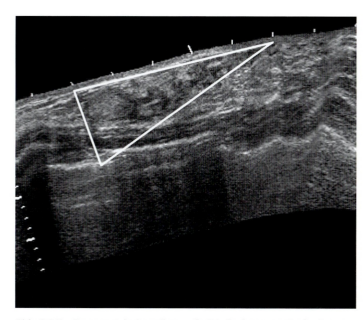

Abb. 36.**8** Segmentale Anordnung der Veränderungen in der Panoramaübersicht.

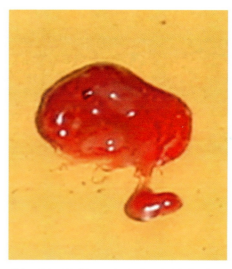

Abb. 36.**9** Visköses Aspirat rechts lateral.

Diagnose (ohne histologische Bestätigung)
Milchgangsentzündung mit intraduktaler Flüssigkeitsretention.

Therapie
Keine.

 Mammographieaufnahmen der Stufe I können im Einzelfall vorkommen. Sie sollten jedoch auf jeden Fall wiederholt werden, sodass eine bessere Qualitätsstufe erreicht wird.

Fall 37

Vorstellungsgrund: Nachsorge.
Anamnese: ME bei Mammakarzinom rechts vor 4 Jahren. Wiederaufbauplastik rechts.
Risikoprofil: erhöht bei eigenem Mammakarzinom.
Alter: 49 Jahre.

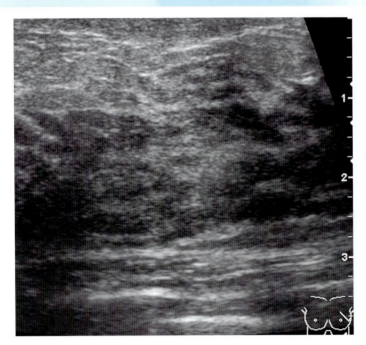

Abb. 37.1 B-Bild-Sonographie.

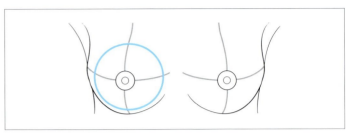

Klinischer Befund

Prothese rechts. Kein umschriebener Tastbefund links.

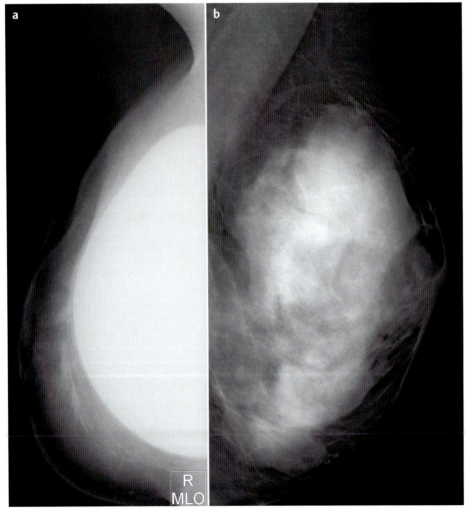

Abb. 37.2 a, b Digitale Mammographie (mlo).

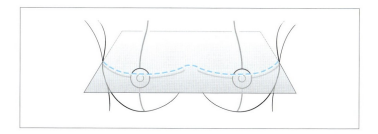
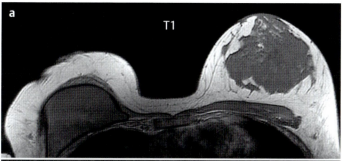
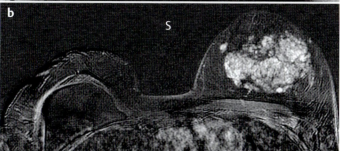
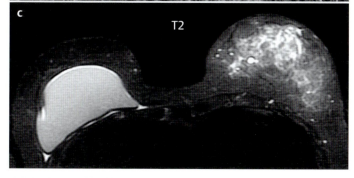

Abb. 37.**3 a – c** MR-Mammographie.

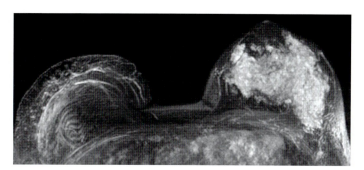

Abb. 37.**4** MR-Mammographie. MIP-Darstellung.

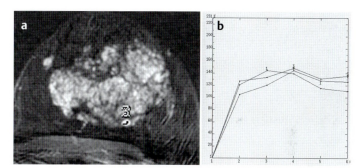

Abb. 37.**5 a, b** Kurvenanalyse.

> Wie kategorisieren Sie Sonographie, Mammographie und MRT?
> Wie lautet Ihre Verdachtsdiagnose?
> Welches ist Ihr nächster Schritt?

Es handelt sich um die Nachsorgeuntersuchung bei einer asymptomatischen Frau mit rechtsseitiger Wiederaufbauplastik nach Mastektomie und konsekutiv deutlich erhöhtem Risikoprofil.

Sonographie

Anhand der Dokumentation des B-Bildes links oben außen regelrechtes Drüsenparenchym ohne Auffälligkeiten. Einschätzung: US-BI-RADS links 1.

Mammographie

Prothese rechts mit konsekutiv deutlich eingeschränkter Beurteilbarkeit. Keine Verdichtungen. Keine Kalzifikationen. Extrem dichtes Parenchym links (Typ ACR IV). Unter diesen limitierenden Voraussetzungen keine abgrenzbaren Verdichtungen. Keine Architekturstörungen. Keine Kalzifikationen (BI-RADS rechts 1/ links 1). Qualitätsstufe nach WAP nicht klassifizierbar.

MR-Mammographie

Regelrechte subpektoral eingebrachte Prothese rechts. Ausgeprägtes Drüsenparenchym links mit extremer feinfleckig konfigurierter (lobulierter) Mehranreicherung nach Kontrastmittelgabe. Unter diesen Voraussetzungen keine abgrenzbaren und als pathologisch einzustufenden Herdbefunde. Anhand einzelner repräsentativer Signalkurven starker initialer Anstieg mit mildem Auswaschphänomenen in der nachfolgenden Phase.

MRM-Artefaktstufe: 2
MRM-Dichtetyp: 4

MRM-Score	Befund	Punkte
Form	rundlich	0
Begrenzung	scharf	0
KM-Verteilung	inhomogen	1
Initialer S-Anstieg	stark	2
Postinitialer Signalverlauf	Wash-out	2
Gesamtpunktzahl		5
MRM-BI-RADS		4

→ **Verdachtsdiagnose**

Ausgedehnte Adenose links.

Differenzialdiagnose

Diffuses Mammakarzinom.

Fall 37: Lösung

BI-RADS-Einschätzung		
Klinischer Befund	rechts -	links 1
Sonographie	rechts -	links 1
Mammographie	rechts -	links 1
MR-Mammographie	rechts -	links 4
Gesamt-BI-RADS	**rechts -**	**links 4**

Procedere

Kontroll-MRT in günstigerer Zykluswoche.

Zusätzliche Vorgehensweise

US-gestützte „Blindpunktionen" mit Stanzbiopsie (14 G) links bei 1 Uhr, bei 3 Uhr und bei 5 Uhr.

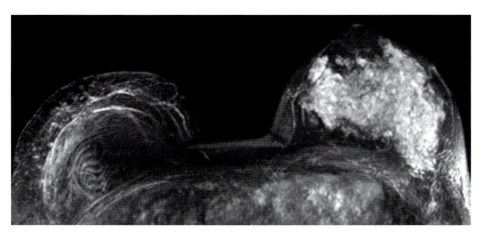

Abb. 37.**6** Primäre MR-Mammographie: Zykluswoche 4.

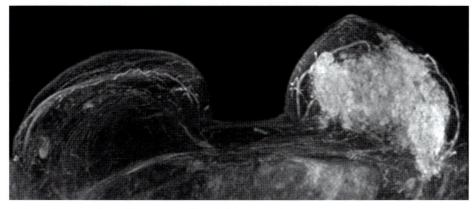

Abb. 37.**7** Kontroll-MR-Mammographie: Zykluswoche 2. Identisches Enhancement im Vergleich zur Primäruntersuchung.

Histologie links (3 Stanzzylinder)

Adenose

Therapie

Keine. Konsequente Überwachung im Rahmen der Tumornachsorge.

 In Einzelfällen findet sich in der MR-Mammographie frühzeitig eine extreme Kontrastmittelanreicherung, die keine zuverlässige Detektion und Differenzierung auffälliger Strukturen erlaubt (in Anlehnung an extrem dichte Gewebestrukturen im Mammogramm [ACR IV] ein MRM-Dichtetyp IV).

Fall 38

Vorstellungsgrund: Früherkennung.
Anamnese: unauffällig.
Risikoprofil: nicht erhöht.
Alter: 57 Jahre.

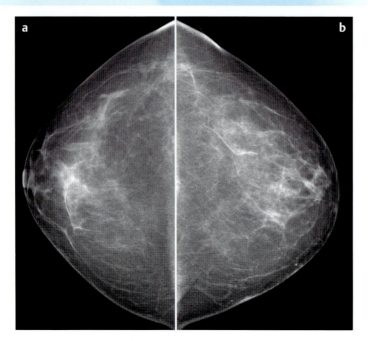

Abb. 38.**1 a, b** Digitale Mammographie (cc).

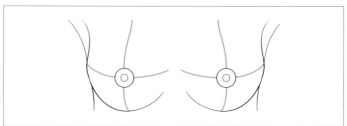

Klinischer Befund

Unauffällige Inspektion. Regelrechter Tastbefund.

Sonographie

Unauffällig (ohne Abbildung).

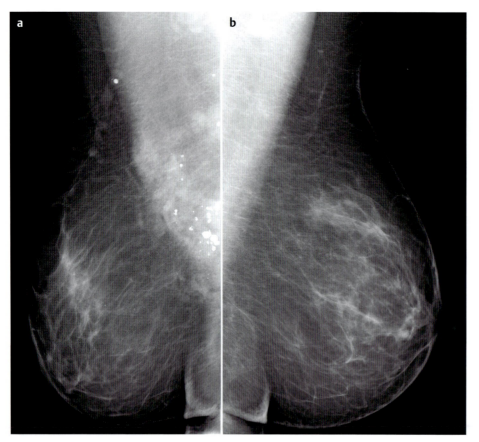

Abb. 38.**2 a, b** Digitale Mammographie (mlo).

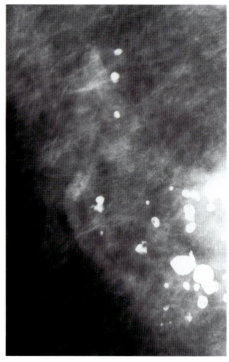

Abb. 38.**3** Zooming rechts.

Fall 38

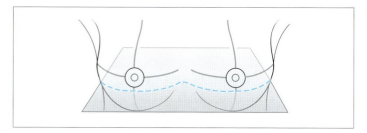
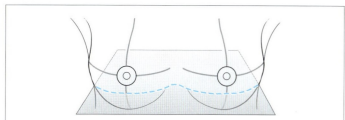
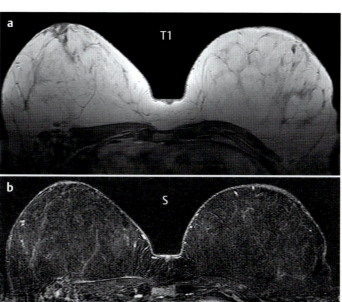
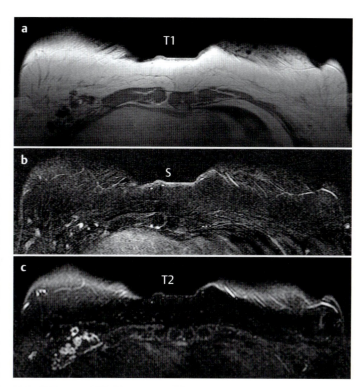
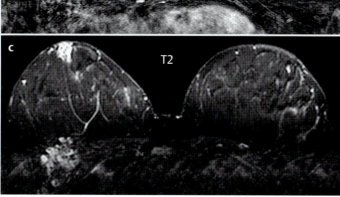

Abb. 38.**4 a – c** MR-Mammographie.

Abb. 38.**5 a – c** MR-Mammographie.

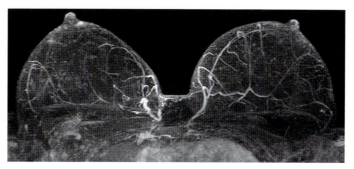

Abb. 38.**6** MR-Mammographie. MIP-Darstellung.

? Wie kategorisieren Sie Mammographie und MRT?
Wie lautet Ihre Verdachtsdiagnose?
Welches ist Ihr nächster Schritt?

Es handelt sich um die bildgebende Abklärung bei einer asymptomatischen Frau, die sich zur stereotaktischen Vakuumstanzbiopsie „suspekter gruppierter Mikro- und Makrokalzifikationen" rechts unten außen vorstellte.

Sonographie
Insbesondere im Bereich der Mikro- und Makrokalzifikationen rechts unten außen kein pathologischer Befund. US-BI-RADS 1.

Mammographie
Seitengleich symmetrisches, fibroglanduläres Drüsengewebe vom Typ II gemäß ACR. Nachweis von zahlreichen monomorphen Makrokalzifikationen in regionaler Anordnung rechts unten außen thoraxwandnah. Keine Mikrokalzifikationen. Keine Verdichtung, kein Herdbefund. Keine Architekturstörung. BI-RADS rechts 3/ links 1. Qualitätsstufe: cc-Ebene G (Mamille nicht tangential), mlo-Projektion G (untere Umschlagfalte nicht frei entfaltet, extraparenchymale Überlagerung durch Bauchdecke).

MR-Mammographie
In der nativen T1 gewichteten MRT thoraxwandnah Nachweis eines insgesamt 3 cm × 3 cm betragenden Areals mit zahlreichen, bis zu 5 mm großen signalarmen „Herden". Nach KM-Gabe allenfalls einzelne fleckförmige Mehranreicherungen innerhalb dieses Areals. In der T2-Sequenz vermehrter Wassergehalt dieser Region. Darüber hinaus unauffällige MR-Mammographie.

MRM-Artefaktstufe: 1
MRM-Dichtetyp: 1

Keine evaluierbaren Mehranreicherungen	
Gesamtpunktzahl	0
MRM-BI-RADS	1

→ Verdachtsdiagnose
Hämatom mit Verkalkungen.

→ Differenzialdiagnosen
Hamartom, Fettgewebsnekrosen (altes Trauma?), Hämangiom, Angiosarkom.

Fall 38: Lösung

BI-RADS-Einschätzung		
Klinischer Befund	rechts 1	links 1
Sonographie	rechts 1	links 1
Mammographie	rechts 3	links 1
MR-Mammographie	rechts 1	links 1
Gesamt-BI-RADS	**rechts 3**	**links 1**

Überlegungen zur erbetenen stereotaktischen Vakuumstanzbiopsie

Der in diesem Falle verwendete Stereotaxietisch (Fa. Fischer) weist, insbesondere bei thoraxwandnahen Befunden, eine in Richtung der Thoraxwand verlaufende diagonale Nadelführung auf. Aus Sorge vor einer Thoraxwandverletzung wurde daraufhin auf die erbetene perkutane Stanze verzichtet. Auf Wunsch der Patientin und trotz Kategorisierung als Befund BI-RADS 3 im Mammogramm (wegen der Differenzialdiagnose „Angiosarkom" [extrem selten]) erfolgte daraufhin die histologische Abklärung durch eine offene PE nach vorheriger Hakendrahtmarkierung.

Makroskopischer Befund

Umschriebener vaskulärer Tumor mit fokal ektatischen und partiell thrombosierten Gefäßen sowie vereinzelten kugelförmigen Kalzifikationen (Abb. 38.7).

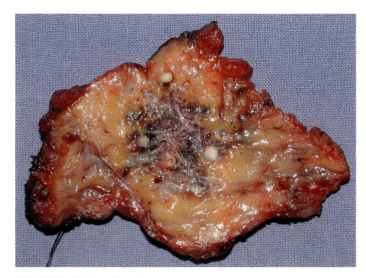

Abb. 38.**7**   Makropräparat.

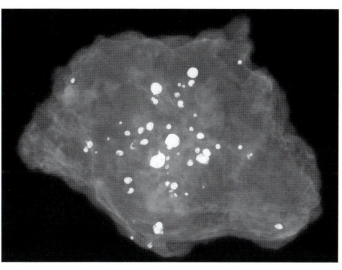

Abb. 38.**8**   Präparateradiogramm.

Histologie

Intramammäres Hämangiom.

Therapie

Tumorentfernung. Keine weiteren Konsequenzen.

 Makroverkalkungen im Mammogramm repräsentieren bei fehlendem Nachweis von zusätzlichen Mikroverkalkungen so gut wie immer einen benignen Befund.

Fall 39

Vorstellungsgrund: schmerzhafter Tastbefund links.
Anamnese: unauffällig.
Risikoprofil: nicht erhöht.
Alter und Geschlecht: 62 Jahre, *männlich*.

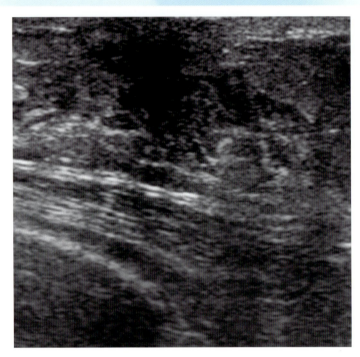

Abb. 39.**1** B-Bild-Sonographie.

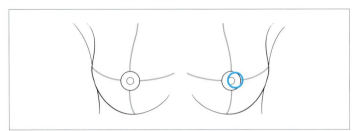

Klinischer Befund

1 cm große, schmerzhafte Resistenz links retroareolär. Gynäkomastie beidseits.

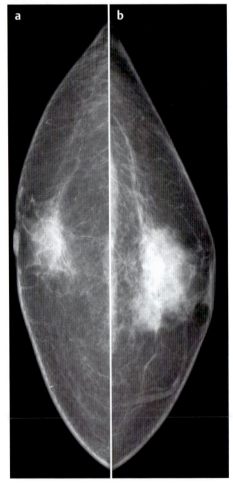

Abb. 39.**2 a, b** Digitale Mammographie (cc).

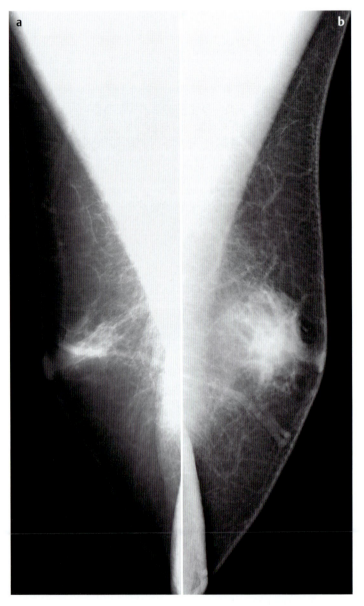

Abb. 39.**3 a, b** Digitale Mammographie (mlo).

Fall 39   155

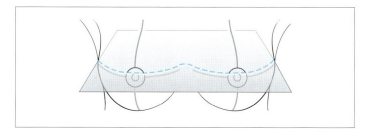
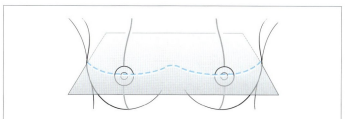

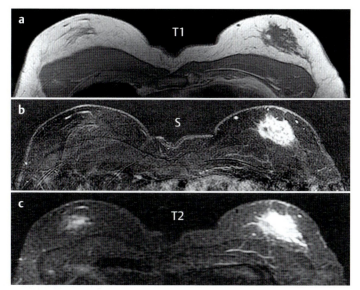

Abb. 39.**4a–c**   MR-Mammographie.

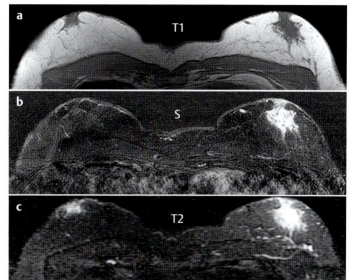

Abb. 39.**5a–c**   MR-Mammographie.

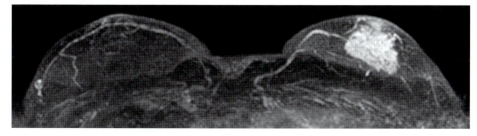

Abb. 39.**6**   MR-Mammographie. MIP-Darstellung.

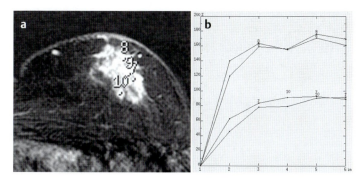

Abb. 39.**7a,b**   Kurvenanalyse.

 Wie kategorisieren Sie Sonographie, Mammographie und MRT?
Wie lautet Ihre Verdachtsdiagnose?
Welches ist Ihr nächster Schritt?

Es handelt sich um die bildgebende Abklärung bei einem symptomatischen Mann.

Sonographie

Im Bereich des Tastbefundes Nachweis eines 1 cm durchmessenden, echoarmen und lobulierten Herdbefundes mit indifferentem dorsalem Schallverhalten. US-BI-RADS links 4.

Mammographie

Gewebeasymmetrie zugunsten der linken Mamma. Keine Verdichtung, Architekturstörung oder suspekten Mikrokalzifikationen. Kein umschriebener Herdbefund. BI-RADS rechts 2/links 3. PGMI stammt aus dem britischen Screening. Daher ist es für Männer nicht definiert.

MR-Mammographie

Asymmetrie der retromamillären Gewebestrukturen mit partiell unscharfer Begrenzung. Auffällige unilaterale Mehranreicherung links nach Kontrastmittelgabe bei unspezifischer Signalkurve. Unauffälliger Befund der Gegenseite.

MRM-Artefaktstufe: 1
MRM-Dichtetyp: 1

MRM-Score	Befund	Punkte
Form	irregulär	1
Begrenzung	unscharf	1
KM-Verteilung	inhomogen	1
Initialer S-Anstieg	stark	2
Postinitialer Signalverlauf	Plateau	1
Gesamtpunktzahl		6
MRM-BI-RADS		5

→ **Verdachtsdiagnose**

Rechts: Gynäkomastie.
Links: Gynäkomastie (in asymmetrischer Anordnung zur Gegenseite, Mastitis, diffus wachsendes Karzinom).

Fall 39: Lösung

BI-RADS-Einschätzung		
Klinischer Befund	rechts 2	links 3
Sonographie	rechts 1	links 4
Mammographie	rechts 2	links 3
MR-Mammographie	rechts 1	links 5
Gesamt-BI-RADS	**rechts 1**	**links 5**

Procedere

Sonographisch gestützte Stanzbiopsie.

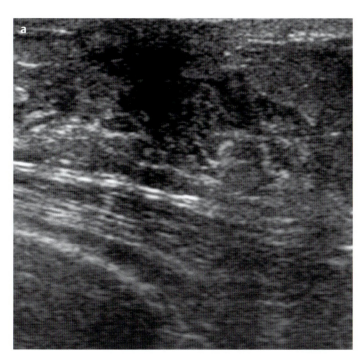 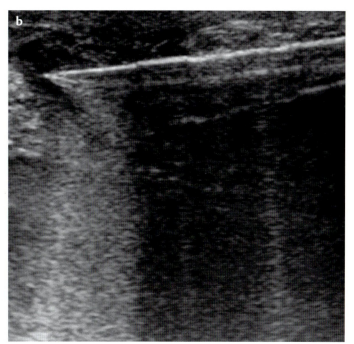

Abb. 39.**8 a, b** Dokumentation der US-gesteuerten Stanzbiopsie vor und während der Punktion.

Histologisches Ergebnis
Adenose.

Therapie
Keine.

 Die kernspintomographisch bedeutungsvollste Differenzialdiagnose zum Mammakarzinom ist die Adenose.
Das Signal der T2-Gewichtung ist bei der Adenose oft erhöht und bei Karzinomen eher intermediär oder vermindert.
In beiden Fällen gibt es jedoch Ausnahmen.

158 Fall 40

Vorstellungsgrund: Verhärtung links.
Anamnese: unauffällig.
Risikoprofil: Schwester mit Mammakarzinom (prämenopausal).
Alter: 47 Jahre.

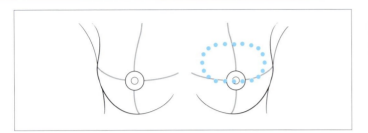

Klinischer Befund
Erhöhte Resistenz der kranialen Hälfte der linken Mamma.

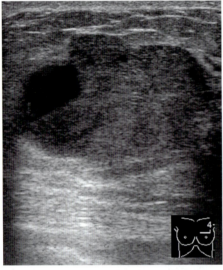

Abb. 40.1 B-Bild-Sonographie.

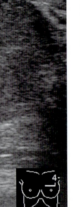

Abb. 40.2 FKDS.

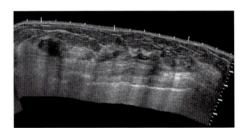

Abb. 40.3 Sonographie. Panorama-View links.

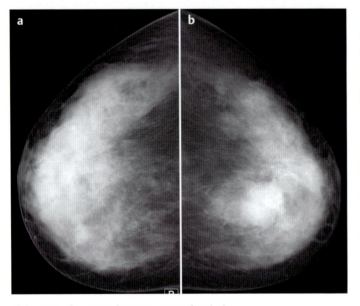

Abb. 40.4 a, b Digitale Mammographie (cc).

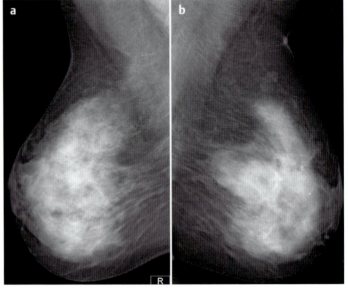

Abb. 40.5 a, b Digitale Mammographie (mlo).

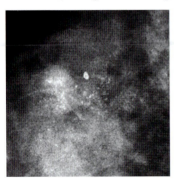

Abb. 40.6 Digitale Mammographie. Ausschnitt rechts zentral.

Fall 40

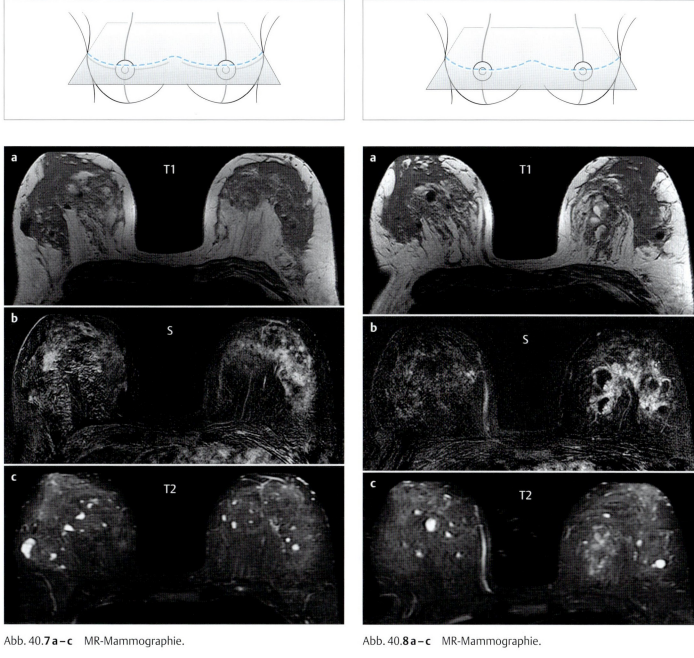

Abb. 40.**7 a–c** MR-Mammographie.

Abb. 40.**8 a–c** MR-Mammographie.

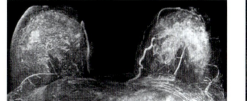

Abb. 40.**9** MR-Mammographie. MIP-Darstellung.

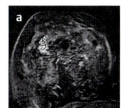 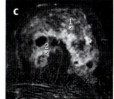 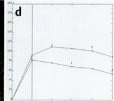

Abb. 40.**10 a–d** Kurvenanalyse rechts (**a, b**) und links (**c, d**).

> Wie kategorisieren Sie Sonographie, Mammographie und MRT?
> Wie lautet Ihre Verdachtsdiagnose?
> Welches ist Ihr nächster Schritt?

Es handelt sich um die bildgebende Abklärung bei einer symptomatischen Frau mit vermehrter Resistenz der kranialen Drüsengewebsanteile links.

Sonographie

Keine sonographischen Auffälligkeiten der rechten Mamma. Links kranial innenseitig glatt begrenztes, homogen hypoechogenes Areal mit zystischen Einschlüssen. Geringe dorsale Schallalterationen. Links kranial außenseitig fleckförmig angeordnete und partiell konfluierende hypoechogene Läsionen mit solitären dorsalen Schallauslöschphänomenen. In diesem Bereich deutlich gesteigerte Vaskularisation in der FKDS. Zysten beidseits. US-BI-RADS rechts 1, links innen 3, links außen 4.

Mammographie

Asymmetrie des extrem dichten Parenchyms vom Typ IV gemäß ACR. Links zentral innen umschriebenes lobuliertes Areal mit überwiegend glatter Begrenzung. Links keine Kalzifikationen. Rechts zentral regionale Anordnung polymorpher Mikrokalzifikationen (BI-RADS rechts 4/links 4).

MR-Mammographie

Rechts oben außen unscharf begrenztes Areal mit gesteigerter Vaskularisation im Vergleich zum umgebenden Drüsengewebe. Links in beiden oberen Quadranten pathologisch gesteigerte Vaskularisation. Oben innen Konglomerate von Makrozysten, die partiell durch hypervaskularisiertes Gewebe infiltriert erscheinen (Pfeile) (Abb. 40.11). Blande Zysten beidseits.

MRM-Artefaktstufe: 2
MRM-Dichtetyp: 3

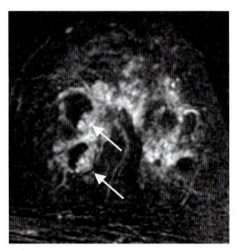

Abb. 40.11 Intrazystische Tumorinfiltration.

MRM-Score	Rechts	Punkte	Links	Punkte
Form	irregulär	1	irregulär	1
Begrenzung	unscharf	1	unscharf	1
KM-Verteilung	inhomogen	1	inhomogen	1
Initialer S-Anstieg	mäßig	1	stark	2
Postinitialer Signalverlauf	Plateau	1	Wash-out	2
Gesamtpunktzahl		5		7
MRM-BI-RADS		4		5

→ **Differenzialdiagnosen**

Rechts: fokale Adenose, DCIS, invasives Karzinom.
Links: Karzinom (invasiv papillär?), DCIS, Adenose.

Fall 40:Lösung

BI-RADS-Einschätzung		
Klinischer Befund	rechts 1	links 4
Sonographie	rechts 1	links 4
Mammographie	rechts 4	links 4
MR-Mammographie	rechts 4	links 5
Gesamt-BI-RADS	**rechts 4**	**links 5**

Procedere
Histologische Abklärung der Kalzifikationen rechts durch stereotaktische Vakuumstanzbiopsie.
Histologische Abklärung der kranialen Quadranten links, getrennt für den oberen inneren und den oberen äußeren Quadranten.

Histologisches Ergebnis der perkutanen Stanzen
rechts: weitgehend intraduktale und nur geringe invasive Anteile eines duktalen Karzinoms,
links innen: intraduktales Papillom,
links außen: intraduktal kribriformes papilläres duktales Mammakarzinom.

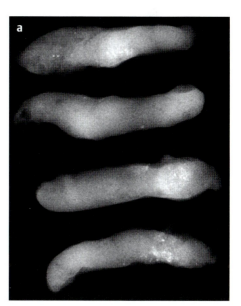
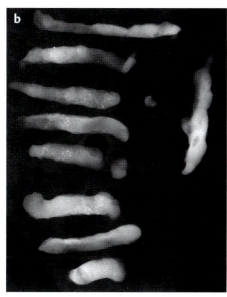

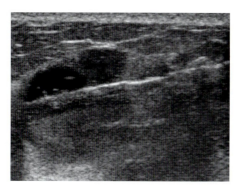

Abb. 40.13   US-Stanze links oben innen.

Abb. 40.**12 a, b**   Radiogramme der Stanzzylinder rechts.

Histologisches Ergebnis nach offener Biopsie
Rechts: invasiv duktales Mammakarzinom (7 mm) mit ausgedehntem DCIS von 5 cm Durchmesser.
Links: teils papilläres, teils kribriformes duktales Carcinoma in situ.

Rechts: IDC pT1 b, pN0 (0/2 SN), G1 + DCIS.
Links: DCIS pTis (van Nuys-Score 8), pN0, G2.

Therapie
Mastektomie beidseits.

   Im vorliegenden Fall handelt es sich sehr wahrscheinlich um eine maligne Transformation auf dem Boden einer Papillomatose.

Fall 41

Vorstellungsgrund: Tastbefund links.
Anamnese: unauffällig.
Risikoprofil: nicht erhöht.
Alter: 45 Jahre.

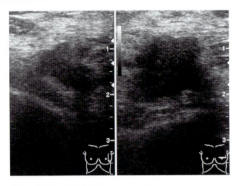

Abb. 41.1 B-Bild-Sonographie.

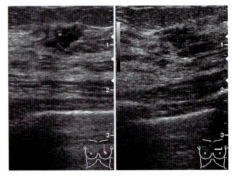

Abb. 41.2 B-Bild-Sonographie.

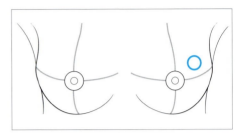

Klinischer Befund
Tastbefund links oben außen.

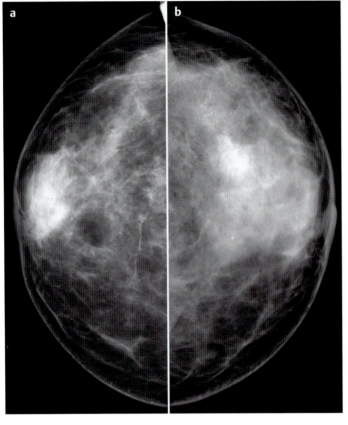

Abb. 41.3 a, b Digitale Mammographie (cc).

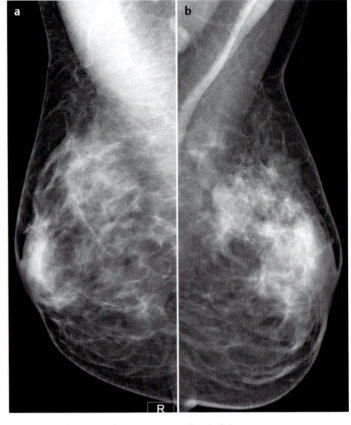

Abb. 41.4 a, b Digitale Mammographie (mlo).

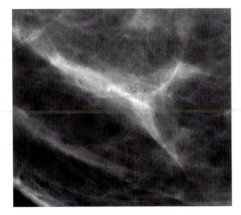

Abb. 41.5 Zooming rechts innen.

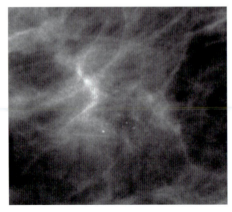

Abb. 41.6 Zooming rechts kaudal.

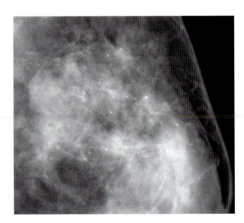

Abb. 41.7 Zooming links oben außen.

Fall 41

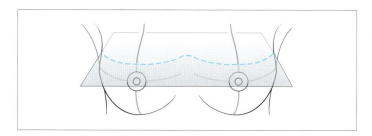
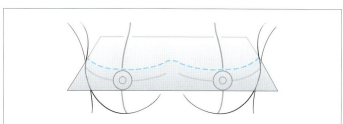
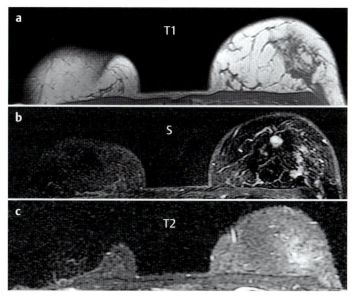

Abb. 41.**8 a–c** MR-Mammographie.

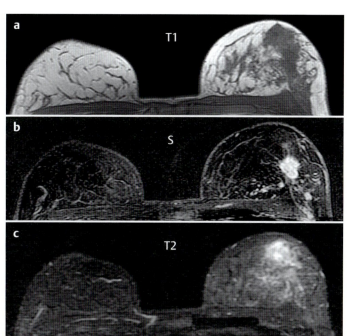

Abb. 41.**9 a–c** MR-Mammographie.

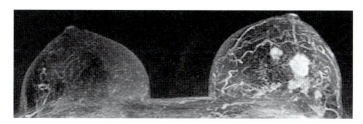

Abb. 41.**10** MR-Mammographie. MIP-Darstellung.

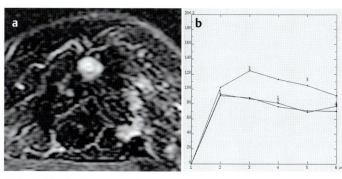

Abb. 41.**11 a, b** Kurvenanalyse.

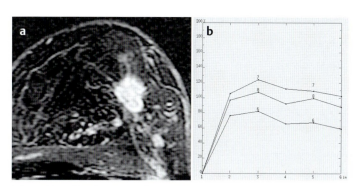

Abb. 41.**12 a, b** Kurvenanalyse.

Wie kategorisieren Sie Sonographie, Mammographie und MRT?
Wie lautet Ihre Verdachtsdiagnose?
Welches ist Ihr nächster Schritt?

Es handelt sich um die Abklärung eines Tastbefundes links. Eine Früherkennung hatte bei der 48-jährigen Patientin bis dahin nicht stattgefunden.

Sonographie

Darstellung eines echoarmen, 1,7 cm großen und unregelmäßig begrenzten Herdbefundes mit dorsaler Schallauslöschung und echogenem Randsaum. Unterbrechung der Gewebearchitektur durch diesen Befund. Darüber hinaus Nachweis weiterer 8 mm großer echoarmer Herde links oben mittig. Hier indifferentes dorsales Schallverhalten. Keine Störung der Architektur des Drüsengewebes. US-BI-RADS 5 mit Hinweis auf Multizentrizität.

Mammographie

Asymmetrisch angeordnetes (links > rechts) inhomogen dichtes Drüsengewebe vom Typ III gemäß ACR. Links oben außen vage Abgrenzbarkeit eines allenfalls isodensen und etwa 1,8 cm großen Herdfundes mit unscharfer Begrenzung. Polymorphe, segmental im oberen äußeren Quadranten links angeordnete Mikrokalzifikationen. Rechts unten innen Darstellung einer gruppiert angeordneten monomorphen Mikrokalkgruppe. BI-RADS rechts 3/links 5. Qualitätsstufe: cc-Ebene G (Überlagerung rechts außerhalb des Parenchyms), mlo-Projektion G (Umschlagfalte, Hautfalte).

MR-Mammographie

Lobulierter, partiell unscharf begrenzter, etwa 2 cm großer Herdbefund links oben außen mit eindeutigen Malignitätskriterien. Hypointensität in der T2-Gewichtung. Links oben mittig Abbildung eines weiteren lobulierten, partiell unscharf begrenzten und etwa 1 cm großen Herdes, ebenfalls mit eindeutigen Malignitätskriterien. Reduziertes Signal in der T2-Gewichtung.

MRM-Artefaktstufe: 2
MRM-Dichtetyp: 1

MRM-Score	Links oben außen	Punkte	Links zentral	Punkte
Form	lobuliert	0	rund	0
Begrenzung	spikuliert	1	glatt	0
KM-Verteilung	Ring	2	Ring	2
Initialer S-Anstieg	stark	2	stark	2
Postinitialer Signalverlauf	Wash-out	2	Wash-out	2
Gesamtpunktzahl		7		6
MRM-BI-RADS		5		5

→ **Verdachtsdiagnose**

Multizentrisches Mammakarzinom links.

→ **Differenzialdiagnose**

Karzinom links lateral, Fibroadenom links oben mittig.

Fall 41: Lösung

BI-RADS-Einschätzung		
Klinischer Befund	rechts 1	links 4
Sonographie	rechts 1	links 5 (MCC)
Mammographie	rechts 3	links 5
MR-Mammographie	rechts 1	links 5 (MCC)
Gesamt-BI-RADS	**rechts 3**	**links 5 (MCC)**

Procedere
Ultraschallgestützte histologische Abklärung des Palpationsbefundes links oben außen sowie des zusätzlichen Herdbefundes links zentral zur histologischen Verifizierung der Multizentrizität des Tumorgeschehens.

Histologischer Befund der Stanzbiopsien links
Links oben außen: invasiv duktales Mammakarzinom.
Links zentral: invasiv duktales Mammakarzinom.

Weiteres Procedere
Stereotaktische Vakuumstanzbiopsie der Mikrokalkgruppe rechts trotz BI-RADS 3. In Kenntnis des Mammakarzinoms links erhöhtes Karzinomrisiko kontralateral.

Histologischer Befund der Vakuumstanzbiopsie rechts
Rechts unten innen: sklerosierende Adenose.

Histologisches Ergebnis
Multizentrisches, 22 mm und 14 mm großes invasiv duktales Mammakarzinom, Lymphknoten positiv (1/17).

Links: IDC pT2 multizentrisch, pN1, G2.
Rechts: Sklerosierende Adenose.

Therapie
Mastektomie links, keine operativen Maßnahmen rechts.

 10–20 % der Mammakarzinome treten multizentrisch auf. Üblicherweise erfolgt in diesen Fällen eine Mastektomie.

Fall 42

Vorstellungsgrund: Früherkennung.
Anamnese: unauffällig.
Risikoprofil: kein Risiko
Alter: 54 Jahre.

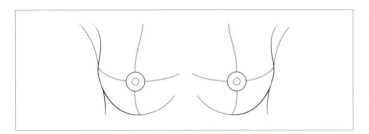

Klinischer Befund
Kein Tastbefund.

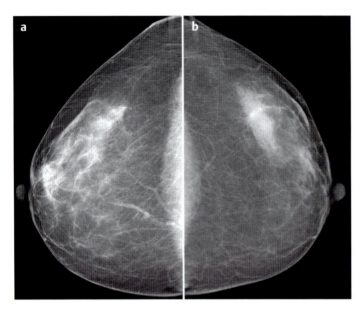

Abb. 42.**2 a, b** Digitale Mammographie (cc).

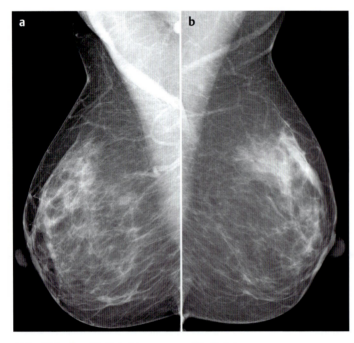

Abb. 42.**3 a, b** Digitale Mammographie (mlo).

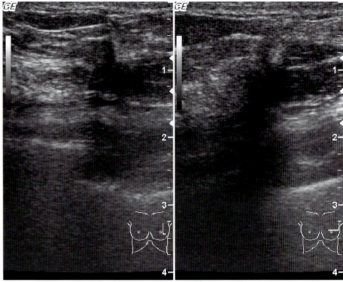

Abb. 42.**1** B-Bild-Sonographie.

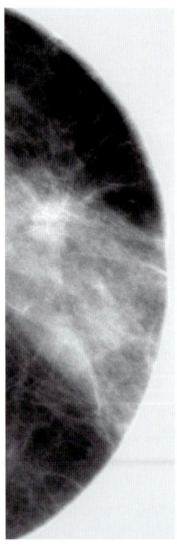

Abb. 42.**4** Tubuskompression links.

Fall 42 167

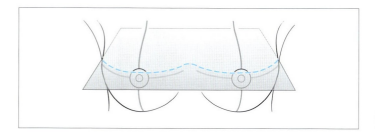
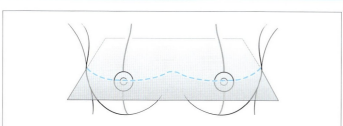

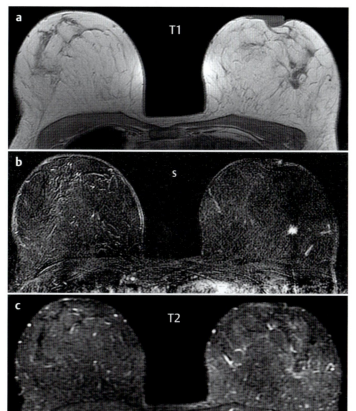

Abb. 42.**5 a–c** MR-Mammographie.

Abb. 42.**6 a–c** MR-Mammographie.

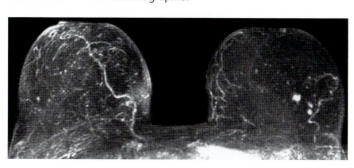

Abb. 42.**7** MR-Mammographie. MIP-Darstellung.

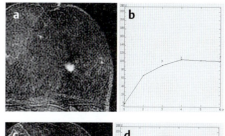
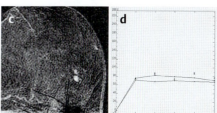

Abb. 42.**8 a–d** Kurvenanalysen.

? Wie kategorisieren Sie Sonographie, Mammographie und MRT?
Wie lautet Ihre Verdachtsdiagnose?
Welches ist Ihr nächster Schritt?

Es handelt sich um die repräsentative Bildgebung im Rahmen der Früherkennung.

Sonographie

Nachweis eines 8 mm großen unregelmäßig begrenzten und echoarmen Herdbefundes mit dorsaler Schallauslöschung links oben außen. US-BI-RADS links 4.

Mammographie

Asymmetrisches (rechts > links), partiell inhomogen dichtes Drüsengewebe vom Typ III gemäß ACR. Isodenser, angedeutet spikulierter und etwa 1 cm großer Herdfund links oben außen. Deutlichere Darstellung des spikulierten Charakters unter Tubuskompression. BI-RADS rechts 1/links 4. Qualitätsstufe: cc-Aufnahmen P, mlo-Aufnahmen G (untere Umschlagfalte).

MR-Mammographie

Spikulierter, unscharf begrenzter, 1 cm großer Herdbefund links oben außen mit starkem initialen Signalanstieg und postinitialem Plateau sowie reduzierter Signalgebung in der T2-Gewichtung. 1,2 cm kaudal dieses Herdes Darstellung zweier weiterer 5 mm großer homogen Kontrastmittel aufnehmender Herde mit initialem Signalanstieg von 80% und postinitialem Plateau sowie reduziertem Signal in der T2-Gewichtung (MRM-BI-RADS 3).

Anmerkung: Der Herdbefund links oben außen war bereits auf Voraufnahmen, die 3 Jahre zuvor auswärts angefertigt wurden, in ähnlicher Größe nachzuweisen (Abb. 42.9).

MRM-Artefaktstufe: 2
MRM-Dichtetyp: 1

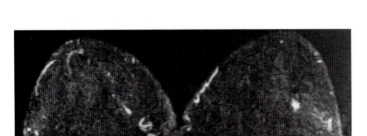

Abb. 42.**9** MR-Mammographie vor 3 Jahren mit Nachweis des hypervaskularisierten Herdbefundes links lateral (auswärtige Untersuchung). 256er-Matrix.

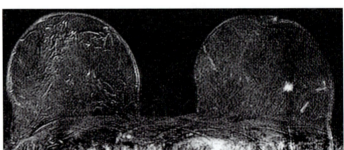

Abb. 42.**10** Aktuelle MR-Mammographie zum Vergleich. 512er-Matrix.

MRM-Score	Befund links oben außen	Punkte	Befund links außen mittig	Punkte
Form	irregulär	1	rund	0
Begrenzung	spikuliert	1	scharf	0
KM-Verteilung	homogen	0	homogen	0
Initialer S-Anstieg	stark	2	mäßig	1
Postinitialer Signalverlauf	Plateau	1	Plateau	1
Gesamtpunktzahl		5		2
MRM-BI-RADS		4		2

→ **Verdachtsdiagnose**

Links oben außen: Karzinom. Links außen mittig: Fibroadenom.

→ **Differenzialdiagnose**

Adenose, Papillom.

Fall 42: Lösung

BI-RADS-Einschätzung		
Klinischer Befund	rechts 1	links 1
Sonographie	rechts 1	links 4
Mammographie	rechts 1	links 4
MR-Mammographie	rechts 1	links 4
Gesamt-BI-RADS	**rechts 1**	**links 4**

Procedere
Ultraschallgestützte histologische Abklärung des Herdbefundes links oben außen (Abb. 42.11 a u. b).

Histologischer Befund der Stanzbiopsie
Tubuläres Mammakarzinom.

Weiteres Procedere
Offene Biopsie nach MRT-gestützter Markierung der benachbarten Herdbefunde links (Abb. 42.12).

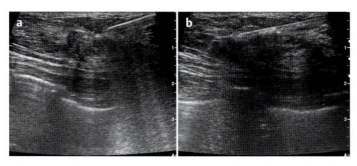

Abb. 42.**11 a, b** US-gestützte Stanzbiopsie links. Prefire- und Postfire-Dokumentation.

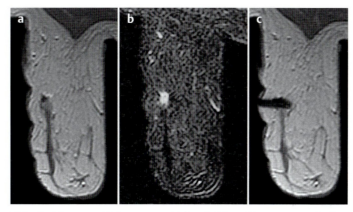

Abb. 43.**12 a–c** MRT-gestützte Hakendrahtmarkierung vor OP. Nativ- und Subtraktionsaufnahme sowie Dokumentation nach Drahtplatzierung.

Histologisches Ergebnis
12 mm großes tubuläres Karzinom mit benachbarter Adenose.

TC pT1 c, pN1, G1.

Therapie
BET.

 Tubuläre Mammakarzinome haben im Allgemeinen ein sehr langsames, häufig über Jahre in geringem Ausmaß fortschreitendes Wachstum (G1-Tumoren).

Fall 43

Vorstellungsgrund: blutige Sekretion links.
Anamnese: BET rechts vor 7 Jahren.
Risikoprofil: eigenes Mammakarzinom.
Alter: 67 Jahre.

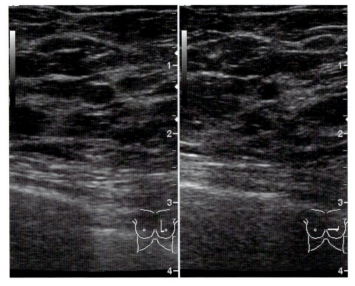

Abb. 43.1 B-Bild-Sonographie.

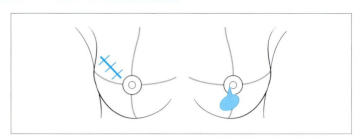

Klinischer Befund

Palpation unauffällig. Blutige Sekretion links aus einem Milchgang.

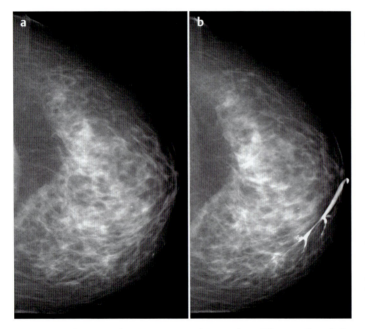

Abb. 43.2 a, b Digitale Mammographie und Galaktographie links (cc).

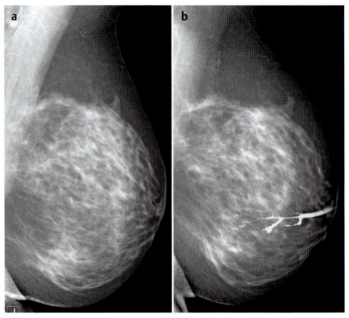

Abb. 43.3 a, b Digitale Mammographie und Galaktographie links (ml).

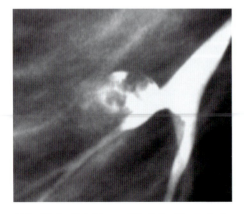

Abb. 43.4 Galaktographie links, Zoom (cc).

Fall 43

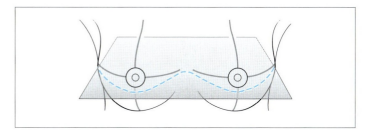
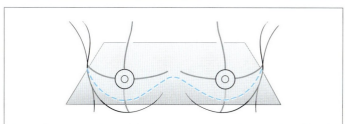

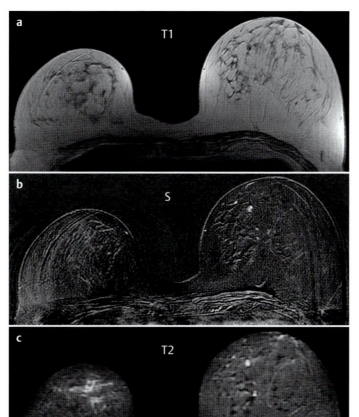

Abb. 43.**5a–c** MR-Mammographie.

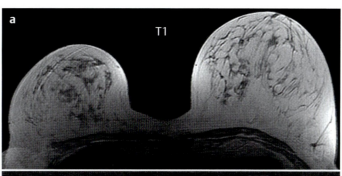
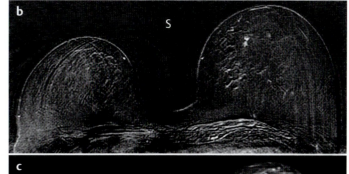
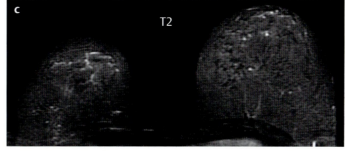

Abb. 43.**6a–c** MR-Mammographie.

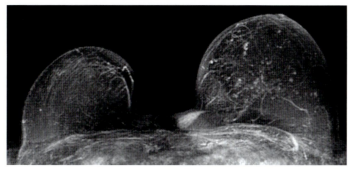

Abb. 43.**7** MR-Mammographie. MIP-Darstellung.

Abb. 43.**8** Kurvenanalyse im Herdbefund links.

? Wie kategorisieren Sie Sonographie, Mammographie, Galaktographie und MRT?
Wie lautet Ihre Verdachtsdiagnose?
Welches ist Ihr nächster Schritt?

Fall 43

Es handelt sich um die Bildgebung bei einer symptomatischen Frau mit pathologischer Sekretion und erhöhtem Brustkrebsrisiko.

Sonographie
Im Ultraschall im Verlauf eines ektatischen Milchganges links unten innen ein vager Hinweis auf einen 3 mm großen echoarmen Herdbefund mit indifferentem dorsalem Schallverhalten. US-BI-RADS 3.

Mammographie
Inhomogen dichtes Drüsengewebe vom Typ III gemäß ACR. Insbesondere links unten innen keine Auffälligkeiten. Keine Verdichtung. Kein Herdbefund. Keine Architekturstörung. Keine auffälligen Kalzifikationen. Nach Galaktographie hier Nachweis einer 3 mm großen KM-Aussparung links unten innen. BI-RADS rechts 1/links 3. PGMI für Einzelbild nicht definiert.

MR-Mammographie
Korrespondierend zum Galaktographiebefund Nachweis eines hypervaskularisierten, nicht glatt begrenzten Herdbefundes von 3 mm Größe links unten innen. Erhöhtes Signalverhalten dieses Befundes in der T2-Sequenz. Initialer Signalanstieg 120% und anschließendes Auswaschphänomen. MRM-Score links 4.

MRM-Artefaktstufe: 2
MRM-Dichtetyp: 1

MRM-Score	Befund	Punkte
Form	rund	0
Begrenzung	unscharf	1
KM-Verteilung	homogen	0
Initialer S-Anstieg	stark	2
Postinitialer Signalverlauf	Wash-out	2
Gesamtpunktzahl		5
MRM-BI-RADS		4

→ **Differenzialdiagnosen**
Papillom, Adenom, Fibroadenom, Karzinom.

Fall 43: Lösung

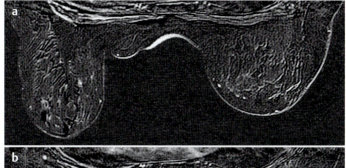
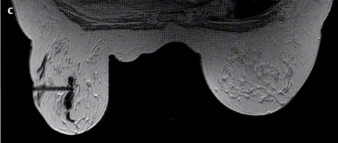
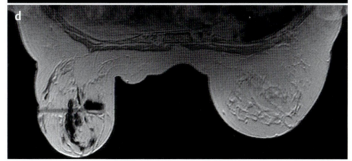

Abb. 43.9 a–d   MR-gestützte VSB links zentral.

BI-RADS-Einschätzung		
Klinischer Befund	rechts 1	links 3
Sonographie	rechts 1	links 3
Mammographie	rechts 1	links 3
MR-Mammographie	rechts 1	links 4
Gesamt-BI-RADS	**rechts 1**	**links 4**

Procedere

Histologische Abklärung des Galakotgraphiebefundes links unten innen durch MR-gestützte perkutane Vakuumstanzbiopsie mit der Zielsetzung der kompletten Befundentfernung (diagnostischer + therapeutischer Ansatz) (Abb. 43.**9** u. 43.**10**).

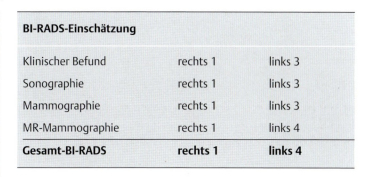

Abb. 43.**10 a**   Erster gewonnener Stanzzylinder mit kugelförmiger Gewebestruktur (Pfeil).

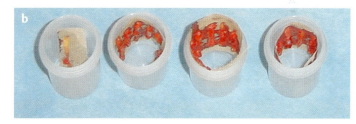

Abb. 43.**10 b**   Komplette Aufreihung der 20 entnommenen Zylinder vor dem Versand.

Histologisches Ergebnis
Komplett reseziertes intraduktales Papillom (bereits im 1. entnommenen Stanzzylinder, s. Abb. 43.**10 a**), keine Malignität.

Milchgangspapillom.

Therapie
Keine weitere Therapie aufgrund der kompletten interventionellen Entfernung. Nach Stanzbiopsie Sistieren der Mamillensekretion.

 Das Entartungsrisiko von solitären intraduktalen Papillomen beträgt 3–7 %. Bei multiplen peripheren Papillomen liegt das relative Risiko für die Entstehung von Brustkrebs bei 10–33 %. Aus diesem Grund wird die Exstirpation dieser gutartigen Befunde empfohlen. Bei kleineren Befunden ist dies mit der Vakuumstanzbiopsie möglich.

Fall 44

Vorstellungsgrund: Knoten rechts lateral.
Anamnese: unauffällig.
Risikoprofil: nicht erhöht.
Alter: 28 Jahre.

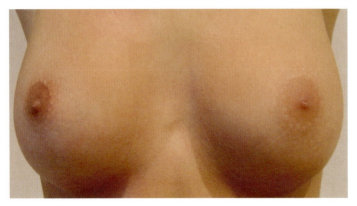

Abb. 44.1 Klinischer Befund: glatt begrenzter, gut verschieblicher Knoten rechts lateral.

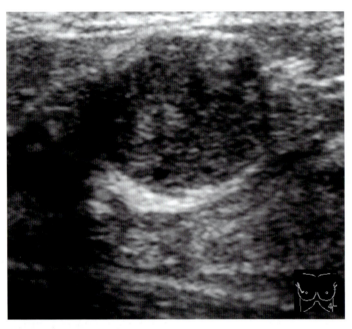

Abb. 44.2 B-Bild-Sonographie.

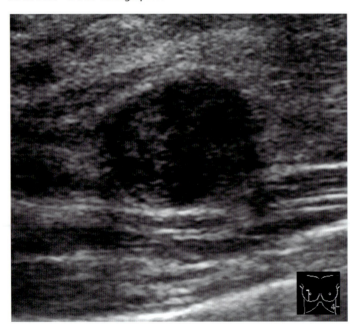

Abb. 44.3 B-Bild-Sonographie

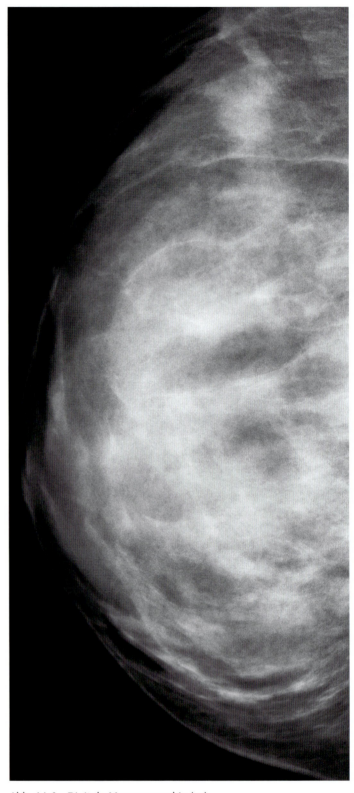

Abb. 44.4 Digitale Mammographie (cc).

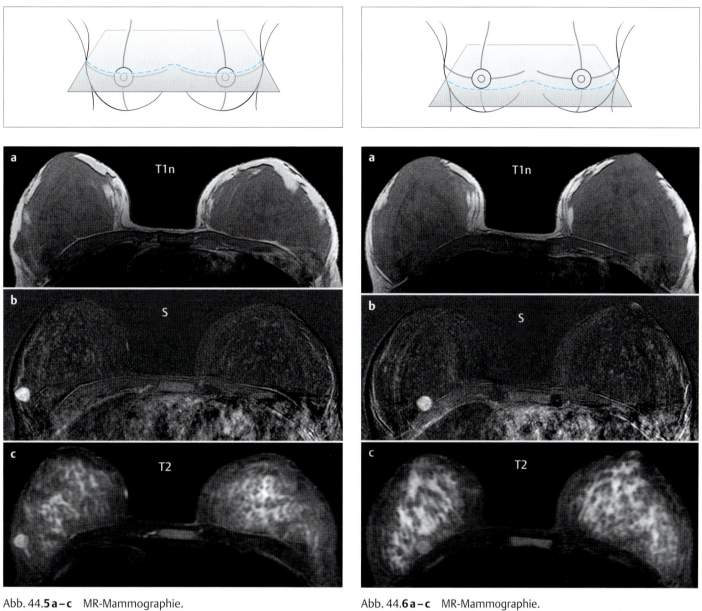

Abb. 44.**5 a–c** MR-Mammographie.

Abb. 44.**6 a–c** MR-Mammographie.

Abb. 44.**7 a–d** Kurvenanalyse.

Abb. 44.**8** MR-Mammographie. MIP-Darstellung.

 Wie kategorisieren Sie Sonographie, Mammographie und MRT?
Wie lautet Ihre Verdachtsdiagnose?
Welches ist Ihr nächster Schritt?

Fall 44

Die bildgebende Diagnostik wurde zur weiterführenden Abklärung eines neu aufgetretenen Tastbefundes rechts bei dieser sehr jungen Patientin angefertigt. Es wurde aufgrund des Symptoms „Knoten rechts" eine dosisreduzierte digitale Mammographie rechts in cc-Projektion zum Ausschluss etwaiger Mikrokalzifikationen angefertigt.

Klinik
Unauffällig.

Sonographie
Im Bereich des Tastbefundes und korrespondierend hierzu ein runder Herdbefund mit glatter Begrenzung und inhomogener Binnenstruktur. Keine Malignitätskriterien. Weiterer Herdbefund mit ähnlicher Echomorphologie rechts zentral thoraxwandnah. US-BI-RADS 3 rechts lateral und zentral.

Mammographie
Erwartungsgemäß extrem dichtes Parenchym vom Typ IV gemäß ACR. Lateral fragliche rundliche Verdichtung (korrespondierend zum Tastbefund?). Keine Architekturstörung. Keine auffälligen Kalzifikationen. BI-RADS rechts 1.

MR-Mammographie
Korrespondierend zum Tast- und Ultraschallbefund Nachweis eines hypervaskularisierten runden und allseits scharf begrenzten Herdbefundes rechts lateral mit hohem Signal in T2. Zweiter Herdbefund mit ähnlichem Signalverhalten nativ und nach KM-Gabe rechts thoraxwandnah, jedoch mit eher intermediärem Signal in der T2-Gewichtung.

MRM-Artefaktstufe: 2
MRM-Dichtetyp: 1

MRM-Score	Rechts lateral	Punkte	Rechts zentral	Punkte
Form	rund	0	rund	0
Begrenzung	scharf	0	scharf	0
KM-Verteilung	inhomogen	1	inhomogen	1
Initialer S-Anstieg	stark	2	stark	2
Postinitialer Signalverlauf	Plateau	1	Plateau	1
Gesamtpunktzahl		4		4
MRM-BI-RADS		4		4

→ **Verdachtsdiagnose**
Bifokales Fibroadenom rechts (z. B. myxoid?), Adenom.

→ **Differenzialdiagnose**
Karzinom (z. B. medullär) sehr unwahrscheinlich.

Fall 44: Lösung

BI-RADS-Einschätzung		
Klinischer Befund	rechts 3	links 1
Sonographie	rechts 3	links 1
Mammographie	rechts 1	links 1
MR-Mammographie	rechts 4	links 1
Gesamt-BI-RADS	**rechts 4**	**links 1**

Procedere
Empfehlung zur histologischen Abklärung des Tastbefundes, vorzugsweise durch US-gestützte perkutane Hochgeschwindigkeitsstanzbiopsie. Auf Wunsch der Patientin und mit Blick auf den störenden Knoten rechts lateral Entschluss zur operativen Entfernung beider Befunde rechts. Verzicht auf präoperative Stanzbiopsie.

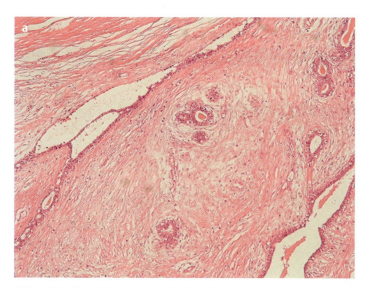 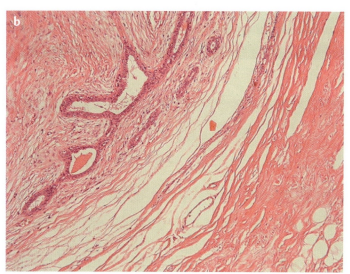

Abb. 44.**9 a, b** Makropräparate beider Knoten der rechten Mamma. Typisches Histologiebild der beiden Fibroadenome.

Histologisches Ergebnis
22 mm und 20 mm große Fibroadenome der rechten Mamma.

Myxoide Fibroadenome (bifokal) der rechten Mamma.

Therapie
Operative Entfernung.

 Das myxoide Fibroadenom ist der häufigste Mammatumor der jungen Frau.

Fall 45

Vorstellungsgrund: Früherkennung.
Anamnese: unauffällig.
Risikoprofil: normal
Alter: 58 Jahre.

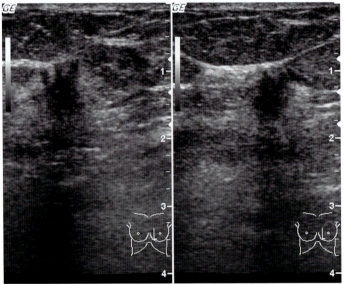

Abb. 45.1 B-Bild-Sonographie.

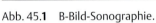

Klinischer Befund

Kein suspekter Tastbefund.

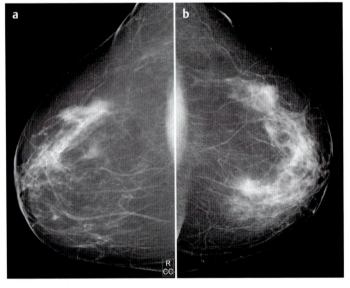

Abb. 45.2 a, b Digitale Mammographie (cc).

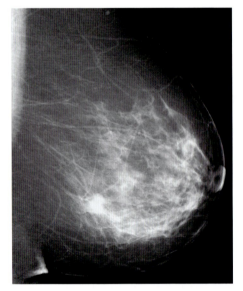

Abb. 45.4 Digitale Mammographie links (ml).

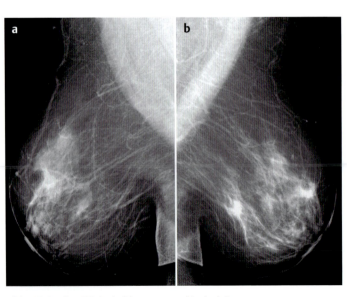

Abb. 45.3 a, b Digitale Mammographie (mlo).

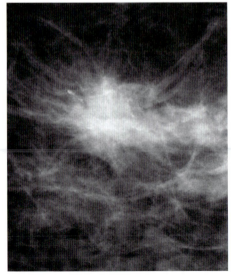

Abb. 45.5 Zooming links (cc).

Fall 45   179

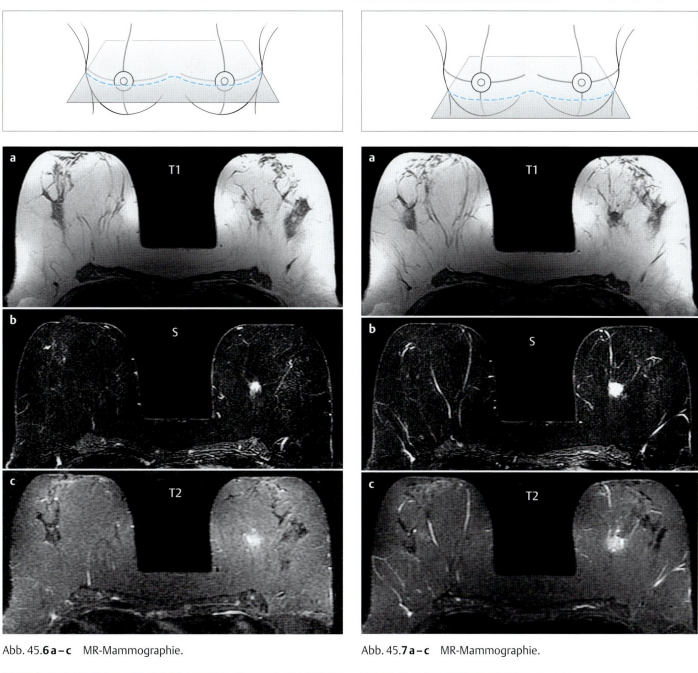

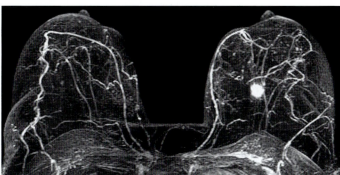

Abb. 45.**6 a–c**   MR-Mammographie.

Abb. 45.**7 a–c**   MR-Mammographie.

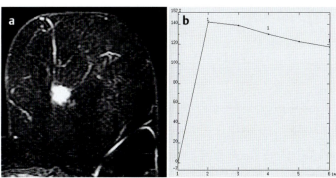

Abb. 45.**8**   MR-Mammographie. MIP-Darstellung.

Abb. 45.**9 a, b**   Kurvenanalyse.

Wie kategorisieren Sie Sonographie, Mammographie und MRT?
Wie lautet Ihre Verdachtsdiagnose?
Welches ist Ihr nächster Schritt?

Fall 45

Es handelt sich um die bildgebende Abklärung bei einer asymptomatischen Frau.

Sonographie

Links unten innen Darstellung eines echoarmen, unregelmäßig begrenzten und etwa 1 cm großen Herdbefundes, der die Architektur der Brustdrüse unterbricht und einen dorsalen Schallschatten aufweist. Einschätzung: US-BI-RADS 5.

Mammographie

Seitengleich symmetrisches, fibroglanduläres Drüsengewebe vom Typ II gemäß ACR. Nachweis eines 1 cm großen hyperdensen, lobulierten Herdbefundes mit radiären Ausläufern und überwiegend monomorphen Mikrokalzifikationen links unten innen. Keine Architekturstörung. BI-RADS rechts 1/links 5). Qualitätsstufe: cc-Ebene P, mlo-Projektion G (untere Umschlagfalte).

MR-Mammographie

Nachweis eines 1 cm großen lobulierten und partiell spikulierten, homogen Kontrastmittel aufnehmenden Herdbefundes links unten innen mit initialem Signalanstieg von ca. 115% und postinitialem Wash-out sowie erhöhter Signalgebung dieses Befundes in der T2-Gewichtung.

MRM-Artefaktstufe: 1
MRM-Dichtetyp: 1

MRM-Score	Befund	Punkte
Form	rund	0
Begrenzung	spikuliert	1
KM-Verteilung	inhomogen	1
Initialer S-Anstieg	stark	2
Postinitialer Signalverlauf	Wash-out	2
Gesamtpunktzahl		6
MRM-BI-RADS		5

→ **Verdachtsdiagnose**

Karzinom.

Fall 45: Lösung

BI-RADS-Einschätzung		
Klinischer Befund	rechts 1	links 1
Sonographie	rechts 1	links 5
Mammographie	rechts 1	links 5
MR-Mammographie	rechts 1	links 5
Gesamt-BI-RADS	**rechts 1**	**links 5**

Procedere
Histologische Abklärung durch US-gestützte perkutane Hochgeschwindigkeitsstanzbiopsie.

Histologisches Ergebnis
Invasiv lobuläres Mammakarzinom.

Weiteres Procedere
Tumorektomie nach präoperativer Hakendrahtmarkierung (Abb. 45.10). Perioperative Präparateradiographie zur Bestätigung der kompletten Befundentfernung (Abb. 45.11).

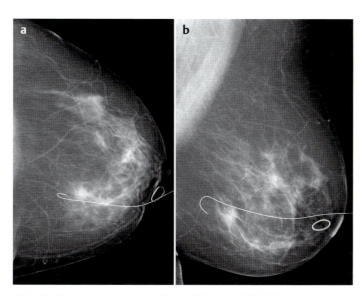

Abb. 45.10 a, b Mammographische Hakendrahtlokalisation.

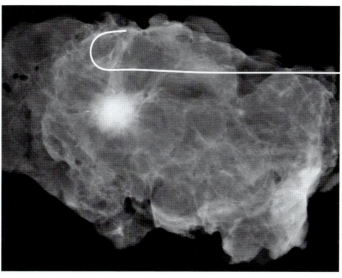

Abb. 45.11 Präparateradiogramm.

Histologisches Ergebnis
12 mm großes invasiv lobuläres Mammakarzinom. Axillärer Lymphknotenstatus regelrecht.

ILC pT1 c, pN0, G2.

Therapie
BET links.

 Klassisches Screening-Karzinom, das in allen drei bildgebenden Verfahren hochsuspekt ist.

Fall 46

Vorstellungsgrund: Früherkennung.
Anamnese: unauffällig.
Risikoprofil: nicht erhöht.
Alter: 53 Jahre.

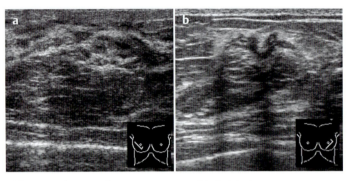

Abb. 46.1 a, b   B-Bild-Mammasonographie beidseits.

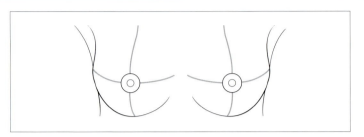

Klinischer Befund
Unauffällig.

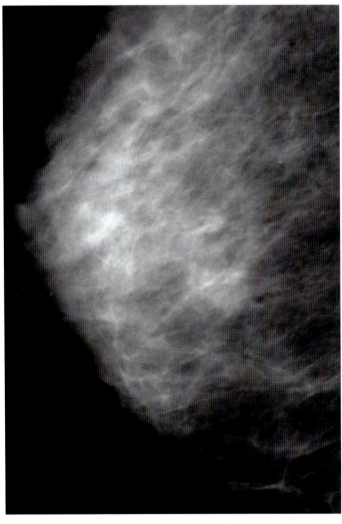

Abb. 46.2   Digitale Mammographie. MAG rechts.

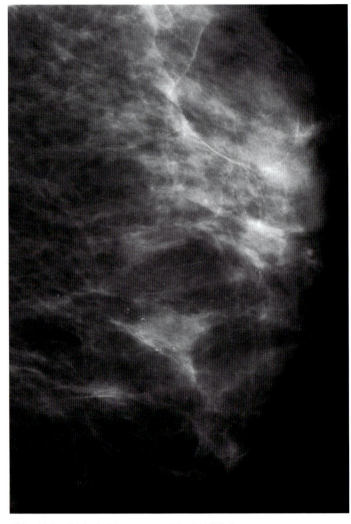

Abb. 46.3   Digitale Mammographie. MAG links.

Fall 46

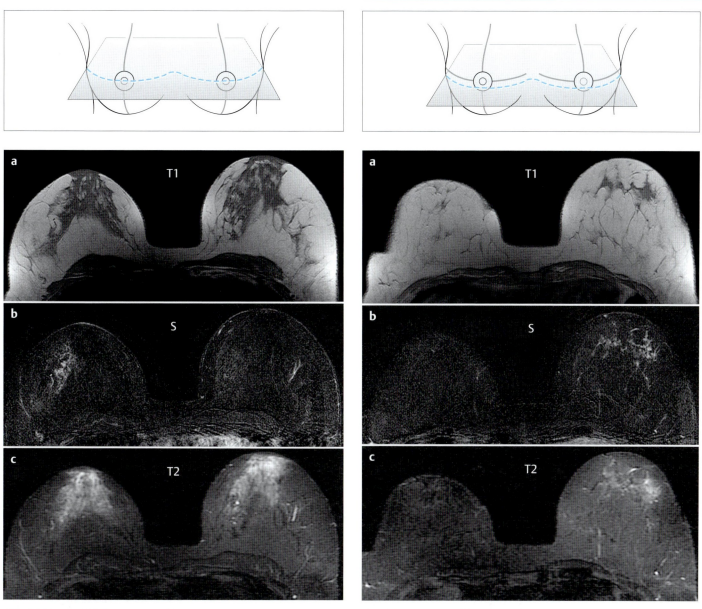

Abb. 46.**4a–c** MR-Mammographie.

Abb. 46.**5a–c** MR-Mammographie.

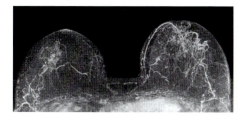

Abb. 46.**6** MR-Mammographie, MIP-Darstellung.

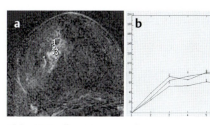

Abb. 46.**7a,b** Kurvenanalyse.

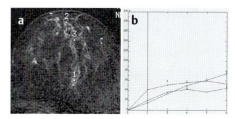

Abb. 46.**8a,b** Kurvenanalyse (MR-Schicht kaudal der Schicht aus Abb. 46.**5b**).

Wie kategorisieren Sie Sonographie, Mammographie und MRT?
Wie lautet Ihre Verdachtsdiagnose?
Welches ist Ihr nächster Schritt?

Es handelt sich um die bildgebende Diagnostik inklusive komplementärer Untersuchungsverfahren bei einer asymptomatischen Frau.

Sonographie

Fragliche Ektasie einzelner Milchgänge links unten außen im Vergleich zum korrespondierenden Areal der Gegenseite. Ansonsten regelrechter Befund. Einschätzung: US-BI-RADS rechts 1/links 3.

Mammographie

Inhomogen dichtes Drüsengewebe vom Typ III gemäß ACR. In der vergleichenden Vergrößerungsausschnittsaufnahme Asymmetrie der Parenchymstrukturen mit Architekturstörung und Retraktionsphänomenen der linken Seite. Links in diffuser Anordnung überwiegend rundliche Mikrokalzifikationen. Zusätzlich aber auch vereinzelt längliche und länglich gebogene Kalkpartikel. Keine v- oder y-förmigen Verkalkungen. Rechts einzelne monomorphe Kalzifikationen. Keine Verdichtung, kein Herdbefund. BI-RADS rechts 3/links 4.

MR-Mammographie

Links unten außen in beiden Quadranten dendritisch verlaufende Mehranreicherungen ohne umschriebenen Herdebefund. Signal-Zeit-Analyse unter diesen Voraussetzungen kaum sinnvoll und im konkreten Fall unsuspekt. Rechts ebenfalls dendritische Mehranreicherung eines Milchgangsegmentes lateralseitig. Auch hier unsuspekte Kurvenanalyse.

MRM-Artefaktstufe: 1
MRM-Dichtetyp: 1

MRM-Score	Befund rechts	Punkte	Befund links	Punkte
Form	dendritisch	1	dendritisch	1
Begrenzung	unscharf	1	unscharf	1
KM-Verteilung	homogen	0	homogen	0
Initialer S-Anstieg	gering	0	mäßig	1
Postinitialer Signalverlauf	kontinuierlich	0	kontinuierlich	0
Gesamtpunktzahl			2	3
MRM-BI-RADS			2	3

→ **Differenzialdiagnosen**

Adenose, DCIS.

Fall 46: Lösung

BI-RADS-Einschätzung		
Klinischer Befund	rechts 1	links 1
Sonographie	rechts 1	links 3
Mammographie	rechts 3	links 4
MR-Mammographie	rechts 2	links 3
Gesamt-BI-RADS	**rechts 3**	**links 4**

Procedere
Histologische Abklärung der Mikrokalzifikationen links durch stereotaktische Vakuumstanzbiopsie. Bei Nachweis von Malignität auch stanzbioptische Abklärung der Kalzifikationen rechts.

Histologie der Stanzen links
Intraduktales Mammakarzinom.

Histologie der Stanzen rechts
Mastopathie.

Weiteres Procedere
Mastektomie links, Reduktionsplastik nach Markierung der segmentalen MR-Anreicherung rechts.

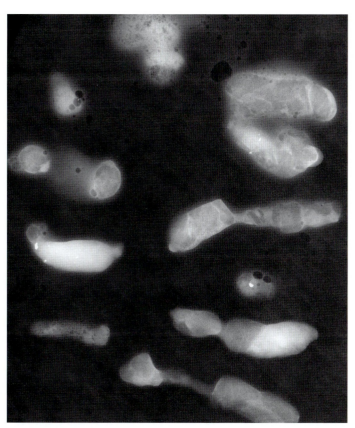

Abb. 46.**9** Präparateradiogramm nach Vakuumstanze links.

Histologisches Ergebnis
Links: DCIS.
Rechts: Mastopathie.

Therapie
ME links bei ausgedehntem DCIS, Reduktionsplastik rechts.

 Die Analyse der Kinetik spielt bei dendritischen Mehranreicherungen in der MRT eine untergeordnete Rolle. In dieser Situation sind morphologische Kriterien eher diagnoseweisend.

Fall 47

Vorstellungsgrund: Früherkennung.
Anamnese: unauffällig.
Risikoprofil: unauffällig.
Alter: 47 Jahre.

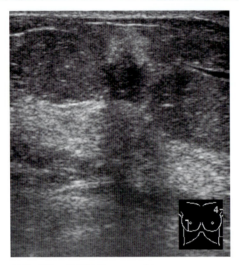
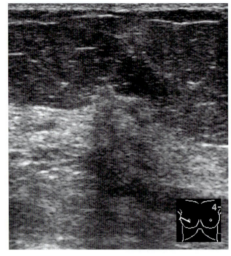
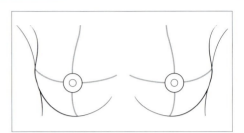

Klinischer Befund
Unauffällig.

Abb. 47.1 B-Bild-Sonographie.

Abb. 47.2 B-Bild-Sonographie.

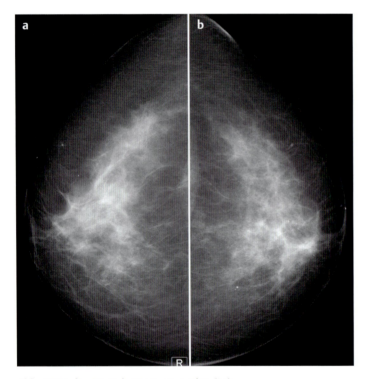
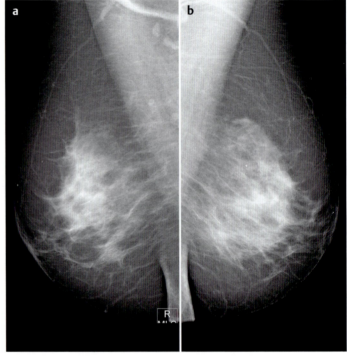

Abb. 47.3 a, b Digitale Mammographie (cc).

Abb. 47.4 a, b Digitale Mammographie (mlo).

Fall 47

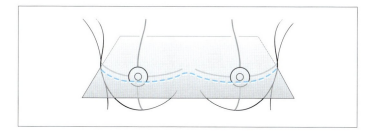

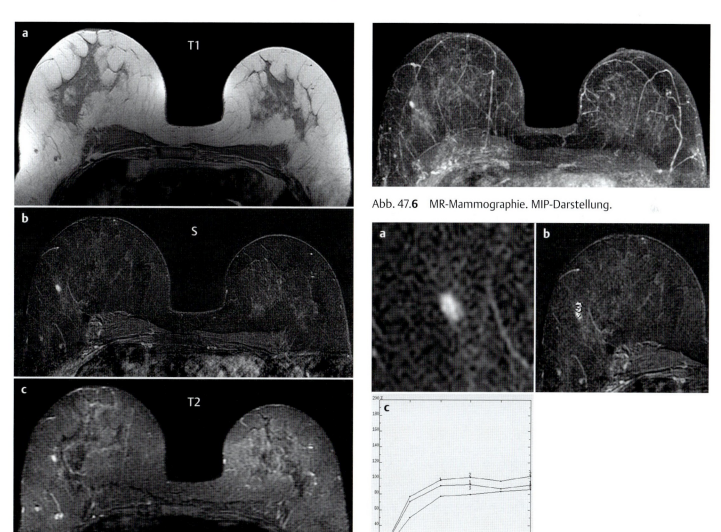

Abb. 47.**5 a–c** MR-Mammographie.

Abb. 47.**6** MR-Mammographie. MIP-Darstellung.

Abb. 47.**7 a–c** Einzelbefund und Kurvenanalyse.

? Wie kategorisieren Sie Sonographie, Mammographie und MRT?
Wie lautet Ihre Verdachtsdiagnose?
Welches ist Ihr nächster Schritt?

Im vorliegenden Fall wird die komplette bildgebende Diagnostik im Rahmen der Früherkennung präsentiert.

Sonographie

Rechts lateral der Areola sonographisch ein Herdbefund, der hypoechogen erscheint, unscharf begrenzt ist und milde Schallalterationen hinter der Läsion erkennen lässt. Keine eindeutigen Malignitätskriterien. Einschätzung: US-BI-RADS 4 rechts lateral.

Mammographie

Mammographisch ein inhomogen dichtes Drüsengewebe vom Typ III gemäß ACR. Korrespondierend zum Sonographiebefund Eindruck einer diskreten Asymmetrie der lateralen Gewebeanteile in der cc-Projektion mit möglicher Verdichtung innerhalb des Parenchyms. Keine eindeutigen Malignitätskriterien. Die restlichen Strukturen unauffällig. Keine Architekturstörung. Keine auffälligen Kalzifikationen (BI-RADS rechts 3/links 1). Qualitätsstufe: cc-Ebene P, mlo-Projektion G (Hautfalte, untere Umschlagfalte).

MR-Mammographie

Solitärer ovaler und vermehrt vaskularisierter Herdbefund von 7 mm Längsdurchmesser rechts lateral, offensichtlich korrespondierend zum sonographischen Befund. Hoher Wassergehalt dieser Läsion in der T2-Gewichtung. Keine weiteren Auffälligkeiten in der MR-Mammographie.

MRM-Artefaktstufe: 1
MRM-Dichtetyp: 1

MRM-Score	Befund	Punkte
Form	oval	0
Begrenzung	scharf	0
KM-Verteilung	inhomogen (Septen?)	1
Initialer S-Anstieg	mäßig	1
Postinitialer Signalverlauf	Plateau	1
Gesamtpunktzahl		3
MRM-BI-RADS		3

→ **Verdachtsdiagnose**

Fibroadenom.

→ **Differenzialdiagnosen**

Adenom, Papillom, Karzinom.

Fall 47: Lösung

BI-RADS-Einschätzung		
Klinischer Befund	rechts 1	links 1
Sonographie	rechts 4	links 1
Mammographie	rechts 3	links 1
MR-Mammographie	rechts 3	links 1
Gesamt-BI-RADS	**rechts 3**	**links 1**

Procedere
Histologische Abklärung des Herdbefundes, vorzugsweise durch US-gestützte perkutane Hochgeschwindigkeitsstanzbiopsie.

Histologisches Ergebnis (5 Stanzzylinder)
Fettgewebsnekrose.

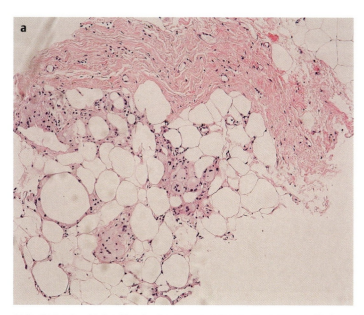
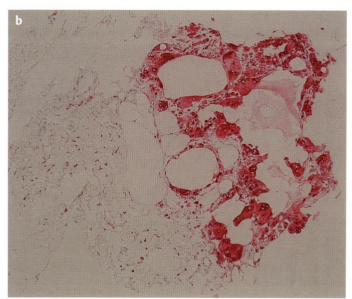

Abb. 47.**8 a, b** Makrohistologie eines repräsentativen Stanzzylinders mit Befund einer Fettgewebsnekrose.

Histologisches Ergebnis (nach Stanzbiopsie)
Fettgewebsnekrose.

Procedere
Sonographiekontrolle rechts nach 6 Monaten, ggf. ergänzende MRT-Kontrolle nach 6 Monaten.

 Fettgewebsnekrosen können im Einzelfall zu falsch positiven Befunden in allen bildgebenden Verfahren führen.

Fall 48

Vorstellungsgrund: Früherkennung.
Anamnese: unauffällig.
Risikoprofil: nicht erhöht.
Alter: 64 Jahre.

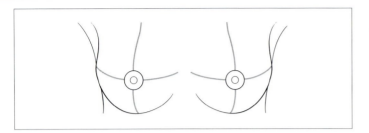

Klinischer Befund

Inspektion und Palpation ohne Auffälligkeiten.

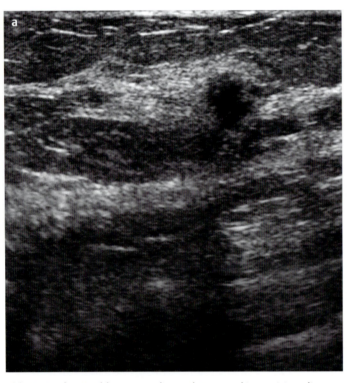
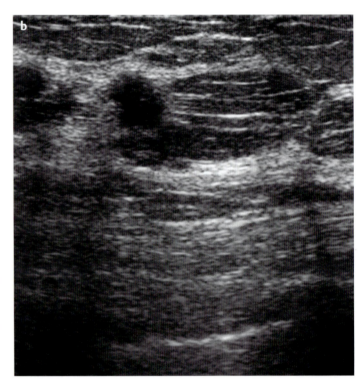

Abb. 48.**1 a, b**   B-Bild-Sonographie rechts zentral in zwei Angulierungen.

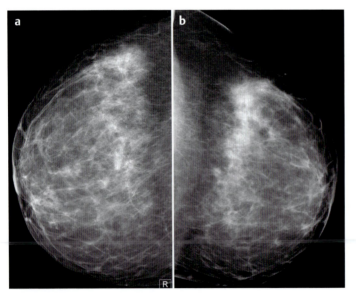

Abb. 48.**2 a, b**   Digitale Mammographie (cc).

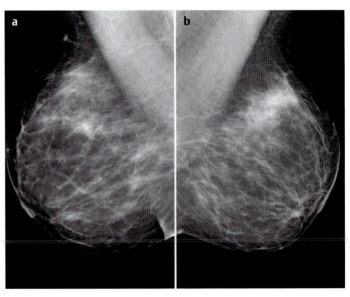

Abb. 48.**3 a, b**   Digitale Mammographie (mlo).

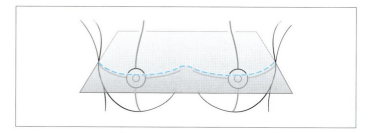
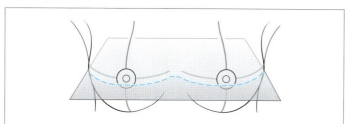
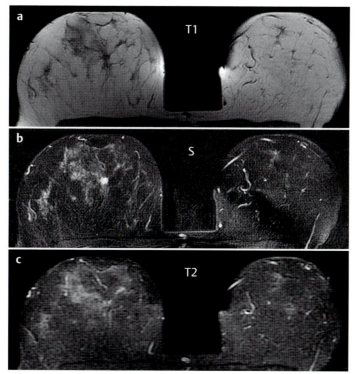

Abb. 48.**4a–c** MR-Mammographie.

Abb. 48.**5a–c** MR-Mammographie.

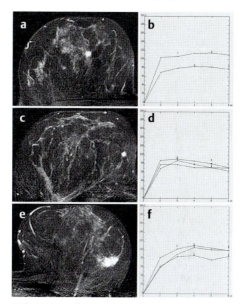

Abb. 48.**6a–f** Kurvenanalyse.

Abb. 48.**7** MR-Mammographie. MIP-Darstellung.

 Wie kategorisieren Sie Sonographie, Mammographie und MRT?
Wie lautet Ihre Verdachtsdiagnose?
Welches ist Ihr nächster Schritt?

Es handelt sich um die Bildgebung bei einer asymptomatischen Frau.

Sonographie
Nachweis eines 9 mm großen Befundes in Form eines partiell lobulierten, echoarmen Herdes mit echogenem Randbereich rechts. Keine Störung der Parenchymarchitektur. Prospektiv keine weiteren Auffälligkeiten in der Mammasonographie. US-BI-RADS rechts 4/links 1.

Mammographie
Seitengleich weitestgehend symmetrisches und partiell inhomogen dichtes Drüsengewebe vom Typ III gemäß ACR. Insbesondere rechts zentral – im Bereich des Ultraschallbefundes – keine Auffälligkeiten. Keine Verdichtung. Kein Herdbefund. Keine Architekturstörung. Keine auffälligen Kalzifikationen (BI-RADS rechts 1/links 1). Qualitätsstufe: cc-Ebene P, mlo-Projektion G (untere Umschlagfalte).

MR-Mammographie
Nachweis eines hypervaskularisierten, unregelmäßig begrenzten Herdbefundes von knapp 1 cm Größe rechts zentral. Intermediäres Signal dieses Befundes in der T2-Sequenz. Initialer Signalanstieg 110% und anschließendes Plateau (MRM-Score = 4). In der nativen T1-Bildgebung deutliche Präsentation der radiären Spikulierungen dieses Herdes. Darstellung eines weiteren hypervaskularisierten, 8 mm großen Herdes rechts unten innen mit zentral erniedrigtem und peripher erhöhtem Signal der T2-Gewichtung. Initialer Signalanstieg 90% und anschließendes Wash-out (MRM-Score = 3). Flächig enhancendes Areal links unten außen mit initialem Signalanstieg von 100% und postinitialem Plateau bei erhöhter Signalgebung in der T2-Gewichtung.

MRM-Artefaktstufe: 1
MRM-Dichtetyp: 2

MRM-Score	Rechts zentral	Punkte	Rechts unten innen	Punkte	Links unten	Punkte
Form	rund	0	rund	0	irregulär	1
Begrenzung	spikuliert	1	scharf	0	unscharf	1
KM-Verteilung	homogen	0	homogen	0	homogen	0
Initialer S-Anstieg	stark	2	mittel	1	mittel	1
Postinitialer Signalverlauf	Plateau	1	Wash-out	2	Plateau	1
Gesamtpunktzahl		4		3		4
MRM-BI-RADS		4		3		4

→ Differenzialdiagnosen

Rechts: multizentrisches Mammakarzinom, bifokale Fibroadenome.

Links: Adenoseareal, diffuses Mammakarzinom.

Fall 48: Lösung

BI-RADS-Einschätzung		
Klinischer Befund	rechts 1	links 1
Sonographie	rechts 4	links 1
Mammographie	rechts 1	links 1
MR-Mammographie	rechts 4 (multizentrisch)	links 4
Gesamt-BI-RADS	**rechts 4**	**links 4**

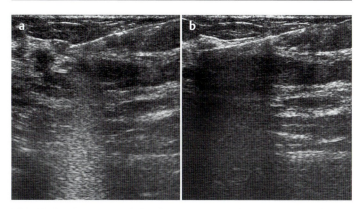

Abb. 48.**8 a, b** Pre- und Postfire-Dokumentation der US-gestützten Stanzbiopsie rechts zentral.

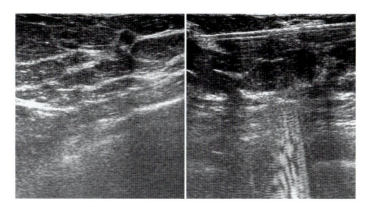

Abb. 48.**9** B-Bild-Sonographie rechts unten innen.
Abb. 48.**10** US-gestützte Stanzbiopsie des 2. Herdbefundes rechts.

Procedere
Histologische Abklärung des Ultraschallbefundes rechts zentral durch US-gestützte perkutane Hochgeschwindigkeitsstanzbiopsie.

Histologisches Ergebnis
Invasiv duktales Mammakarzinom rechts zentral.

Und der zweite Herdbefund in der MRT der rechten Mamma?
In der gezielt durchgeführten sonographischen Nachuntersuchung fand sich hier ein 4 mm großer echoarmer Herdbefund mit echogenem Randsaum, der ebenfalls stanzbioptisch abgeklärt wurde (Abb. 48.**9** u. 48.**10**).

Histologie des 2. Herdbefundes rechts unten innen
Invasiv duktales Mammakarzinom.

Flächige Mehranreicherung links (Kategorie MRM-BIRADS 4)
Diese wurde aufgrund fehlender korrespondierender Befunde in Mammographie und Sonographie nicht punktiert, sondern einer Kontrolle in 6 Monaten zugeführt. Diese Kontrolle zeigte eine Befundrückbildung.

Histologisches Ergebnis
8 mm und 7 mm großes invasiv duktales Mammakarzinom rechts, Lymphknotenstatus regelrecht.

IDC (multizentrisch) pT1 b, pN0, G2.

Therapie
ME rechts.

 Bei zusätzlich nachweisbaren Befunden in der MR-Mammographie lohnt sich im Einzelfall eine erneute und in Kenntnis der genauen Befundlokalisation gezielte Ultraschalluntersuchung.

Fall 49

Vorstellungsgrund: Früherkennung.
Anamnese: unauffällig.
Risikoprofil: nicht erhöht.
Alter: 59 Jahre.

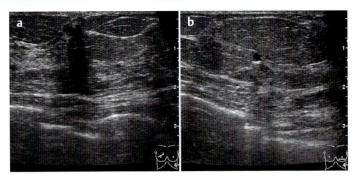

Abb. 49.**1 a, b** B-Bild-Sonographie.

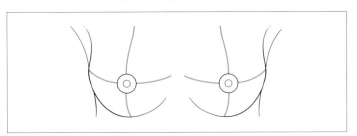

Klinischer Befund

Inspektion und Palpation unauffällig.

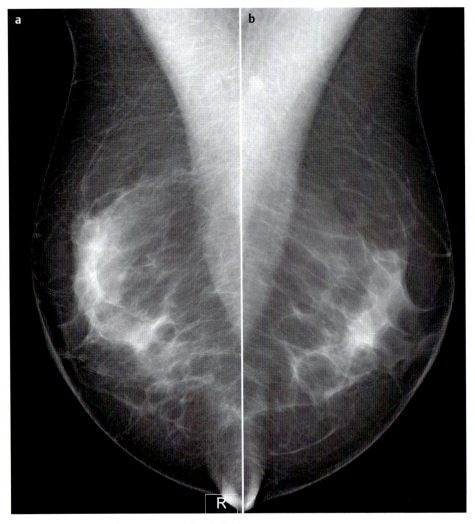

Abb. 49.**2 a, b** Digitale Mammographie (mlo).

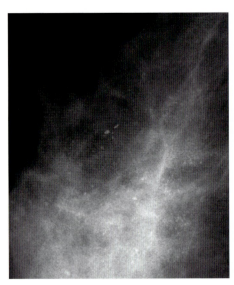

Abb. 49.**3** Vergrößerungsmammographie rechts kranial.

Fall 49

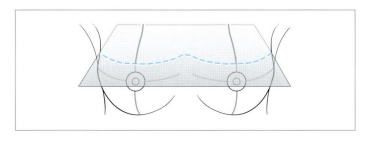
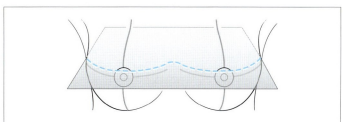

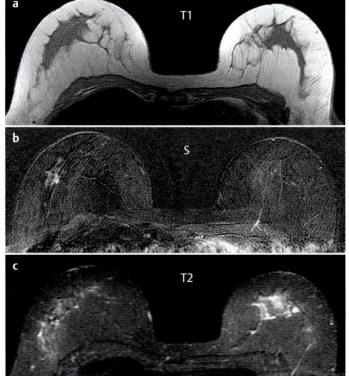

Abb. 49.**4 a–c** MR-Mammographie.

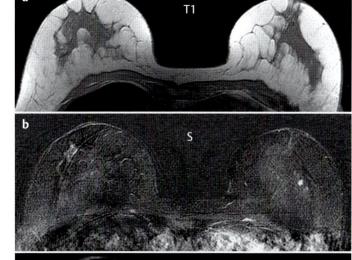
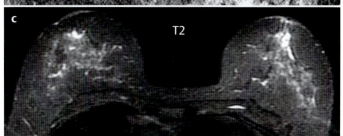

Abb. 49.**5 a–c** MR-Mammographie.

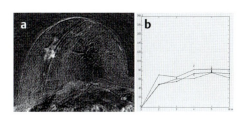

Abb. 49.**6 a, b** Kurvenanalyse.

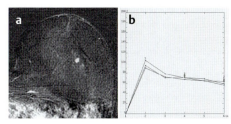

Abb. 49.**7 a, b** Kurvenanalyse

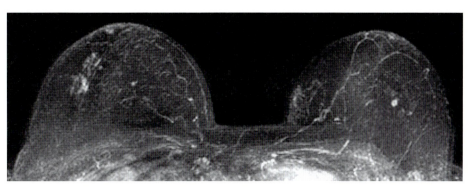

Abb. 49.**8** MR-Mammographie. MIP-Darstellung.

? Wie kategorisieren Sie Sonographie, Mammographie und MRT?
Wie lautet Ihre Verdachtsdiagnose?
Welches ist Ihr nächster Schritt?

Es handelt sich um die Bildgebung im Rahmen der Früherkennung.

Sonographie
Darstellung eines kleinen echoarmen Areals rechts oben außen. Fraglicher unspezifischer Herdbefund links zentral. Keine weiteren Auffälligkeiten in der Mammasonographie. US-BI-RADS rechts 3/links 2.

Mammographie
Asymmetrisches partiell inhomogen dichtes Drüsengewebe vom Typ III gemäß ACR. Insbesondere rechts außen Darstellung gruppiert angeordneter, überwiegend monomorpher (rund, oval) Mikrokalzifikationen. Keine Verdichtung, kein Herdbefund. Keine Architekturstörung. BI-RADS rechts 4/links 1.

MR-Mammographie
Korrespondierend zu den gruppierten Mikrokalzifikationen im Mammogramm rechts Nachweis segmental angeordneter, dendritischer Kontrastmittelanreicherungen mit unspezifischer Signalkurve. Zusätzlich Darstellung eines glatt begrenzten 8 mm großen Herdes links zentral mit Ring-Enhancement und erniedrigtem Signal in der T2-Gewichtung.

MRM-Artefaktstufe: 2
MRM-Dichtetyp: 1

MRM-Score	Rechts	Punkte	Links	Punkte
Form	drendritisch	1	rund	0
Begrenzung	unscharf	1	scharf	0
KM-Verteilung	homogen	0	Ring	2
Initialer S-Anstieg	mäßig	1	stark	2
Postinitialer Signalverlauf	kontinuierlich	0	Wash-out	2
Gesamtpunktzahl		3		6
MRM-BI-RADS		3		5

→ Verdachtsdiagnosen
Rechts: DCIS, diffuses Karzinom.
Links: Karzinom.

→ Differenzialdiagnosen
Rechts: Adenose, Entzündung.
Links: Fibroadenom, Papillom, fokale Adenose.

Fall 49: Lösung

BI-RADS-Einschätzung		
Klinischer Befund	rechts 1	links 1
Sonographie	rechts 3	links 2
Mammographie	rechts 4	links 1
MR-Mammographie	rechts 3	links 5
Gesamt-BI-RADS	rechts 4	links 5

Procedere (leitlinienkonform)

Histologische Abklärung der Kalzifikationen rechts durch stereotaktische Vakuumstanzbiopsie. Histologische Abklärung des Herdbefundes links durch MRT-gestützte Vakuumstanzbiopsie.

Histologisches Ergebnis rechts

Invasiv lobuläres Mammakarzinom.

Und der zweite Herdbefund (links) in der Kernspintomographie?

Mit Blick auf die notwendige Operation des rechtsseitigen Karzinoms erfolgte die operative Befundentfernung nach MRT-gestützter Hakendrahtmarkierung (Abb. 49.10). Auf die angedachte MR-gestützte Vakuumstanzbiopsie links wurde verzichtet.

Abb. 44.9a,b   Histologische Präparate der rechten Mamma.

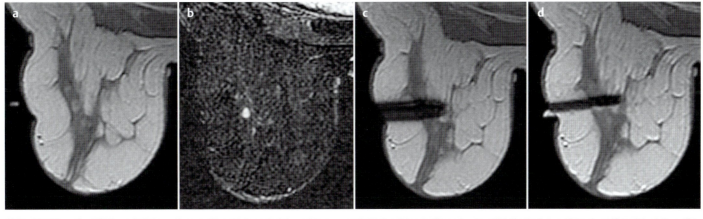

Abb. 49.10a–d   MRT-gestützte präoperative Hakendrahtmarkierung mit Befunddarstellung in der KM-Serie (**a**) und in der Bildsubtraktion (**b**). Dokumentation der korrekten Lage der Nadel (**c**) und des Widerhakendrahtes (**d**) nach Freisetzung.

Histologisches Ergebnis

Rechts: ILC pT2, pN0, G2.
Links: fokal sklerosierende Adenose.

Therapie

ME rechts, PE links.

 Das lobuläre Mammakarzinom geht üblicherweise nicht mit Mikrokalzifikationen einher.

Fall 50

Vorstellungsgrund: Hautverfärbung rechts unten außen.
Anamnese: PE eines Fibroadenoms bds. vor 7 Jahren.
Risikoprofil: Mammakarzinom der Großmutter und Mutter.
Alter: 50 Jahre.

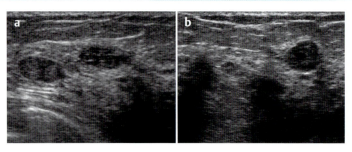

Abb. 50.**1 a, b** B-Bild-Sonographie links unten außen.

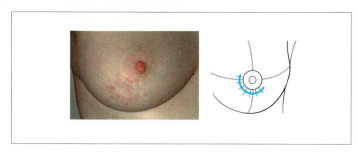

Palpation
Sehr knotiger Parenchymkörper, kein umschriebener Tastbefund.

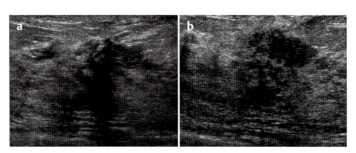

Abb. 50.**2 a, b** B-Bild-Sonographie rechts unten außen.

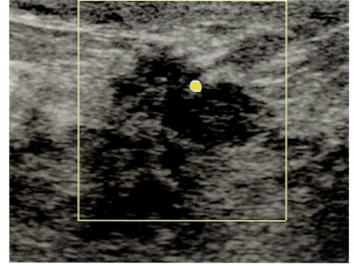

Abb. 50.**3** FKDS rechts lateral.

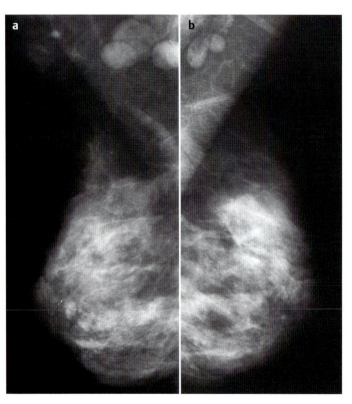

Abb. 50.**4 a, b** Konventionelle Mammographie (mlo). Fremdaufnahmen.

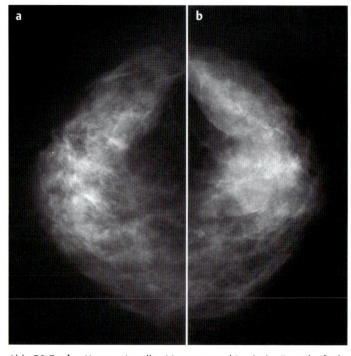

Abb. 50.**5 a, b** Konventionelle Mammographie (cc). Fremdaufnahmen.

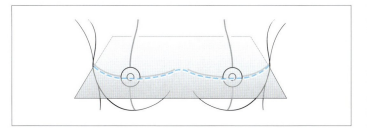
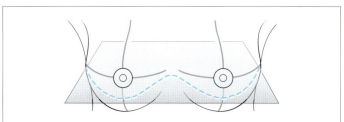
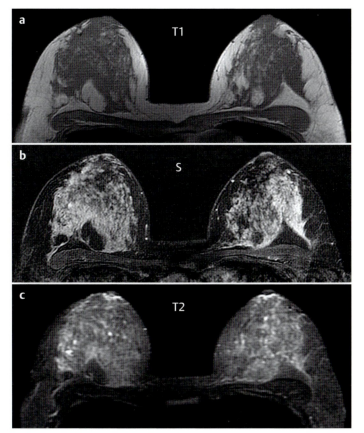

Abb. 50.**6 a–c** MR-Mammographie.

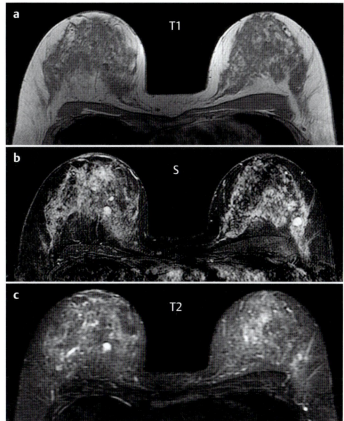

Abb. 50.**7 a–c** MR-Mammographie

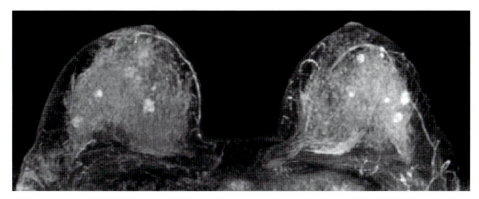

Abb. 50.**8** MR-Mammographie. MIP-Darstellung.

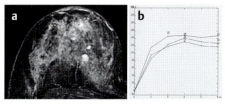

Abb. 50.**9 a, b** Kurvenanalyse.

Abb. 50.**10 a, b** Kurvenanalyse.

? Wie kategorisieren Sie Klinik, Sonographie, Mammographie und MRT?
Wie lautet Ihre Verdachtsdiagnose?
Welches ist Ihr nächster Schritt?

Es handelt sich um die bildgebende Abklärung bei einer symptomatischen Frau mit einer kutanen Veränderung rechts unten außen bei familiärer Mammakarzinomdisposition.

Sonographie

Links mehrere bis maximal 1,5 cm große glatt begrenzte, echoarme Herde mit indifferentem dorsalem Schallverhalten. Keine Malignitätskriterien. Rechts unten außen – im Bereich der Hautverfärbung – Darstellung eines echoarmen mikrolobulierten Herdbefundes ohne eindeutigen echogenen Randsaum, jedoch mit partieller dorsaler Schallauslöschung und endotumoraler Hyperperfusion. Weiterhin multiple komprimierbare echoarme Areale links. US-BI-RADS rechts 4/links 2.

Mammographie

Seitengleich symmetrisches, extrem dichtes Drüsengewebe vom Typ IV gemäß ACR. Beidseits Nachweis glatt begrenzter, isodenser und bis 1,5 cm großer Herdbefunde. Insbesondere rechts unten außen kein abgrenzbarer Herdbefund. Keine auffälligen Mikrokalzifikationen. Beidseits vergrößerte axilläre Lymphknoten. BI-RADS rechts 3/links 3. Qualitätsstufe: cc-Ebene P, mlo-Projektion M (M. pectoralis erreicht posteriore Nippellinie nicht, untere Umschlagfalte nicht abgebildet).

MR-Mammographie

Extreme Mehranreicherung des gesamten Drüsenparenchyms ohne abgrenzbaren Befund im Bereich der Hautveränderung rechts unten außen. Auch in der T1-Nativuntersuchung keine auffälligen Strukturveränderungen rechts lateral. Darüber hinaus Nachweis zahlreicher glatt begrenzter, bis zu 1,5 cm großer, lobulierter, hypervaskularisierter Herdbefunde links oben innen, links unten außen und rechts unten innen mit initialem Signalanstieg um 180 % und postinitialem Plateau. Erhöhtes Signal dieser Befunde in der T2-Gewichtung.

MRM-Artefaktstufe: 1
MRM-Dichtetyp: 4

MRM-Score	Rechts unten innen	Punkte	Links oben innen und unten außen	Punkte
Form	rund/oval	0	rund/oval	0
Begrenzung	scharf	0	scharf	0
KM-Verteilung	homogen	0	homogen	0
Initialer S-Anstieg	stark	2	stark	2
Postinitialer Signalverlauf	Plateau	1	Plateau	1
Gesamtpunktzahl		3		3
MRM-BI-RADS		3		3

→ **Differenzialdiagnosen**

Fibroadenome beidseits. Unklare Hautveränderung rechts unten außen bei mammographisch und kernspintomographisch kaum zuverlässig beurteilbaren Strukuren, jedoch hochsuspektem Ultraschallbefund. Diffuses Karzinom? Inflammatorisches Karzinom?

Fall 50: Lösung

BI-RADS-Einschätzung		
Klinischer Befund	rechts 4	links 1
Sonographie	rechts 4	links 2
Mammographie	rechts 3	links 3
MR-Mammographie	rechts 3	links 3
Gesamt-BI-RADS	**rechts 4**	**links 3**

Procedere
Histologische Abklärung des sonographischen Befundes durch US-gestützte Stanzbiopsie. Bei unauffälligem Befund ergänzende Kutisstanze und/oder Vorstellung zum dermatologischen Konsil.

Histologisches Ergebnis der Stanzbiopsie
Invasiv duktales Mammakarzinom.

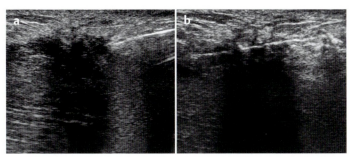

Abb. 50.**12 a, b** Dokumentation der US-gestützten Hochgeschwindigkeitsstanze (Prefire, Postfire).

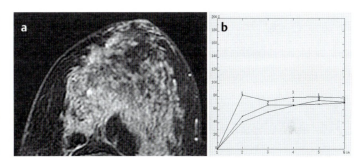

Abb. 50.**14 a, b** Kurvenanalyse rechts außen in Kenntnis der Histologie nach Stanze.

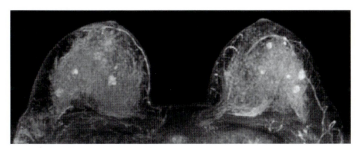

Abb. 50.**13** MIP der Frühstsubtraktion.

Histologisches Ergebnis
Ausgedehntes invasiv duktales Mammakarzinom mit Hautbeteiligung rechts.

IDC pT4 (Kutisbeteiligung), pN1, G2.

Therapie
ME rechts.

 Bei extremer Kontrastmittelaufnahme des gesamten Drüsenkörpers in der MRT (MRM-Dichtetyp IV) sowie extremer Gewebedichte im Mammogramm (Typ ACR IV) sind diese Untersuchungsverfahren in ihrer Aussagekraft erwartungsgemäß deutlich limitiert. Diese Konstellation ist zum Glück sehr (!) selten. Auffällige klinische Befunde müssen in diesen Situationen sonographisch und ggf. durch perkutan-bioptische Verfahren abgeklärt werden.

Fall 51

Vorstellungsgrund: Früherkennung.
Anamnese: Z. n. Thorakotomie links vor 44 Jahren, Narbe palpatorisch verändert.
Risikoprofil: nicht erhöht.
Alter: 45 Jahre.

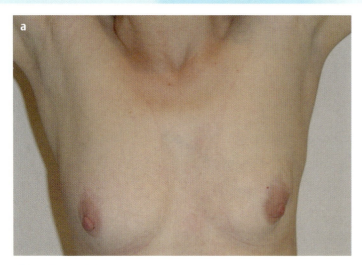
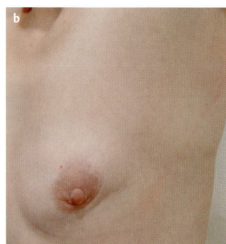

Abb. 51.**1 a, b** Klinischer Befund. Status nach Operation eines persistierenden Ductus botalli im Säuglingsalter.

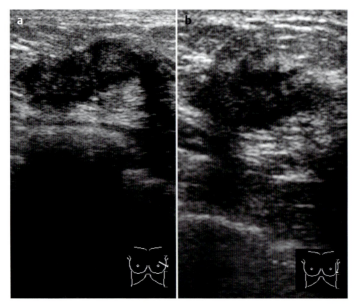

Abb. 51.**2 a, b** B-Bild-Sonographie.

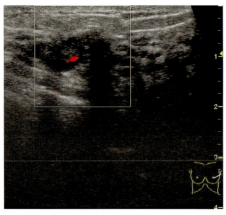

Abb. 51.**3** Farbdopplersonographie.

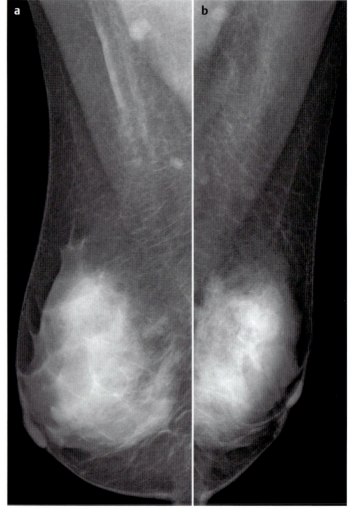

Abb. 51.**4 a, b** Digitale Mammographie (mlo).

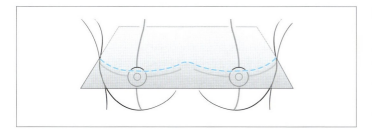
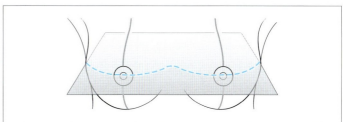
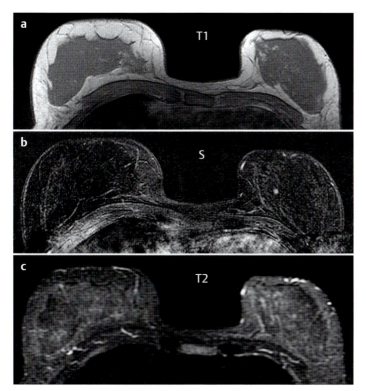

Abb. 51.**5a–c** MR-Mammographie.

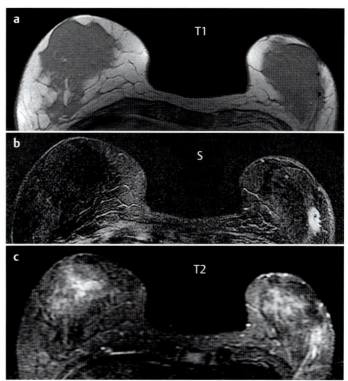

Abb. 51.**6a–c** MR-Mammographie.

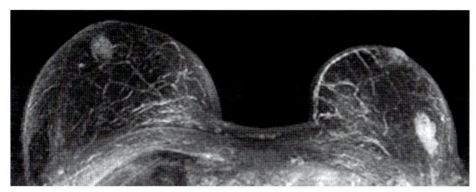

Abb. 51.**7** MR-Mammographie. MIP-Darstellung.

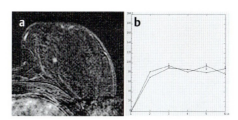

Abb. 51.**8a,b** Kurvenanalyse.

Abb. 51.**9a,b** Kurvenanalyse.

? Wie kategorisieren Sie Klinik, Sonographie, Mammographie und MRT?
Wie lautet Ihre Verdachtsdiagnose?
Welches ist Ihr nächster Schritt?

Es handelt sich um die Bildgebung im Rahmen eines veränderten Palpationsbefundes bei Z. n. nach Thorakotomie links.

Sonographie

Nachweis eines 16 mm großen, unregelmäßig begrenzten und echoarmen Herdbefundes mit dorsaler Schallauslöschung links außen mittig. Dopplersonographisch Hinweise auf vermehrte Perfusion dieses Herdbefundes. US-BI-RADS links 4.

Mammographie

Partiell extrem dichtes Drüsengewebe vom Typ IV gemäß ACR. Postoperative Architekturstörung links ohne sicher abgrenzbaren Herdbefund. BI-RADS rechts 1/links 3. Qualitätsstufe der mlo-Aufnahmen: P (trotz ausgedehnter narbiger Verziehung).

MR-Mammographie

Spikulierter, unscharf begrenzter, 1,8 cm großer Herdbefund links außen mit Ring-Enhancement, starkem initialem Signalanstieg und postinitialem Wash-out sowie intermediärer Signalgebung in der T2-Gewichtung. 3 cm medial und 2 cm kranial dieses Herdes Darstellung eines weiteren 5 mm großen, homogen Kontrastmittel aufnehmenden Herdes mit mäßigem initialem Signalanstieg und postinitialem Plateau sowie reduziertem Signal in der T2-Gewichtung.

MRM-Artefaktstufe: 2
MRM-Dichtetyp: 1

MRM-Score	Links außen mittig	Punkte	Links zentral	Punkte
Form	irregulär	1	rund	0
Begrenzung	spikuliert	1	scharf	0
KM-Verteilung	Ring	2	homogen	0
Initialer S-Anstieg	stark	2	mittel	1
Postinitialer Signalverlauf	Wash-out	2	Plateau	1
Gesamtpunktzahl		8		2
MRM-BI-RADS		5		2

→ **Differenzialdiagnosen**

Karzinom, Adenose, fokale Entzündung.

Fall 51: Lösung

BI-RADS-Einschätzung		
Klinischer Befund	rechts 1	links 3
Sonographie	rechts 1	links 4
Mammographie	rechts 1	links 3
MR-Mammographie	rechts 1	links 5
Gesamt-BI-RADS	**rechts 1**	**links 5**

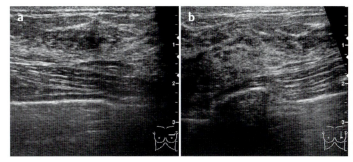

Abb. 51.**10 a, b** B-Bild-Sonographie links zentral im mutmaßlichen Bereich des zweiten kernspintomographischen Herdbefundes ohne auffälliges Korrelat im Sonogramm.

Procedere
Ultraschallgestützte histologische Abklärung des Herdbefundes links lateral.

Histologischer Befund der Stanzbiopsie
Invasiv lobuläres Mammakarzinom.

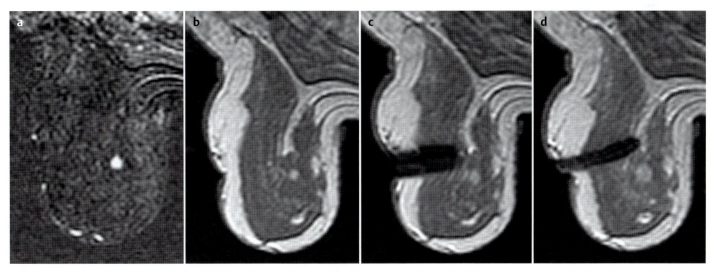

Abb. 51.**11 a–d** MRT-gestützte Hakendrahtmarkierung des zentral gelegenen Herdbefundes links vor OP. Nativ- und Subtraktionsaufnahme sowie Dokumentation nach Drahtplatzierung. Deviation des Drahthakens in Richtung Brustwand bei sehr festem Drüsenparenchym.

Histologisches Ergebnis
18 mm großes lobulär invasives Karzinom links lateral. Zweiter Herdbefund links zentral: Adenose.

ILC pT1 c, pN0, G2.

Therapie
BET.

 Lobulär invasive Mammakarzinome manifestieren sich klinisch meist erst im fortgeschrittenen Stadium. In diesem Falle war zunächst der Ultraschallbefund richtungsweisend. Trotz des niedrigen MRT-Scores sollte der 2. Herdbefund in der ipsilateralen Brust markiert und mit abgeklärt werden, da im Falle eines malignen Befundes ein multizentrisches Geschehen zu einer Mastektomie führen würde.

Fall 52

Vorstellungsgrund: Tumornachsorge.
Anamnese: BET links 1999, Rezidiv links 2001.
Risikoprofil: eigenes Mammakarzinom.
Alter: 49 Jahre.

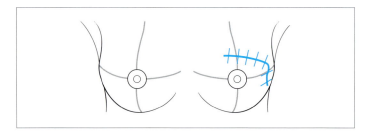

Klinischer Befund
Behandlungsbedingte Veränderungen der linken Mamma. Narbe reizlos, ansonsten keine Auffälligkeiten.

Sonographie (ohne Abb.)
Behandlungsbedingte Veränderungen der linken Mamma, ansonsten keine Auffälligkeiten.

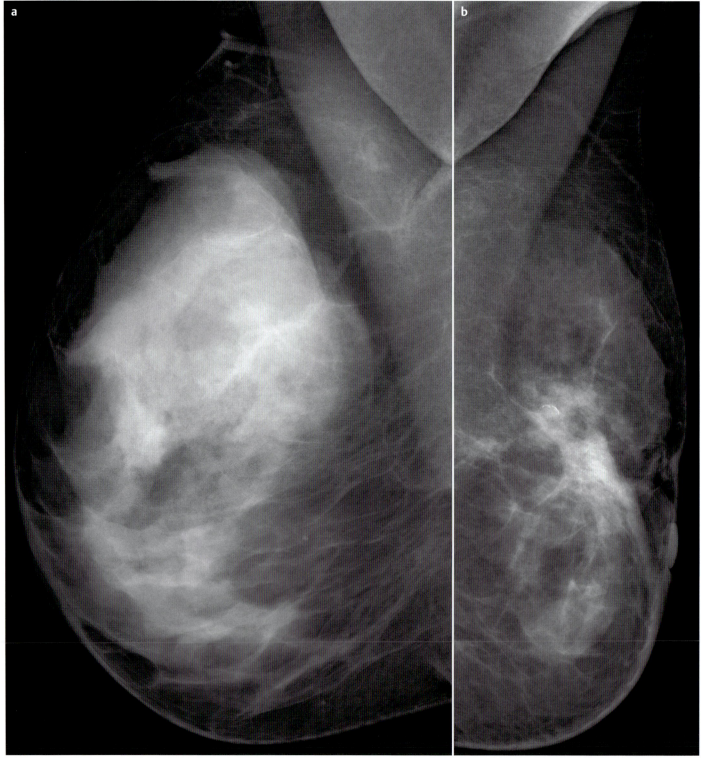

Abb. 52.**1 a, b**   Digitale Mammographie (mlo).

Fall 52

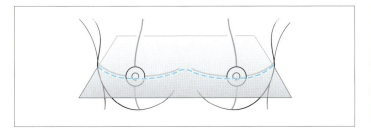
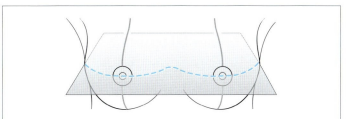

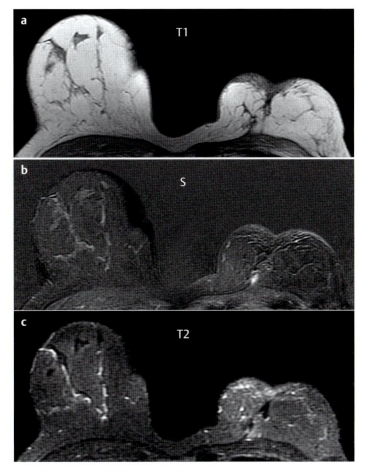

Abb. 52.**2 a–c** MR-Mammographie.

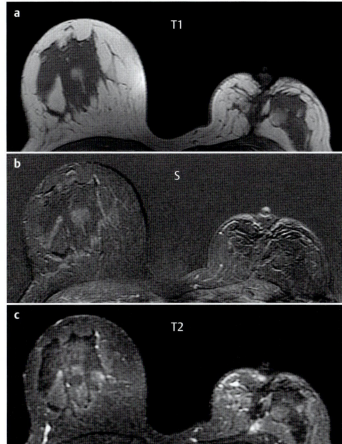

Abb. 52.**3 a–c** MR-Mammographie.

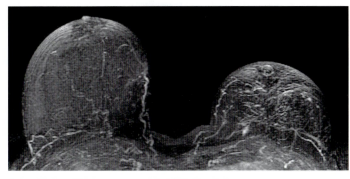

Abb. 52.**4** MR-Mammographie, MIP-Darstellung.

Abb. 52.**5 a, b** Kurvenanalyse.

Wie kategorisieren Sie Mammographie und MRT?
Wie lautet Ihre Verdachtsdiagnose?
Welches ist Ihr nächster Schritt?

Untersuchung im Rahmen der Tumornachsorge bei einer als Hochrisikoprofil einzustufenden Konstellation, da trotz eines In-Brust-Rezidives nach brusterhaltender Therapie keine Mastektomie erfolgt war.

Sonographie
In der linken Brust lediglich behandlungsbedingte Veränderungen. Kein Korrelat zu der umschriebenen thoraxwandnahen Mehranreicherung in der MRT. US-BI-RADS rechts 1/links 2.

Mammographie
Extrem dichtes Drüsengewebe vom Typ IV gemäß ACR rechts. Unter diesen limitierenden Voraussetzungen keine Auffälligkeiten der rechten Seite. Links behandlungsbedingte Veränderungen mit ausgedehnten Architekturstörungen retromamillär und von dort bis an die Thoraxwand reichend. Kein Nachweis einer rezidivverdächtigen Verdichtung oder eines Herdbefundes. Keine auffälligen Kalzifikationen (BI-RADS rechts 1/links 3). Keine Einstufung nach PGMI aufgrund der vorausgegangenen Operationen links.

MR-Mammographie
Thoraxwandnah in der Schichtführung dicht unterhalb der Mamille lineare Mehranreicherung thoraxwandnah innen, die in der Kurvenanalyse einen starken Anstieg um 100% (und mehr) aufweist und postinitial in ein Plateau fällt. In der Schichtführung durch die Mamille keine Auffälligkeiten.

Unter Berücksichtigung der Vorgeschichte (BET bei Karzinom; keine ME trotz Rezidiv) Wertung der linearen Mehranreicherung in der MRT als hochsuspekt auf erneutes Tumorrezidiv.

MRM-Artefaktstufe: 2
MRM-Dichtetyp: 1

MRM-Score	Befund	Punkte
Form	linear	1
Begrenzung	unscharf	1
KM-Verteilung	homogen	0
Initialer S-Anstieg	stark	2
Postinitialer Signalverlauf	Plateau	1
Gesamtpunktzahl		5
MRM-BI-RADS		4

→ **Differenzialdiagnostische Überlegungen**

Erneutes Tumorrezidiv, fokale Mastitis, Fettgewebsnekrose.

Fall 52: Lösung

BI-RADS-Einschätzung		
Klinischer Befund	rechts 1	links 1
Sonographie	rechts 1	links 1
Mammographie	rechts 1	links 3
MR-Mammographie	rechts 1	links 4
Gesamt-BI-RADS	**rechts 1**	**links 4**

Procedere

Perkutane MRT-gestützte Biopsie der umschriebenen Mehranreicherung links thoraxwandnah. Auf Wunsch der Patientin Verzicht auf eine solche Intervention und Entschluss zur Befundkontrolle in 6 Monaten.

Befund der MR-Mammographie nach 6 Monaten

Deutliche Rückbildung der strichförmigen Mehranreicherung links innen thoraxwandnah (Abb. 56.6).

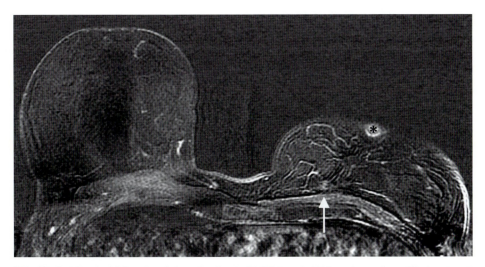

Abb. 52.6 Einzelschichtsubtraktion der Kontroll-MRT nach 6 Monaten mit residualer Anreicherung (Pfeil). Mamillen-Enhancement (Asterix).

Arbeitsdiagnose (ohne histologische Bestätigung)

Fokale Entzündung nach operativem Eingriff (BET, Rezidiv-OP).

Therapie

Keine.

Procedere

Weitere regelmäßige Kontrollen im Rahmen definierter Intervalle in der Tumornachsorge*.

* Nach BET werden im Rahmen der Nachsorge folgende Intervalle empfohlen:
Mammographie der ipsilateralen Mamma alle 6 Monate über einen Zeitraum von 3 Jahren,
Mammographie der kontralateralen Mamma alle 12 Monate über einen Zeitraum von 3 Jahren,
danach jährlich bilaterale Mammographie.

Fall 53

Vorstellungsgrund: Früherkennung.
Anamnese: unauffällig.
Risikoprofil: nicht erhöht.
Alter: 52 Jahre.

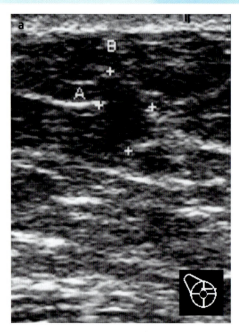 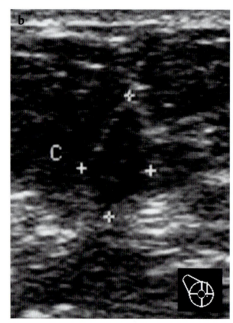

Abb. 53.**1 a, b** B-Bild-Sonographie rechts außen. Fremduntersuchung.

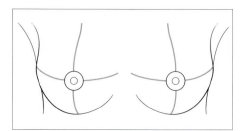

Klinischer Befund

Sehr knotiger Parenchymkörper, kein umschriebener Tastbefund.

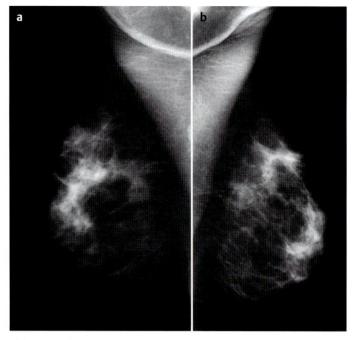

Abb. 53.**2 a, b** Konventionelle Mammographie (mlo). Fremdaufnahmen.

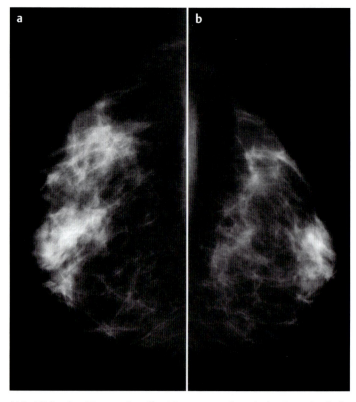

Abb. 53.**3 a, b** Konventionelle Mammographie (cc). Fremdaufnahmen.

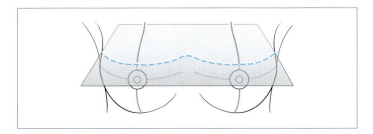
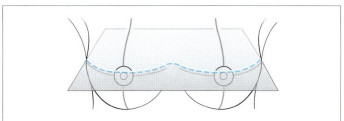
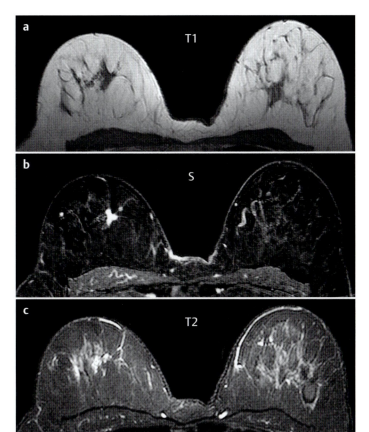

Abb. 53.**4a–c** MR-Mammographie.

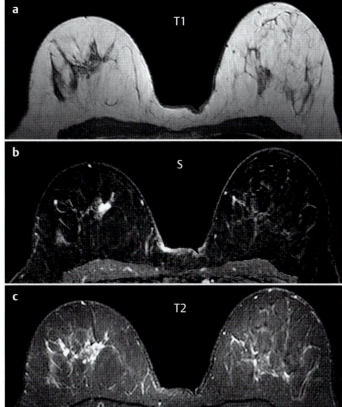

Abb. 53.**5a–c** MR-Mammographie.

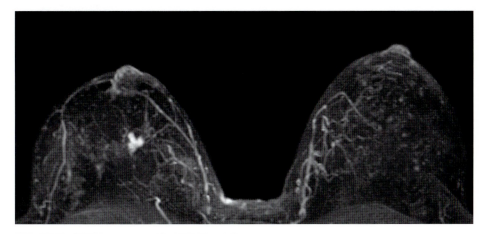

Abb. 53.**6** MR-Mammographie. MIP-Darstellung.

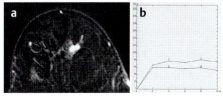

Abb. 53.**7a,b** Kurvenanalyse.

Abb. 53.**8a,b** Kurvenanalyse.

> Wie kategorisieren Sie Sonographie, Mammographie und MRT?
> Wie lautet Ihre Verdachtsdiagnose?
> Welches ist Ihr nächster Schritt?

Fall 53

Es handelt sich um Untersuchungen im Rahmen der Früherkennung.

Sonographie

Echoarmer 8 mm großer Herd rechts oben mittig mit indifferentem dorsalem Schallverhalten. Nachweis einer vagen Unterbrechung der Drüsenarchitektur. Darüber hinaus regelrechte Echotextur beidseits. US-BI-RADS rechts 4/links 1.

Mammographie

Partiell inhomogen dichtes Drüsengewebe vom Typ III gemäß ACR. Verdichtung rechts oben in mlo-Projektion mit konsekutiver Asymmetrie im Seitenvergleich. Keine suspekten Herdbefunde. Keine auffälligen Mikrokalzifikationen. BI-RADS rechts 3/links 1. Qualitätsstufe: cc-Ebene P, mlo-Projektion G (beidseits Hautfalten in der Axilla).

Anfertigung einer ergänzenden 3. Aufnahmeebene sowie einer Vergrößerungsmammographie rechts (Abb. 53.9).

MR-Mammographie (Fremdaufnahmen)

Solitärer, partiell unscharf begrenzter sowie spikulierter, 15 mm großer, homogen Kontrastmittel aufnehmender Herdbefund rechts oben mittig mit mäßigem initialem Signalanstieg und postinitialem Plateau. Partiell erhöhtes Signal dieses Befundes in der T2-Gewichtung.

MRM-Artefaktstufe: 2
MRM-Dichtetyp: 1

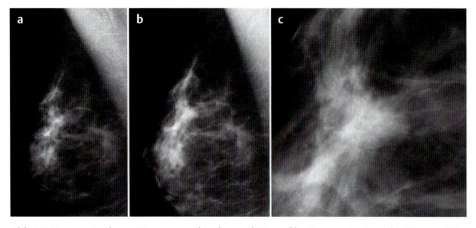

Abb. 53.**9 a–c** Analoge Mammographie lm und Magnifikation sowie Ausschnittsvergrößerung rechts. Fremdaufnahmen.

MRM-Score	Befund	Punkte
Form	irregulär	1
Begrenzung	spikuliert	1
KM-Verteilung	inhomogen	1
Initialer S-Anstieg	mäßig	1
Postinitialer Signalverlauf	Plateau	1
Gesamtpunktzahl		5
MRM-BI-RADS		4

→ **Differenzialdiagnosen**

Radiäre Narbe, invasives Karzinom.

Fall 53: Lösung

BI-RADS-Einschätzung		
Klinischer Befund	rechts 1	links 1
Sonographie	rechts 4	links 1
Mammographie	rechts 4	links 1
MR-Mammographie	rechts 4	links 1
Gesamt-BI-RADS	**rechts 4**	**links 1**

Procedere

Befundabklärung rechts durch kernspintomographische Vakuumstanzbiopsie.

Histologisches Ergebnis der Stanzbiopsie

Tubuläres Mammakarzinom.

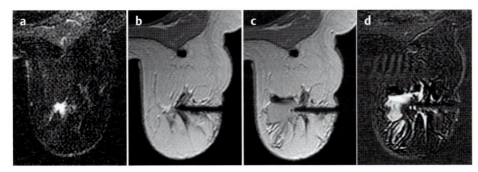

Abb. 53.**10 a–d** MRM-Stanzbiopsie. Reproduzierbarkeit der Läsion rechts. Position der Kanüle vor der Intervention. Nativ- und KM-Darstellung nach der Gewebeentnahme.

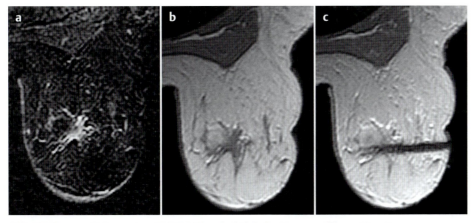

Abb. 53.**11 a–c** Präoperative MRM-Hakendrahtlokalisation vor offener Biopsie.

Histologisches Ergebnis

Tubuläres Mammakarzinom.

TC pT1 pN0, G1.

Therapie

BET rechts.

 Bei mammographisch nicht eindeutiger Befundkonstellation bietet sich gelegentlich die 3. Aufnahmeebene (ml, lm) an. Alternativ hätte in diesem Falle auf der Basis der lateromedialen Bildgebung auch eine stereotaktische Vakuumstanzbiopsie durchgeführt werden können.

Fall 54

Vorstellungsgrund: Früherkennung.
Anamnese: unauffällig
Risikoprofil: nicht erhöht.
Alter: 44 Jahre.

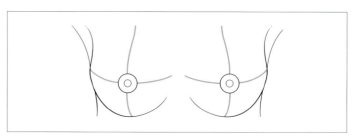

Klinischer Befund

Fester Drüsenkörper mit multiplen Resistenzen, jedoch ohne konkreten Tastbefund.

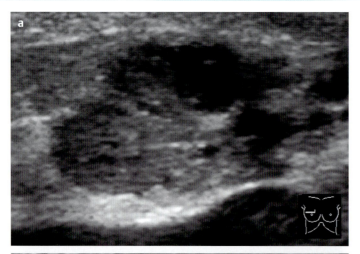

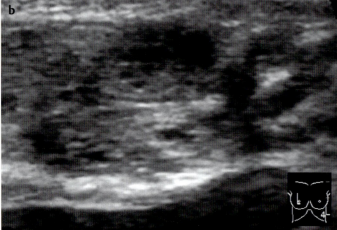

Abb. 54.1 a, b B-Bild-Sonographie.

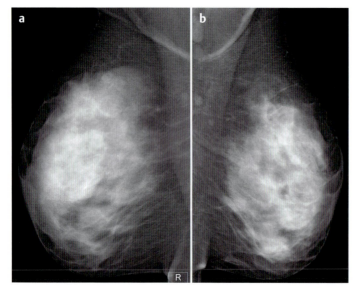

Abb. 54.2 a, b Digitale Mammographie (mlo).

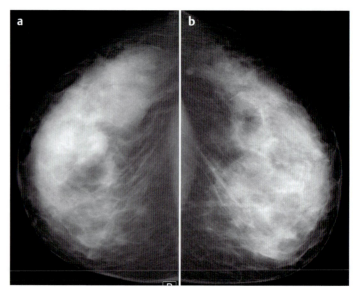

Abb. 54.3 a, b Digitale Mammographie (cc).

Fall 54

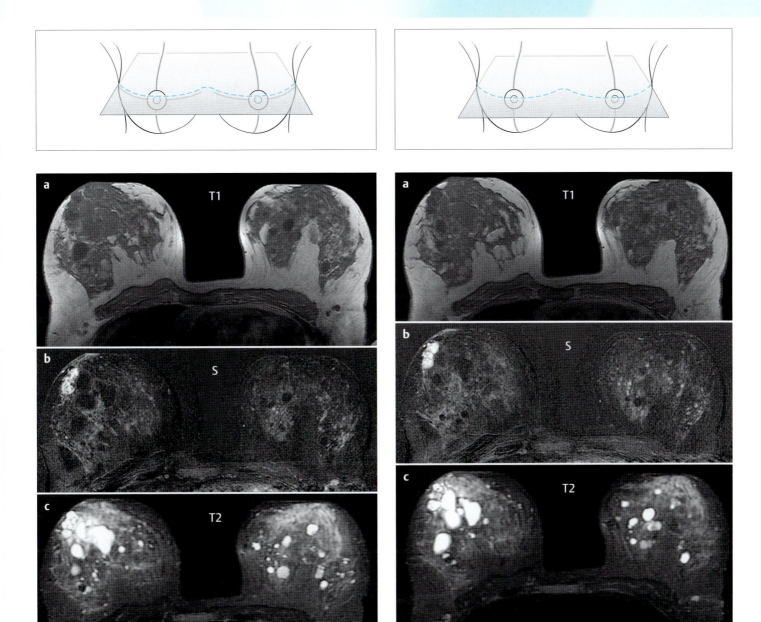

Abb. 54.**4 a–c** KM-gestützte MR-Mammographie.

Abb. 54.**5 a–c** KM-gestützte MR-Mammographie.

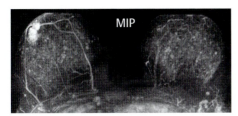

Abb. 54.**6** MR-Mammographie. MIP-Darstellung.

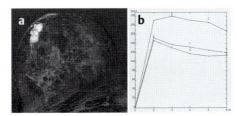

Abb. 54.**7 a, b** Kurvenanalyse.

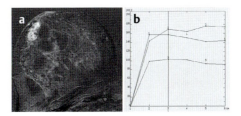

Abb. 54.**8 a, b** Kurvenanalyse.

? Wie kategorisieren Sie Sonographie, Mammographie und MRT?
Wie lautet Ihre Verdachtsdiagnose?
Welches ist Ihr nächster Schritt?

Es handelt sich um die bildgebende Abklärung bei einer asymptomatischen Frau.

Sonographie

Rechts oben außen Nachweis einer 3 cm × 1,5 cm messenden, länglichen Herdsetzung mit inhomogenem, teilweise echoarmem Schallmuster und indifferentem dorsalem Schallverhalten. Einschätzung: US-BI-RADS 3. Nebenbefundlich zahlreiche Makrozysten beidseits.

Mammographie

Seitengleich symmetrisches, extrem dichtes Drüsengewebe vom Typ IV gemäß ACR. Unter diesen limitierenden Voraussetzungen keine suspekten Verdichtungen oder Herdbefunde. Keine Architekturstörung. Keine Kalzifikationen. BIRADS rechts 1/links 1. Qualitätsstufe: cc-Ebene P, mlo-Ebene G (Hautfalten beidseits).

MR-Mammographie

Nachweis eines inhomogenen, Kontrastmittel anreichernden und 3 cm × 1,5 cm großen Herdbefundes rechts oben außen areolanah mit sehr starkem initialem Signalanstieg und postinitialem Wash-out. Inhomogen erhöhte Signalgebung dieses Befundes in der T2-Sequenz. Darüber hinaus Nachweis multipler maximal 4 cm großer Zysten beidseits.

MRM-Artefaktstufe: 1
MRM-Dichtetyp: 2

MRM-Score	Befund	Punkte
Form	lobuliert	0
Begrenzung	scharf	0
KM-Verteilung	inhomogen	1
Initialer S-Anstieg	stark	2
Postinitialer Signalverlauf	Wash-out	2
Gesamtpunktzahl		5
MRM-BI-RADS		4

→ Differenzialdiagnosen

Rechts: Mammakarzinom, Papillom, Fibroadenom.

Fall 54: Lösung

BI-RADS-Einschätzung		
Klinischer Befund	rechts 1	links 1
Sonographie	rechts 3	links 1
Mammographie	rechts 1	links 1
MR-Mammographie	rechts 4	links 1
Gesamt-BI-RADS	rechts 4	links 1

Procedere

US-gesteuerte Stanzbiopsie rechts (Abb. 54.9).

Histologisches Ergebnis

Intraduktales Papillom.

Procedere

Operative Entfernung des Papilloms.

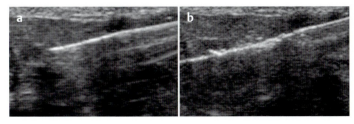

Abb. 54.**9 a, b** US-gesteuerte Stanzbiopsie (pre-fire, post-fire).

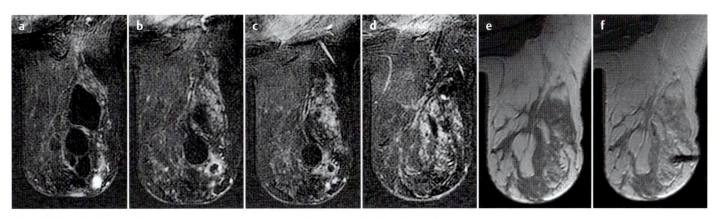

Abb. 54.**10 a–f** MR-Lokalisation zur exakten Erfassung der thoraxwandseitigen Tumorbegrenzung.
a–d Konsekutive Subtraktionsaufnahmen von der Tumormitte bis zum kaudalen Tumorende.
e Nativuntersuchung des kaudalen Tumorendes.
f Dokumentation des korrekt platzierten Hakendrahtes.

Histologisches Ergebnis

Multifokales minimal invasives papilläres Mammakarzinom.

IP pT1mic, pN0 (0/10), G2.

Therapie

BET rechts.

 Das Entartungsrisiko von solitären intraduktalen Papillomen beträgt 3–7 %. Bei multiplen peripheren Papillomen beträgt das relative Risiko 10–33 %. Aus diesem Grund wird die Exstirpation dieser primär gutartigen Befunde – wie im konkreten Fall – empfohlen.

Fall 55

Vorstellungsgrund: Früherkennung vor geplanter Reduktionsplastik.
Anamnese: unauffällig.
Risikoprofil: nicht erhöht.
Alter: 60 Jahre.

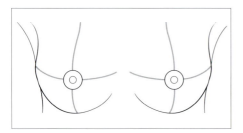

Klinischer Befund
Makromastie, Inspektion unauffällig, regelrechter Palpationsbefund.

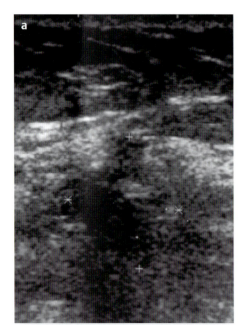

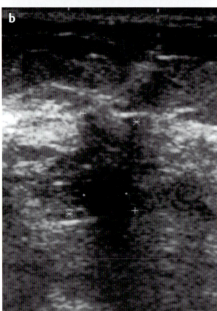

Abb. 55.**1 a, b**   B-Bild-Sonographie rechts oben mittig.

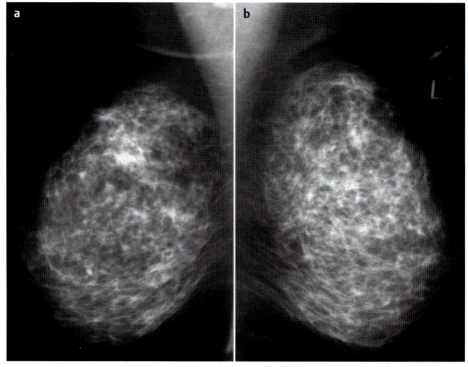

Abb. 55.**2 a, b**   Konventionelle Mammographie (mlo). Fremdaufnahmen.

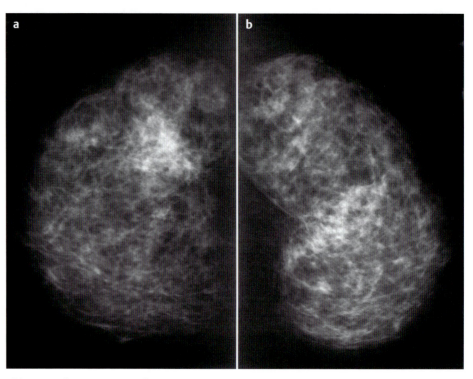

Abb. 55.**3 a, b**   Konventionelle Mammographie (cc). Fremdaufnahmen.

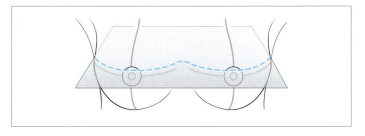
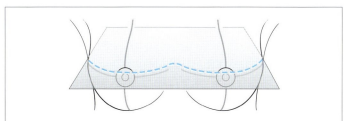

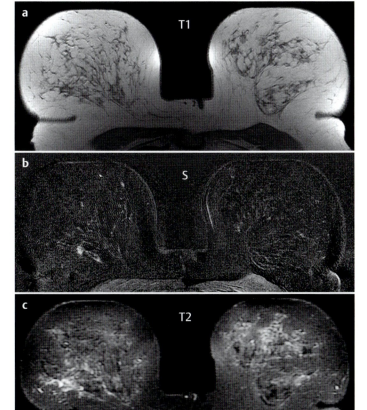

Abb. 55.**4a–c** MR-Mammographie, Frühstsubtraktion.

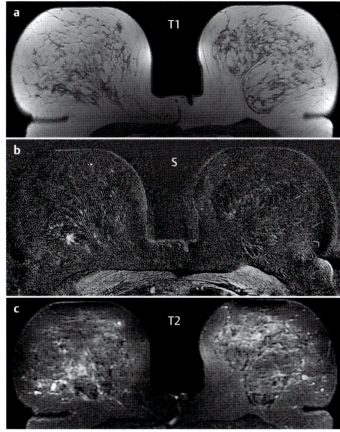

Abb. 55.**5a–c** MR-Mammographie, Frühstsubtraktion.

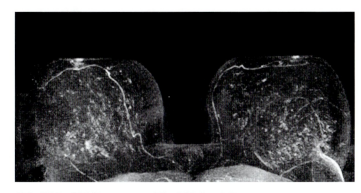

Abb. 55.**6** MR-Mammographie, MIP-Darstellung.

Abb. 55.**7a,b** Kurvenanalyse.

> **?** Wie kategorisieren Sie Sonographie, Mammographie und MRT?
> Wie lautet Ihre Verdachtsdiagnose?
> Welches ist Ihr nächster Schritt?

Im Vorfeld einer geplanten Reduktionsplastik beidseits wurde in Kenntnis der eingeschränkten mammographischen und sonographischen Beurteilbarkeit eine MR-Mammographie durchgeführt.

Sonographie
Bei insgesamt sehr unruhigem Schallmuster beidseits primär kein Nachweis suspekter Herdbefunde. In Kenntnis des MRM-Befundes Wiederholung der Sonographie mit Darstellung eines echoarmen 8 mm großen Herdbefundes rechts oben in der Mamillarlinie mit dorsaler Schallabschwächung. Keine Störung der Gewebearchitektur. US-BI-RADS rechts 3/links 1.

Mammographie
Asymmetrisches, partiell inhomogen dichtes Drüsengewebe vom Typ III gemäß ACR. Keine suspekten Herdbefunde. Keine auffälligen Mikrokalzifikationen. BI-RADS rechts 1/links 1. Qualitätsstufe: cc-Ebene P, mlo-Projektion G (Pektoraliswinkel, Umschlagfalten).

MR-Mammographie
Solitäter, partiell unscharf begrenzter, spikulierter, 1,5 cm großer, homogen Kontrastmittel aufnehmender Herdbefund rechts oben mittig mit initialem Signalanstieg um 120% und postinitialem Plateau. Partiell reduziertes Signal dieses Befundes in der T2-Gewichtung. Darüber hinaus keine weiteren suspekten Herdbefunde.

MRM-Artefaktstufe: 1
MRM-Dichtetyp: 2

MRM-Score	Befund	Punkte
Form	irregulär	1
Begrenzung	spikuliert	1
KM-Verteilung	homogen	0
Initialer S-Anstieg	stark	2
Postinitialer Signalverlauf	Plateau	1
Gesamtpunktzahl		5
MRM-BI-RADS		4

→ **Differenzialdiagnosen**
Fokale Adenose, radiäre Narbe, Karzinom (tubulär?).

Fall 55: Lösung

BI-RADS-Einschätzung		
Klinischer Befund	rechts 1	links 1
Sonographie	rechts 3	links 1
Mammographie	rechts 1	links 1
MR-Mammographie	rechts 4	links 1
Gesamt-BI-RADS	**rechts 4**	**links 1**

Procedere
MRT-gestützte Vakuumstanzbiopsie. Eine US-gesteuerte Biopsie könnte alternativ in Erwägung gezogen werden. In diesem Fall muss die Übereinstimmung zwischen sonographischem und kernspintomographischem Befund allerdings ganz (!) sicher sein.

Histologisches Ergebnis der Stanzbiopsie
Invasives lobuläres Mammakarzinom.

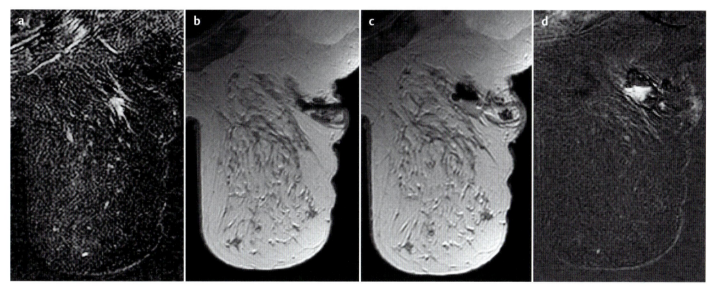

Abb. 55.**8 a–d** MRM-gestützte Vakuumstanzbiopsie.
a Subtraktion zur Reproduktion der auffälligen Läsion.
b Dokumentation der Koaxialkanüle.
c Resektionsbett nach Stanze.
d Abschlussuntersuchung nach erneuter KM-Gabe mit Enhancement infolge der Einblutung.

Histologisches Ergebnis
Diffuses invasiv lobuläres Mammakarzinom.

IL pT2 pN0, G1.

Therapie
BET rechts bei gleichzeitiger Reduktionsplastik beidseits.

 Bei auffälligem MR-Befund ohne Korrelat in der Mammographie und Sonographie sollten eine gezielte Wiederholung der Ultraschalluntersuchung durchgeführt und ggf. gezielte mammographische Spezialaufnahmen angefertigt werden.

Fall 56

Vorstellungsgrund: Rötung der linken Mamma.
Anamnese: unauffällig.
Risikoprofil: nicht erhöht.
Alter: 73 Jahre.

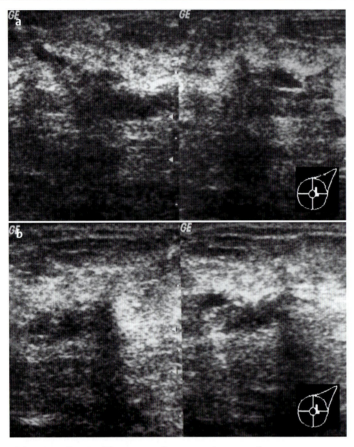

Abb. 56.**1 a, b** B-Bild-Sonographie. Fremduntersuchung.

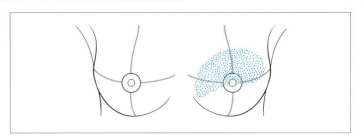

Klinischer Befund

Schmerzhafte Rötung beider oberer Quadranten links. Kein Tastbefund.

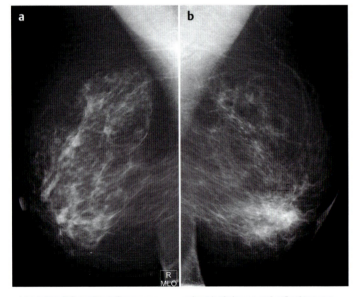

Abb. 56.**2 a, b** Digitale Mammographie (mlo). Fremdaufnahmen.

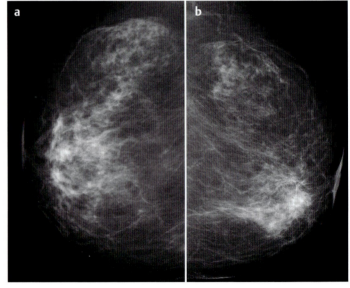

Abb. 56.**3 a, b** Digitale Mammographie (cc). Fremdaufnahmen.

Fall 56

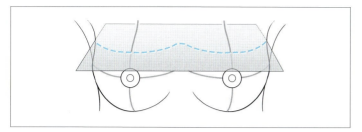

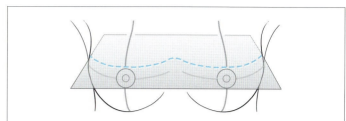

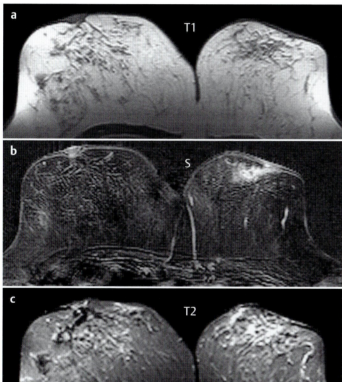

Abb. 56.**4a–c** MR-Mammographie.

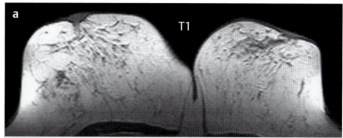

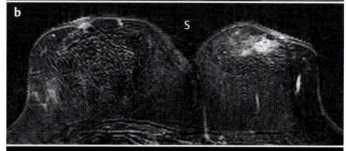

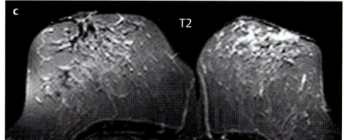

Abb. 56.**5a–c** MR-Mammographie.

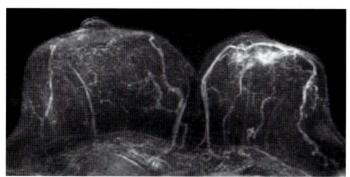

Abb. 56.**6** MR-Mammographie. MIP-Darstellung.

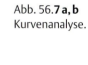

Abb. 56.**7a, b** Kurvenanalyse.

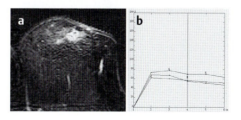

Abb. 56.**8a, b** Kurvenanalyse.

 Wie kategorisieren Sie Sonographie, Mammographie und MRT?
Wie lautet Ihre Verdachtsdiagnose?
Welches ist Ihr nächster Schritt?

Es handelt sich um die bildgebende Abklärung einer Inflammation der linken Mamma.

Sonographie

Links oben paramamillär Darstellung linearer echoarmer Areale mit dorsaler Schallauslöschung. Kein eindeutiger Herdbefund. US-BI-RADS links 3.

Mammographie

Asymmetrisches, fibroglanduläres Drüsengewebe zugunsten der linken Seite. Dichtetyp II gemäß ACR. Kein eindeutiger Herdbefund. Keine Verdichtung. Keine Mikrokalzifikationen. Im Seitenvergleich fragliche Verdickung der Areolaregion links (Cave: digitale Technik). BI-RADS rechts 1/links 3. Qualitätsstufe: cc-Ebene P, mlo-Projektion M (Brustwarze rechts nicht tangential, M. pectoralis rechts).

MR-Mammographie

Korrespondierend zur Asymmetrie im Mammogramm Nachweis einer Kontrastmittelanreicherung oben paramamillär mit initialem Signalanstieg von 90% und postinitialem Wash-out sowie Darstellung eines Ring-Enhancements. Erhöhte Signalgebung in der T2-Gewichtung.

MRM-Artefaktstufe: 2
MRM Dichtetyp: 1

MRM-Score	Befund	Punkte
Form	unregelmäßig	1
Begrenzung	unscharf	1
KM-Verteilung	Ring	2
Initialer S-Anstieg	mäßig	1
Postinitialer Signalverlauf	Wash-out	2
Gesamtpunktzahl		7
MRM-BI-RADS		5

→ **Differenzialdiagnosen**

Links: inflamatorisches Karzinom, Entzündung (z. B. nonpuerperale Mastitis).

Fall 56: Lösung

BI-RADS-Einschätzung		
Klinischer Befund	rechts 1	links 4
Sonographie	rechts 1	links 3
Mammographie	rechts 1	links 3
MR-Mammographie	rechts 1	links 5
Gesamt-BI-RADS	**rechts 1**	**links 5**

Procedere

Antibiotische Therapie mit Penicillin über 10 Tage ohne Befundbesserung. Daraufhin Indikation zur Probeexzision zum Ausschluss eines inflammatorischen Mammakarzinoms.
Anfertigung der MR-Mammographie im Rahmen des präoperativen lokalen Stagings.

Histologisches Ergebnis der paramamillären Keilexcision
Gicht (Abb. 56.9).

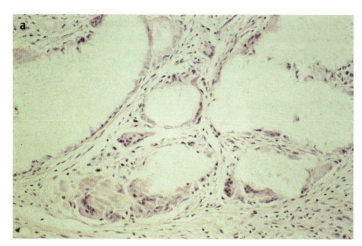 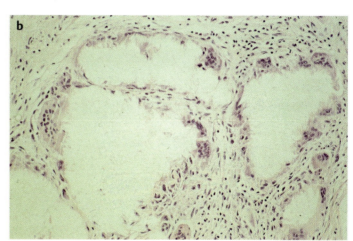

Abb. 56.9 a, b   Histologische Stufenschnitte der intramammären Gichtmanifestation.

Histologisches Ergebnis
Gicht.

Therapie
Operative Entfernung.

 Gicht in der Mamma ist offenbar möglich, wenngleich extrem selten.
Und: Die MR-Mammographie ermöglicht keine Differenzialdiagnose zwischen nonpuerperaler Mastitis und inflammatorischem Mammakarzinom.

Fall 57

Vorstellungsgrund: Mastodynie links.
Anamnese: unauffällig.
Risikoprofil: unauffällig.
Alter: 43 Jahre.

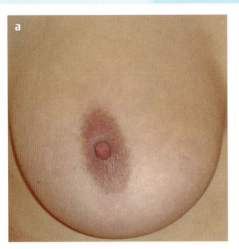 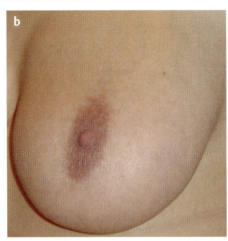

Abb. 57.**1 a, b**   Rechte und linke Mamma. Palpation beidseits unauffällig.

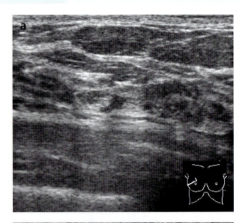

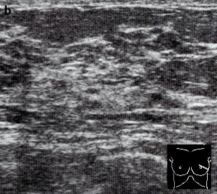

Abb. 57.**2 a, b**   B-Bild-Sonographie.

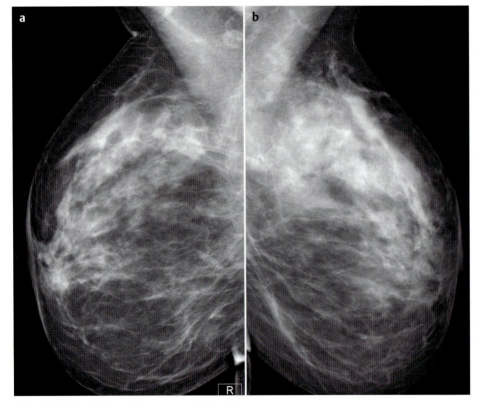

Abb. 57.**3 a, b**   Digitale Mammographie (mlo).

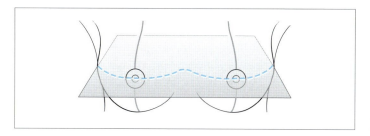
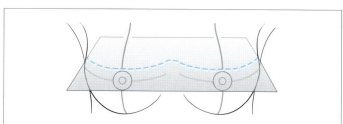
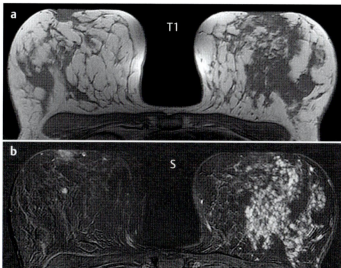
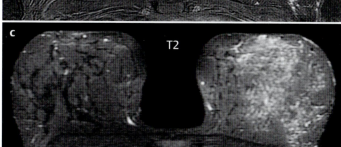

Abb. 57.**4a–c** MR-Mammographie.

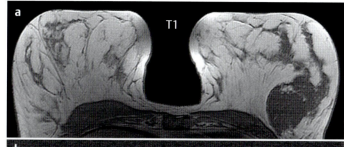
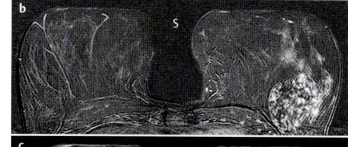
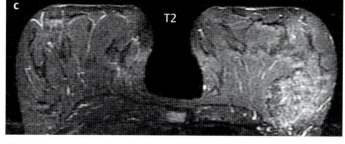

Abb. 57.**5a–c** MR-Mammographie.

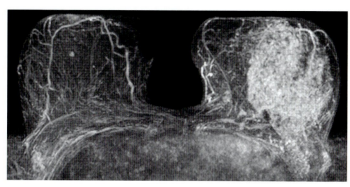

Abb. 57.**6** MR-Mammographie. MIP-Darstellung.

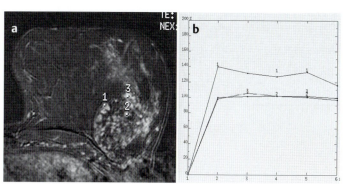

Abb. 57.**7a,b** Kurvenanalyse.

? Wie kategorisieren Sie Klinik, Sonographie, Mammographie und MRT?
Wie lautet Ihre Verdachtsdiagnose?
Welches ist Ihr nächster Schritt?

Fall 57

Es handelt sich um die bildgebende Diagnostik bei einer Frau mit unilateraler Mastodynie, so dass von einer kurativen Bildgebung gesprochen werden kann.

Inspektion

Seitengleicher und unauffälliger Inspektionsbefund. Palpation links keine Verhärtungen.

Sonographie

Im direkten Seitenvergleich Parenchymdifferenz zugunsten der linken Mamma als einzige Auffälligkeit. Keine malignomverdächtigen Echoalterationen. Einschätzung: US-BI-RADS rechts 1/ links 1.

Mammographie

Asymmetrie des Drüsengewebes zugunsten der linken Mamma (rechts inhomogen dichtes Parenchym Typ ACR III, links partiell extrem dichtes Parenchym Typ ACR IV). Darüber hinausgehend keine Auffälligkeiten. Keine Verdichtung. Keine Architekturstörung. Keine Kalzifikationen (BI-RADS rechts 1/links 2). Qualitätsstufe G (kaudale Umschlagfalte nicht frei entfaltet).

MR-Mammographie

In der Nativuntersuchung erwartungsgemäß Asymmetrie des Parenchyms zugunsten der linken Mamma mit umschriebenem, glatt begrenztem Parenchymabschnitt links oben außen. Seitengetrennt völlig unterschiedliches Anreicherungsmuster nach KM-Gabe: rechts lediglich kleine adenomähnliche Mehranreicherung, links ausgeprägtes fleckförmiges Enhancement innerhalb des diffusen Drüsengewebes und auch innerhalb der „pseudokapselartig" begrenzten Gewebeformation in der IR-Sequenz.

MRM-Artefaktstufe: 2
MRM-Dichtetyp: 1

MRM-Score	Befund	Punkte
Form	rundlich	0
Begrenzung	scharf	0
KM-Verteilung	homogen	0
Initialer S-Anstieg	stark	2
Postinitialer Signalverlauf	Wash-out	2
Gesamtpunktzahl		4
MRM-BI-RADS		4

→ **Differenzialdiagnostische Überlegungen**

Rechts: unauffälliger Befund mit Adenom.
Links: Hamartom (Pseudokapsel), Adenose, diffuses Malignom.

Fall 57: Lösung

BI-RADS-Einschätzung		
Klinischer Befund	rechts 1	links 1
Sonographie	rechts 1	links 1
Mammographie	rechts 1	links 2
MR-Mammographie	rechts 2	links 4
Gesamt-BI-RADS	**rechts 2**	**links 4**

Procedere

Histologische Abklärung der auffälligen fleckförmigen Mehranreicherungen in der MRT links. Mit Blick auf die Konformität der anreichernden Areale Verzicht auf MRT-gestützte Vakuumstanzbiopsie. Alternativ US-gestützte repräsentative „Blindpunktionen" (Stanzbiopsien) parenchymaler Strukturen links in drei unterschiedlichen Höhen (oben außen, in Mamillarhöhe lateral und unten außen).

Histologisches Ergebnis links

Mastopathiegewebe. In einem der Biopsate in einem umschriebenen Areal Anteile eines Carcinoma lobulare in situ mit geringer proliferativer Aktivität. Definitiv keine atypischen duktalen Proliferationen. Kein invasives lobuläres Mammakarzinom. Keine Anhaltspunkte für ein duktales Carcinoma in situ oder ein invasives Mammakarzinom. Bestätigung dieser Interpretation anhand ergänzender immunhistochemischer Untersuchungen.

Procedere

Probatorisch 4-wöchige antihormonelle Behandlung mit anschließender Wiederholung der MR-Mammographie. Anhand dieser Untersuchung unverändert einseitige Mehranreicherung der Parenchymstrukturen links (Abb. 57.**8**).

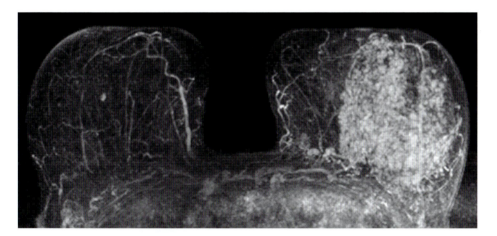

Abb. 57.**8** MR-Mammographie mit tendenziell unverändertem Befund nach 4-wöchiger antihormoneller Behandlung.

Weiteres Procedere

Verzicht auf offene Biopsie trotz Nachweis von **CLIS** in einem umschriebenen Stanzpräparatanteil, zumal hierbei nach der US-gestützten „Blindpunktion" ein recht ausgedehntes Gewebeareal links lateral zu entfernen gewesen wäre. Mit Blick auf die unveränderte Darstellung der linksseitigen Mehranreicherung nach 4-wöchiger antihormoneller Therapie Entschluss zur engmaschigen Kontrolle (Optipack-Konzept) nach weiteren 3, 6 und 12 Monaten.

 Borderline-Befunde (CLIS, ADH) in der histologischen Aufarbeitung von Stanz- oder Vakuumstanzbiopsaten machen in aller Regel eine anschließende offene Biopsie der Stanzregion notwendig. Im konkreten Fall wurde aus o. g. Gründen von dieser Regel abgewichen.

Fall 58

Vorstellungsgrund: Nachsorge.
Anamnese: ME bei Mammakarzinom rechts vor 23 Jahren.
Risikoprofil: erhöht bei eigenem Mammakarzinom.
Alter: 73 Jahre.

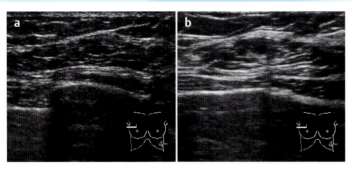

Abb. 58.**1 a, b**   B-Bild-Sonographie.

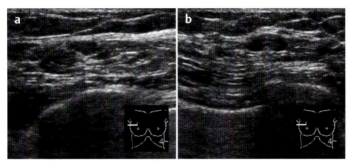

Abb. 58.**2 a, b**   B-Bild-Sonographie.

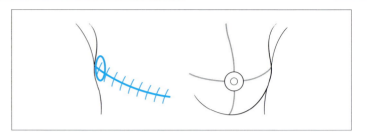

Klinischer Befund

Geringe Schwellung im axillären Ausläufer der ME-Narbe, nach Angabe der Patientin nach Mückenstich vor 3 Wochen.

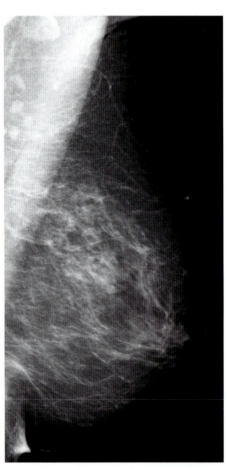

Abb. 58.**3**   Digitale Mammographie links (mlo).

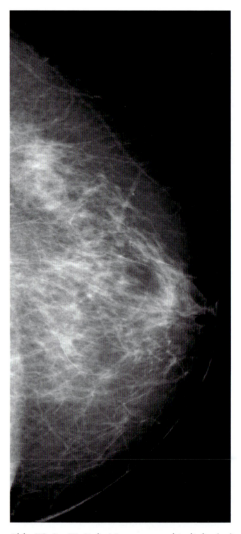

Abb. 58.**4**   Digitale Mammographie links (cc).

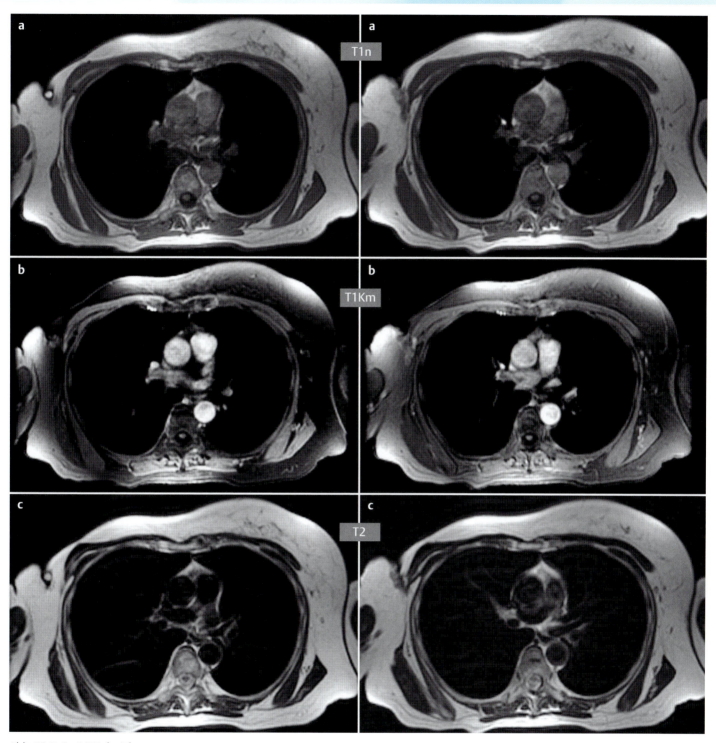

Abb. 58.**5**,**6** MRT des Thorax.

? Wie kategorisieren Sie Sonographie, Mammographie und MRT des Thorax?
Wie lautet Ihre Verdachtsdiagnose?
Welches ist Ihr nächster Schritt?

Es handelt sich um die Bildgebung im Rahmen der Nachsorge bei Z. n. Mastektomie nach Halsted vor 23 Jahren. Klinisch imponiert eine vage, jedoch neu aufgetretene Schwellung im axillären Ausläufer der OP-Narbe.

Sonographie

Der sonographische Befund der Mastektomienarbe zeigt keine Auffälligkeiten. In der Umgebung des axillären Narbenanteils finden sich zwei 6 mm große Lymphknoten. US-BI-RADS 1.

Mammographie

Fibroglanduläres Drüsengewebe der linken Seite vom Typ II gemäß ACR. Kein Herdbefund. Keine Verdichtung. Keine Mikrokalzifikationen. Bei Mastektomie nach Halsted ist eine Mammographie des Bruststumpfes normalerweise nicht möglich. BI-RADS links 1.

MRT des Thorax

Nach Markierung der diskreten axillären Schwellung mit einer Nitrokapsel Darstellung einer subkutanen Kontrastmittelaufnahme in diesem Bereich. Darüber hinaus unauffälliger Befund bei Status nach Mastektomie rechts. T2-Gewichtung ohne relevante Zusatzinformationen.

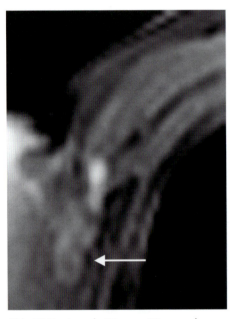

Abb. 58.7 Ausschnittsvergrößerung des Thorax nach KM-Gabe (Pfeil)

Eine Analyse des KM-anreichernden Areals mithilfe des Göttingen-Scores erscheint in diesem Fall nicht sinnvoll.
Nach stattgehabter Operation und Abschluss der Wundheilung gilt allgemein:
Narbengewebe reichert kein Kontrastmittel an.
Tumorrezidive reichern Kontrastmittel an.
Cave: Fokale Entzündungen können zu falsch positiven Befunden führen!
MRM-BI-RADS 4

→ **Verdachtsdiagnose**

Spätrezidiv.

→ **Differenzialdiagnose**

Entzündung nach Mückenstich (kaum zu glauben, Kausalitätsbedürfnis der Patientin?).

Fall 58: Lösung

BI-RADS-Einschätzung		
Klinischer Befund	rechts 4	links 1
Sonographie	rechts 1	links 1
Mammographie	rechts –	links 1
MR-Thorax	rechts 4	links 1
Gesamt-BI-RADS	**rechts 4**	**links 1**

Procedere
Zur Differenzierung einer entzündlichen subkutanen Veränderung nach Mückenstich von einem lokalen Rezidiv wurde der Patientin eine Wiederholung der Untersuchung nach 4 Wochen vorgeschlagen. Mit Blick auf den ästhetischen Aspekt der Mastektomienarbe entschloss sich die Patientin zu einer Revision.

Histologisches Ergebnis
Lokales Rezidiv eines tubulären Mammakarzinoms mit Nachweis von 6 metastatisch befallenen Lymphknoten.

Therapie
Tumorentfernung.

Auch nach 23 Jahren kann es noch zu lokalen Rezidiven kommen.
Hinsichtlich der Frage des Lokalrezidivs bietet die MRT das Bild des Ying und Yang:
Rezidive reichern Kontrastmittel an, Narben nicht.

Fall 59

Vorstellungsgrund: Früherkennung.
Anamnese: unauffällig.
Risikoprofil: nicht erhöht.
Alter: 43 Jahre.

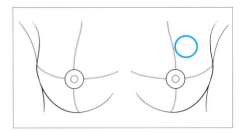

Klinischer Befund

Verschieblicher Tastbefund links oben außen.

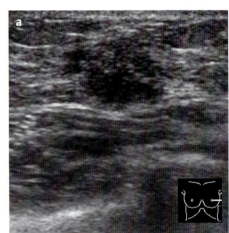

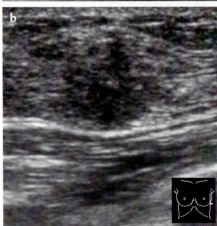

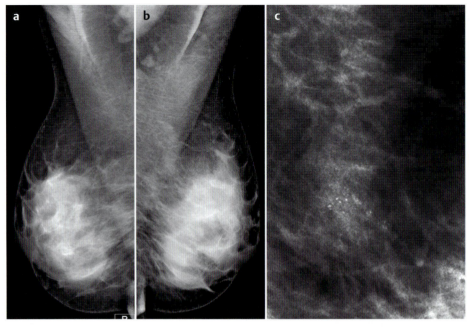

Abb. 59.**2 a – c** Digitale Mammographie (mlo) plus Ausschnittsvergrößerung links (**c**).

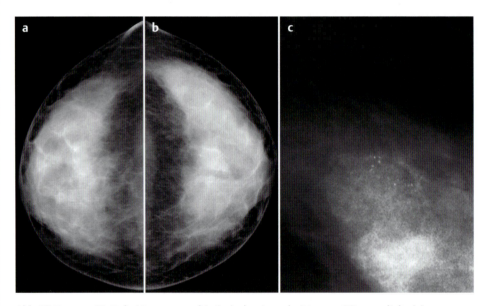

Abb. 59.**3 a – c** Digitale Mammographie (cc) plus Ausschnittsvergrößerung links (**c**).

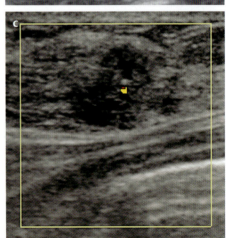

Abb. 59.**1 a – c** B-Bild-Sonographie plus farbkodierte Dopplersonographie (**c**).

Fall 59   235

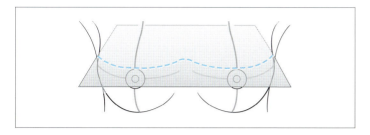

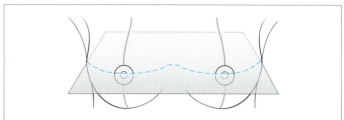

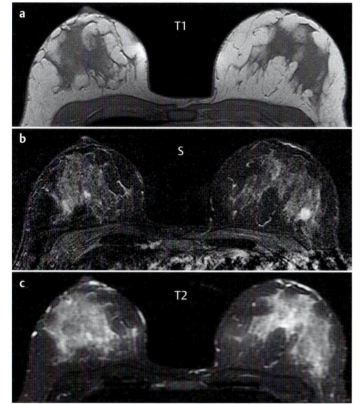

Abb. 59.**4a–c**   MR-Mammographie.

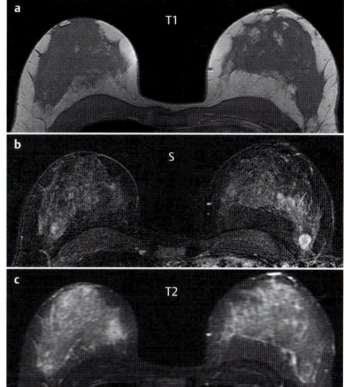

Abb. 59.**5a–c**   MR-Mammographie.

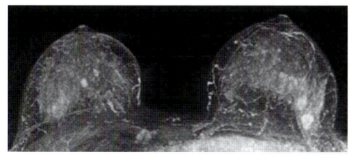

Abb. 59.**6**   MR-Mammographie. MIP-Darstellung.

> ? Wie kategorisieren Sie Sonographie, Mammographie und MRT?
> Wie lautet Ihre Verdachtsdiagnose?
> Welches ist Ihr nächster Schritt?

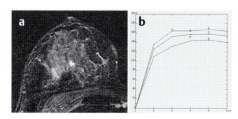

Abb. 59.**7a,b**   Kurvenanalysen.

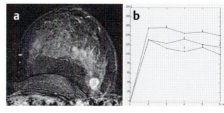

Abb. 59.**8a,b**   Kurvenanalysen.

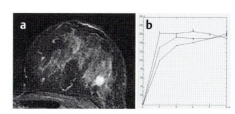

Abb. 59.**9a,b**   Kurvenanalysen.

Es handelt sich um die Bildgebung im Rahmen der Früherkennung. Der Tastbefund wurde erst im Rahmen der ärztlichen Untersuchung detektiert.

Sonographie
12 mm großer, lobulierter, inhomogen echoarmer Herdbefund links oben außen ohne dorsale Schallauslöschung. Keine eindeutige Architekturstörung der Brustdrüse. Zentral Nachweis einer arteriellen Hyperperfusion. US-BI-RADS links 4.

Mammographie
Symmetrisch angelegtes, extrem dichtes Drüsengewebe vom Typ IV gemäß ACR. Keine Abgrenzbarkeit eines Herdbefundes oder einer Verdichtung. Überwiegend monomorphe, gruppierte Mikrokalzifikationen links oben außen. BI-RADS rechts 1/links 4. PGMI: cc-Ebene P, mlo-Projektion P.

MR-Mammographie
Nachweis einer diskreten feinfleckigen Kontrastmittelaufnahme des gesamten Drüsenkörpers. Links außen 13 mm großer Herd mit initialem Signalanstieg von 190 % und postinitialem Washout sowie Darstellung eines Ring-Enhancements. Intermediäre Signalgebung in der T2-Gewichtung. In der kranialen Nachbarschicht Nachweis eines weiteren 1 cm großen, unscharf begrenzten, inhomogen Kontrastmittel aufnehmenden Areals mit initialem Signalanstieg von 160 % und postinitialem Plateau. Rechts zentral Darstellung eines lobulierten Herdbefundes mit endotumoraler Septierung und erhöhtem Wassergehalt in der IR-Sequenz.

MRM-Artefaktstufe: 1
MRM-Dichtetyp: 2

MRM-Score	Links lateral mittig	Punkte	Links lateral kranial	Punkte	Rechts	Punkte
Form	unregelmäßig	1	rund	0	lobuliert	0
Begrenzung	unscharf	1	unscharf	1	scharf	0
KM-Verteilung	Ring	2	Ring	2	homogen	0
Initialer S-Anstieg	stark	2	stark	2	stark	2
Postinitialer Signalverlauf	Wash-out	2	Plateau	1	Plateau	1
Gesamtpunktzahl		8		6		3
MRM-BI-RADS		5		5		3

→ **Verdachtsdiagnose**

Links: Bifokales Mammakarzinom.

Rechts: Fibroadenom, Adenose, Mammakarzinom.

Fall 59: Lösung

BI-RADS-Einschätzung		
Klinischer Befund	rechts 1	links 4
Sonographie	rechts 1	links 4
Mammographie	rechts 1	links 4
MR-Mammographie	rechts 3	links 5
Gesamt-BI-RADS	**rechts 3**	**links 5**

Procedere
US-gestützte Stanzbiopsie mit Präparateradiographie der Stanzzylinder zur Korrelation von Sonographiebefund und Mikrokalk (Abb. 59.10 u. 59.11).

Histologisches Ergebnis
Invasiv duktales Mammakarzinom.

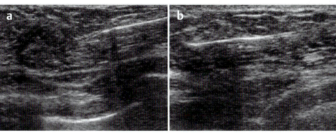

Abb. 59.**10 a, b**   Stanzbiopsie (pre-fire, post-fire).

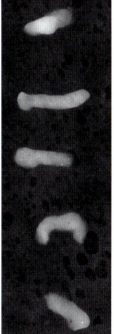

Abb. 59.**11**   Präparateradiographie mit positivem Kalknachweis.

Weiteres Procedere
Offene Biopsie links und rechts nach adäquater Lokalisation.

Histologie
Links bifokales invasiv duktales Mammakarzinom (12 mm, 16 mm) mit umgebender extensiver intraduktaler Tumorausdehnung; rechts lobuläre Hyperplasie.

Links: IDC pT1 c + EIC, pN1 c (2/36), G2.
Rechts: LH.

Therapie
Links BET, rechts PE.

 Bei Vorliegen von Kalzifikationen ermöglicht die Radiographie der Stanzzylinder die Bestätigung der repräsentativen Gewebeentnahme.

Fall 60

Vorstellungsgrund: unklarer auswärtiger Sonographiebefund links außen mittig.
Anamnese: unauffällig.
Risikoprofil: nicht erhöht.
Alter: 38 Jahre.

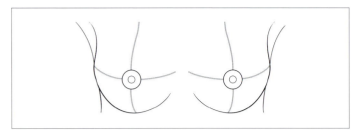

Klinischer Befund
Unauffällig.

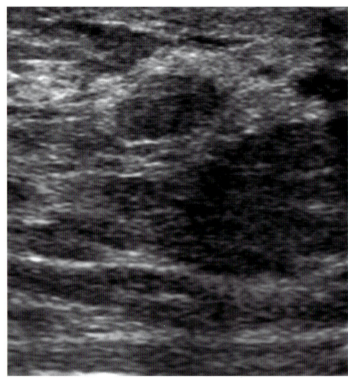

Abb. 60.2 B-Bild-Sonographie links unten mittig.

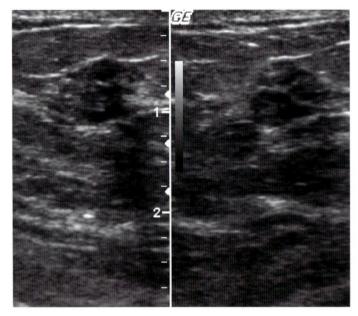

Abb. 60.1 B-Bild-Sonographie links außen mittig.

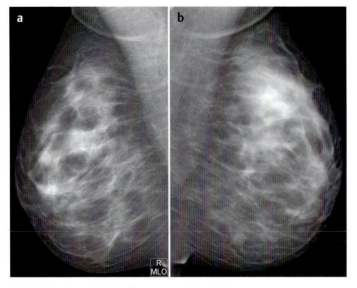

Abb. 60.3 a, b Digitale Mammographie (mlo).

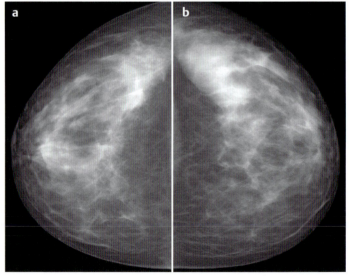

Abb. 60.4 a, b Digitale Mammographie (cc).

Fall 60

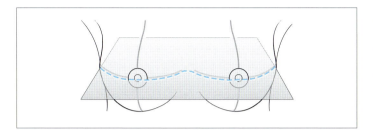
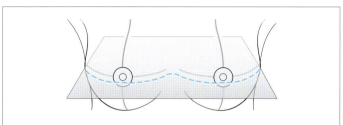
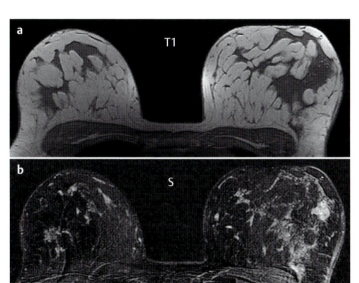
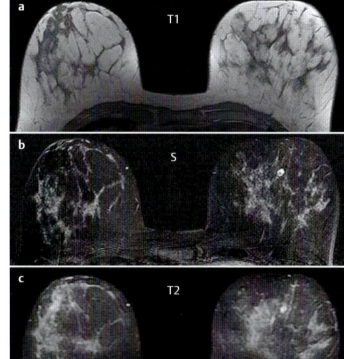

Abb. 60.**5 a–c**   KM-gestützte MRM, 4. Zykluswoche.

Abb. 60.**6 a–c**   KM-gestützte MRM, 4. Zykluswoche.

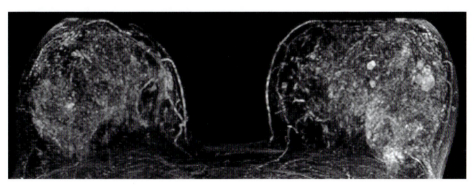

Abb. 60.**7**   MR-Mammographie. MIP-Darstellung.

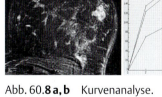
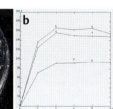

Abb. 60.**8 a, b**   Kurvenanalyse.

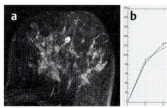

Abb. 60.**9 a, b**   Kurvenanalyse.

Wie kategorisieren Sie Sonographie, Mammographie und MRT?
Wie lautet Ihre Verdachtsdiagnose?
Welches ist Ihr nächster Schritt?

Es handelt sich um die Abklärung eines auswärtig links außen mittig erhobenen Sonographiebefundes.

Sonographie

Links außen mittig 8 mm großer, lobulierter, echoarmer Herdbefund mit indifferentem dorsalem Schallverhalten. Darüber hinaus Nachweis eines weiteren 7 mm großen, lobulierten echoarmen Herdes links unten mittig mit unauffälligem dorsalem Schallverhalten. Keine Störung der Brustdrüsenarchitektur. US-BI-RADS links 3.

Mammographie

Seitengleich symmetrisches, extrem dichtes Drüsengewebe vom Typ IV gemäß ACR, in dem auch in Kenntnis des Ultraschallbefundes keine suspekten Herdbefunde, insbesondere links, abgrenzbar sind. Keine suspekten Mikrokalzifikationen. Keine Architekturstörung. (BI-RADS rechts 1/links 1). Qualitätsstufe: cc-Ebene P, mlo-Projektion P.

MR-Mammographie

Bei starker Kontrastmittelaufnahme des gesamten Drüsenkörpers Vorliegen einer MRM-Dichte vom Typ 3. Hierunter Nachweis eines 1,4 cm großen, scharf begrenzten, lobulierten Herdbefundes links außen mittig mit initialem Signalanstieg von 170% und postinitialem Plateau sowie erhöhter Signalgebung in der T2-Sequenz. Ein weiterer ovaler, 6 mm großer und scharf begrenzter Herdbefund mit endotumoraler Septierung links unten mittig mit initialem Signalanstieg von 140% und postinitialem Plateau sowie deutlich erhöhter Signalgebung in der T2-Gewichtung.

MRM-Artefaktstufe: 1
MRM-Dichtetyp: 3

MRM-Score	Links außen mittig	Punkte	Links unten mittig	Punkte
Form	lobuliert	0	oval	0
Begrenzung	scharf	0	scharf	0
KM-Verteilung	Ring	2	homogen	0
Initialer S-Anstieg	stark	2	stark	2
Postinitialer Signalverlauf	Plateau	1	Plateau	1
Gesamtpunktzahl		5		3
MRM-BI-RADS		4		3

→ **Differenzialdiagnosen**

Links außen mittig: Karzinom, Fibroadenom, Papillom, Adenose.
Links unten mittig: Fibroadenom, Papillom, Karzinom.

Fall 60: Lösung

BI-RADS-Einschätzung		
Klinischer Befund	rechts 1	links 1
Sonographie	rechts 1	links 3
Mammographie	rechts 1	links 1
MR-Mammographie	rechts 1	links 4
Gesamt-BI-RADS	**rechts 1**	**links 4**

Procedere
Ultraschall (Abb. 60.10) und ggf. MRM-Kontrolle in optimaler Zyklusphase (Abb. 60.11 – 60.14) nach 6 Monaten, da die ansonsten leitlinienkonform durchzuführende Stanzbiopsie abgelehnt wurde.

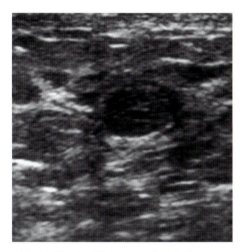

Abb. 60.**10** B-Bild-Sonographie links unten mittig, Kontrolle nach 6 Monaten.

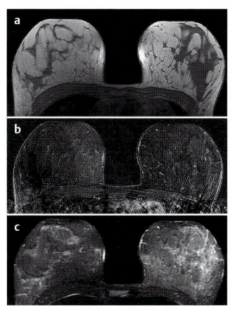

Abb. 60.**11 a–c** KM-gestützte MRM, 2. Zykluswoche.

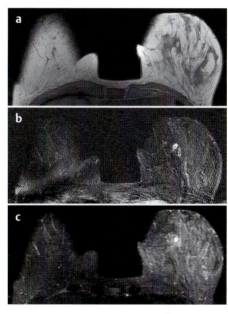

Abb. 60.**12 a–c** KM-gestützte MRM, 2. Zykluswoche.

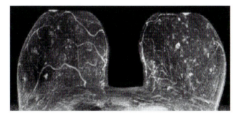

Abb. 60.**13** MR-Mammographie. MIP-Darstellung, 2. Zykluswoche nach 6 Monaten.

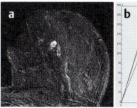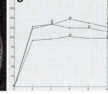

Abb. 60.**14 a, b** Kurvenanalyse.

Diagnose (ohne histologische Sicherung)
Myxoides Fibroadenom links unten mittig. Hormoninduzierte „Pseudoläsion" links außen mittig.

Procedere
Früherkennung im üblichen Rahmen.

 Nicht nur das Drüsenparenchym, auch Adenome/Fibroadenome können in der MRT intraindividuelle Schwankungen der KM-Anreicherung aufweisen.

Fall 61

Vorstellungsgrund: Früherkennung.
Anamnese: unauffällig.
Risikoprofil: kein Risiko.
Alter: 65 Jahre.

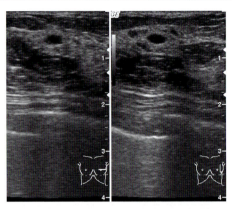

Abb. 61.**1** B-Bild-Sonographie links zentral.

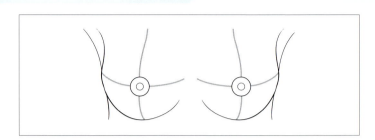

Klinischer Befund
Unauffällig.

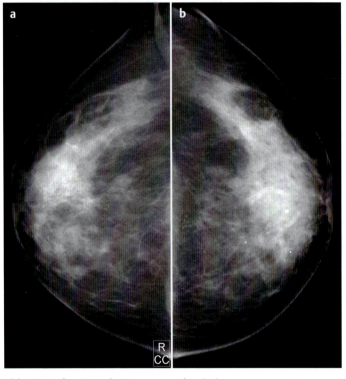

Abb. 61.**2 a, b** Digitale Mammographie (cc).

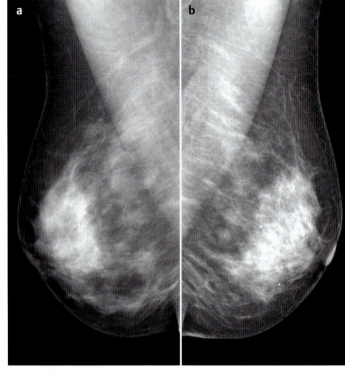

Abb. 61.**3 a, b** Digitale Mammographie (mlo).

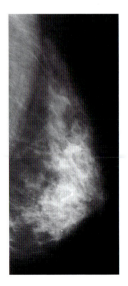

Abb. 61.**4** Analoge Mammographie (mlo) 2 Jahre zuvor. Fremdaufnahme.

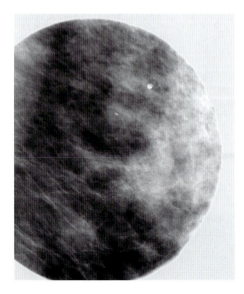

Abb. 61.**5** Tubuskompression links (mlo).

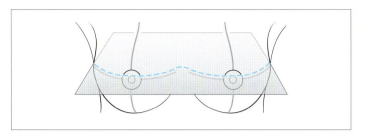
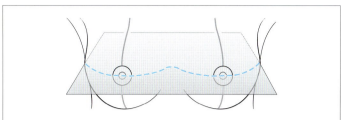
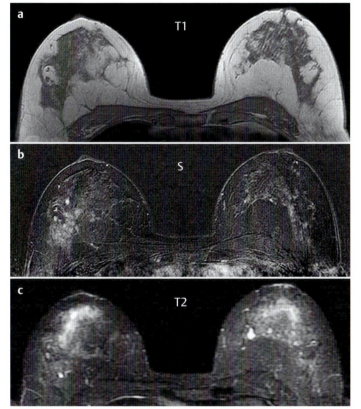

Abb. 61.**6 a–c** MR-Mammographie.

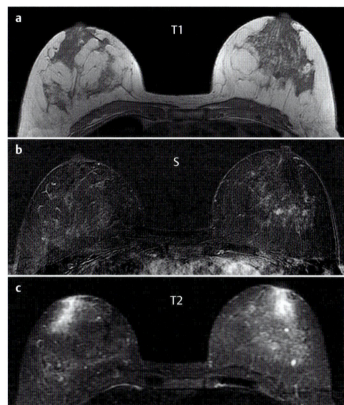

Abb. 61.**7 a–c** MR-Mammographie.

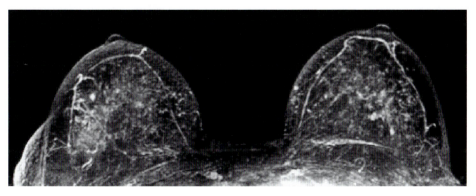

Abb. 61.**8** MR-Mammographie. MIP-Darstellung.

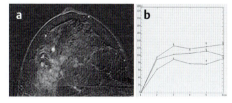

Abb. 61.**9 a, b** Kurvenanalyse rechts.

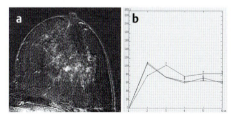

Abb. 61.**10 a, b** Kurvenanalyse links.

> Wie kategorisieren Sie Sonographie, Mammographie und MRT?
> Wie lautet Ihre Verdachtsdiagnose?
> Welches ist Ihr nächster Schritt?

Es handelt sich um die Früherkennungsmammographie einer asymptomatischen Frau.

Sonographie

Im Ultraschallbefund links außen mittig Darstellung eines 3 mm großen echoarmen, glatt berandeten, Herdbefundes mit indifferentem dorsalen Schallverhalten. Architektur der Brustdrüse von diesem Befund gestört. US-BI-RADS links 2.

Mammographie

Inhomogen dichtes Drüsengewebe vom Typ III gemäß ACR. Im Vergleich zur Voruntersuchung vor 2 Jahren neu aufgetretene, 8 mm große, glatt begrenzte, isodense Verdichtung. Herdbefund links präpektoral mit Nachweis einer länglichen, in der Voruntersuchung ebenfalls nicht abgrenzbaren Mikrokalzifikation. BI-RADS rechts 1/links 3.

MR-Mammographie

Beidseits Nachweis multipler, maximal 1 cm großer Zysten. Unscharf begrenzter, 8 mm großer Herdbefund links zentral mit homogener Kontrastmittelaufnahme, initialem Signalanstieg von 110 % und postinitialem Wash-out sowie intermediärer Signalgebung in der T2-Gewichtung. Scharf begrenzter, 6 mm großer Herdbefund rechts außen mittig mit homogener Kontrastmittelaufnahme, initialem Signalanstieg von 130 % und postinitialem Plateau sowie erhöhter Signalgebung in der T2-Gewichtung.

MRM-Artefaktstufe: 1
MRM-Dichtetyp: 2

MRM-Score	Rechts	Punkte	Links	Punkte
Form	rund	0	lobuliert	0
Begrenzung	scharf	0	unscharf	1
KM-Verteilung	homogen	0	homogen	0
Initialer S-Anstieg	stark	2	stark	2
Postinitialer Signalverlauf	Plateau	1	Wash-out	2
Gesamtpunktzahl		3		5
MRM-BI-RADS		3		4

→ **Differenzialdiagnosen**

Rechts: Adenose, Fibroadenom, Papillom.
Links: Adenose, Fibroadenom, Karzinom, Papillom.

Fall 61: Lösung

BI-RADS-Einschätzung		
Klinischer Befund	rechts 1	links 1
Sonographie	rechts 1	links 2
Mammographie	rechts 1	links 3
MR-Mammographie	rechts 3	links 4
Gesamt-BI-RADS	**rechts 3**	**links 4**

Procedere

MR-gestützte Vakuumstanzbiopsie des Herdbefundes links zentral.

Histologie

Adenose

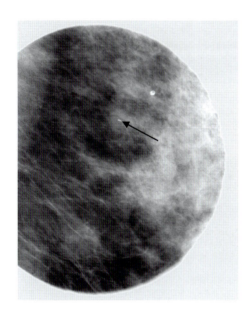

Abb. 61.11 Im Vergleich zur Voruntersuchung neu aufgetretener Herdbefund mit Mikrokalk (Pfeil).

Histologie

Adenose.

Therapie

Keine. Kontroll-MRT in 6 Monaten.

 Auswaschphänomene in der MR-Mammographie kommen bei benignen Veränderungen selten vor, sind allerdings möglich.

Fall 62

Vorstellungsgrund: Abklärung eines auffälligen Sonographiebefundes links.
Anamnese: unauffällig.
Risikoprofil: nicht erhöht.
Alter: 60 Jahre.

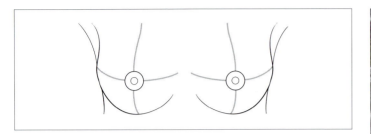

Klinischer Befund

Unauffällig.

Sonographie (ohne Abbildung)

Unauffällig. Ein auswärts als suspekt erachteter Befund ist nicht reproduzierbar.

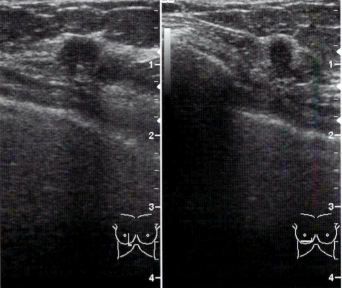

Abb. 62.3 Gezielte Wiederholung der Sonographie in Kenntnis des MR-Befundes.

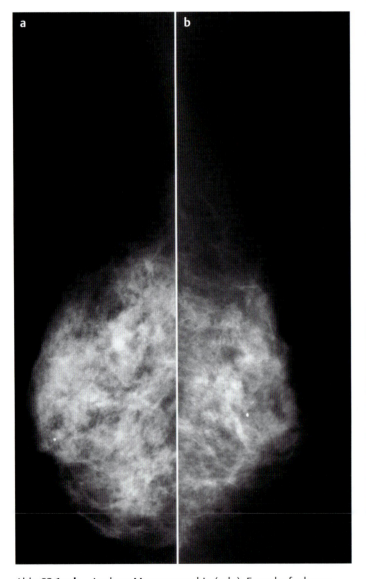

Abb. 62.1 a, b Analoge Mammographie (mlo). Fremdaufnahmen.

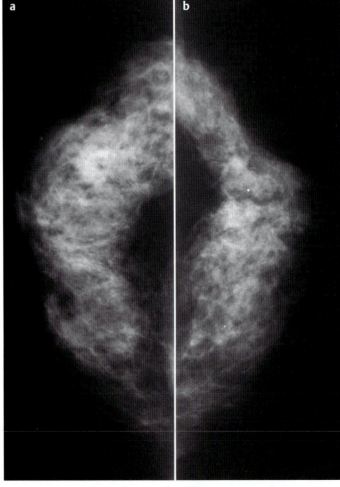

Abb. 62.2 a, b Analoge Mammographie (cc). Fremdaufnahmen.

Fall 62 247

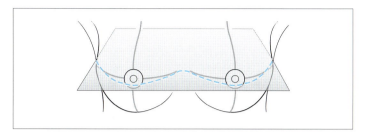
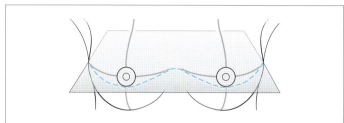

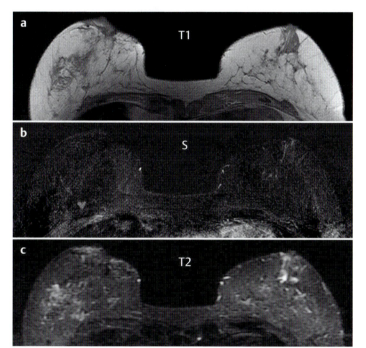

Abb. 62.**4a–c** MR-Mammographie.

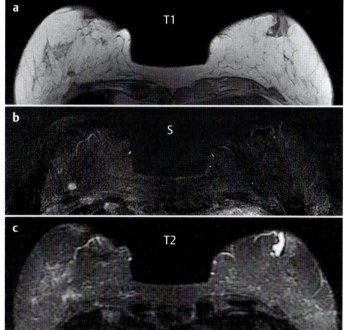

Abb. 62.**5a–c** MR-Mammographie.

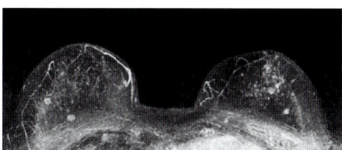

Abb. 62.**6** MR-Mammographie. MIP-Darstellung.

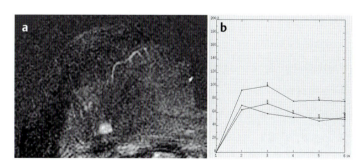

Abb. 62.**7a, b** Kurvenanalyse.

? Wie kategorisieren Sie Sonographie, Mammographie und MRT?
Wie lautet Ihre Verdachtsdiagnose?
Welches ist Ihr nächster Schritt?

Es handelt sich um die ergänzende Diagnostik zur Abklärung eines auswärts als suspekt erachteten Ultraschallbefundes links bei einer asymptomatischen Frau.

Sonographie

Insgesamt inhomogene Echotextur mit multiplen echoarmen und gut komprimierbaren Herden. Keine Reproduzierbarkeit eines suspekten Herdbefundes links oben. Mit Blick auf die MRM im Rahmen einer neuerlichen gezielten Sonographie rechts kaudal allerdings Nachweis eines 8 mm großen echoarmen Herdbefundes mit Verlagerung eines Ligamentes und ohne relevante Architekturstörung. Partielle dorsale Schallauslöschung. US-BI-RADS 3.

Mammographie

Seitengleich symmetrisches, extrem dichtes Drüsengewebe vom Typ IV gemäß ACR. Unter diesen eingeschränkten Voraussetzungen auch retrospektiv, insbesondere rechts unten mittig, keine suspekten Herdbefunde oder Verdichtungen. Kein malignomverdächtiger Mikrokalk. BI-RADS rechts 1/links 1, PGMI: mlo-Projektion I (Pectoraliswinkel rechts < 20°, links nicht abgebildet; untere Umschlagfalte beidseits nicht dargestellt, Asymmetrie), cc-Ebene P.

MR-Mammographie

Darstellung eines 8 mm großen, lobulierten, unscharf begrenzten, inhomogen* Kontrastmittel aufnehmenden Herdbefundes rechts unten mittig. Starker initialer Signalanstieg und postinitiales Wash-out sowie reduzierte Signalgebung in der T2-Sequenz. Kein suspekter Befund links oben. Weitere fokale Mehranreicherungen in der MIP ohne MRT-Kriterien der Malignität. Nebenbefund: Duktektasie links retromamillär.

MRM-Artefaktstufe: 1
MRM-Dichtetyp: 1

MRM-Score	Befund	Punkte
Form	lobuliert	0
Begrenzung	unscharf	1
KM-Verteilung	inhomogen	1
Initialer S-Anstieg	stark	2
Postinitialer Signalverlauf	Wash-out	2
Gesamtpunktzahl		6
MRM-BI-RADS		5

→ **Differenzialdiagnose**

Rechts: Karzinom (medullär?), Adenoseherd, Fibroadenom, Papillom.

---

* keine Möglichkeit der Differenzierung zwischen „inhomogen" und „endotumoraler Septierung".

Fall 62: Lösung

BI-RADS-Einschätzung		
Klinischer Befund	rechts 1	links 1
Sonographie	rechts 3	links 1
Mammographie	rechts 1	links 1
MR-Mammographie	rechts 5	links 1
Gesamt-BI-RADS	**rechts 5**	**links 1**

Procedere
MR-gestützte Vakuumstanzbiopsie (Abb. 62.**8**) bei fraglicher Korrelation zwischen Sonographiebefund und Herd in der MRT.

Histologisches Ergebnis
Duktal invasives Mammakarzinom.

Procedere
Tumorentfernung nach adäquater präoperativer Befundmarkierung (Abb. 62.**9**).

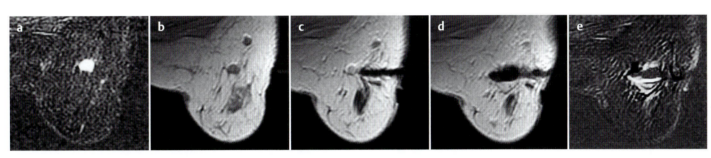

Abb. 62.**8 a–e** MRM-Vakuumstanzbiopsie rechts.

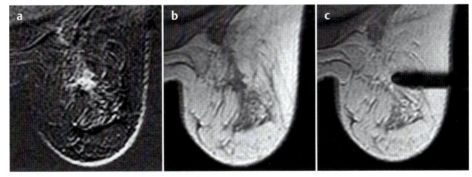

Abb. 62.**9 a–c** MRM-Lokalisation rechts.

Diagnose
IDC pT1 b, pN0, G2.

Therapie
BET.

 Bei mammographisch extrem dichten Mammae sind bis zu 50 % der Karzinome in der Röntgenmammographie okkult. Ultraschall und/oder MR-Mammographie sollten in dieser Situation (Dichtetyp ACR IV) unbedingt als zweites bildgebendes Verfahren eingesetzt werden.

Fall 63

Vorstellungsgrund: Tastbefund links außen.
Anamnese: unauffällig.
Risikoprofil: nicht erhöht.
Alter: 49 Jahre.

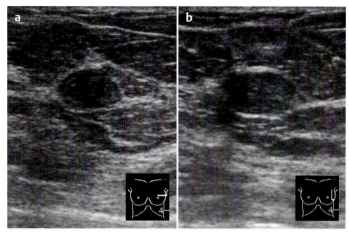

Abb. 63.**1 a, b** B-Bild-Sonographie.

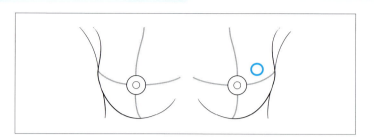

Klinischer Befund

Etwa 1 cm großer derber Knoten links oben außen. Gute Verschieblichkeit.

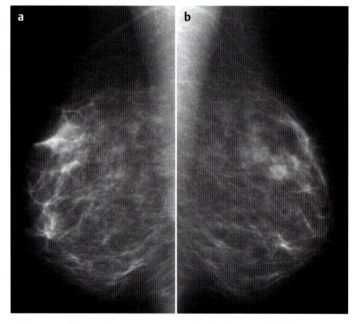

Abb. 63.**2 a, b** Analoge Mammographie (mlo). Fremdaufnahmen.

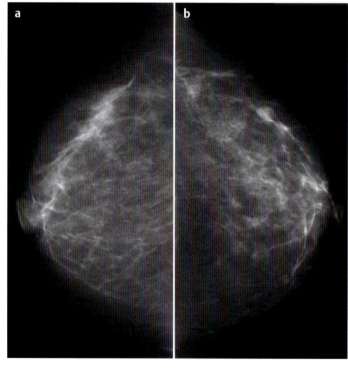

Abb. 63.**3 a, b** Analoge Mammographie (mlo). Fremdaufnahmen.

Fall 63

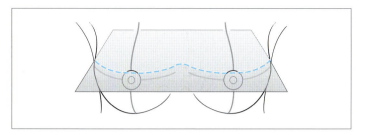
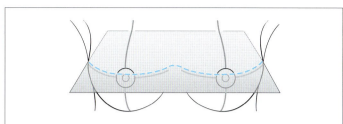

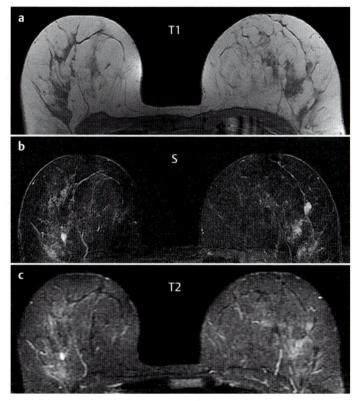

Abb. 63.**4a–c** KM-gestützte MRM.

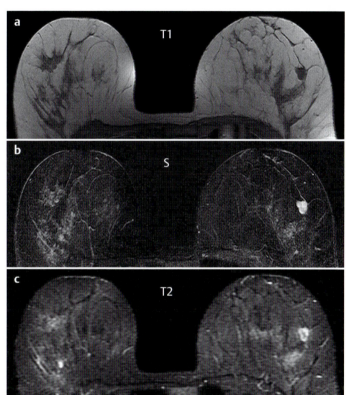

Abb. 63.**5a–c** KM-gestützte MRM.

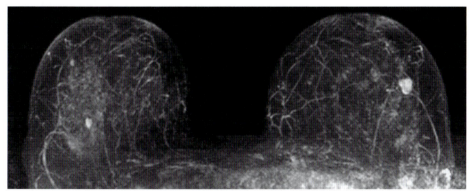

Abb. 63.**6** MR-Mammographie, MIP-Darstellung.

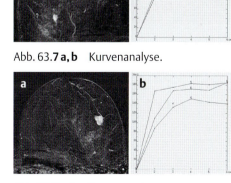

Abb. 63.**7a,b** Kurvenanalyse.

Abb. 63.**8a,b** Kurvenanalyse.

? Wie kategorisieren Sie Sonographie, Mammographie und MRT?
Wie lautet Ihre Verdachtsdiagnose?
Welches ist Ihr nächster Schritt?

Es handelt sich um die bildgebende Abklärung bei einer symptomatischen Frau mit einem ca. 1 cm großen Tastbefund links oben außen.

Sonographie

Links außen ein 1 cm großer, lobulierter, echoarmer Herdbefund mit indifferentem dorsalen Schallverhalten. Orientierung der Längsachse parallel zur Hautoberfläche. Keine Störung der Brustdrüsenarchitektur. US-BI-RADS 2.

Mammographie

Seitengleich symmetrisches, fibroglanduläre Drüsengewebe vom Typ II gemäß ACR. Nachweis eines isodensen, 1 cm großen, lobulierten, in der cc-Aufnahme scharf begrenzten, in der mlo-Aufnahme partiell überlagerten Herdbefundes links außen. Keine suspekten Mikrokalzifikationen. Keine Architekturstörung. BI-RADS rechts 1/links 3, PGMI: mlo-Projektion M (Pektoraliswinkel beidseits < 20%; untere Umschlagfalte nicht dargestellt), cc-Ebene M (Mamille rechts in Parenchym projiziert).

MR-Mammographie

Nachweis eines 1 cm großen, lobulierten, inhomogen Kontrastmittel aufnehmenden, scharf begrenzten Herdbefundes links außen mittig mit initialem Signalanstieg von 170 % und postinitialem Plateau sowie erhöhter Signalgebung dieses Befundes in der T2-Sequenz. Darstellung eines weiteren ovalen, 6 mm großen, homogen Kontrastmittel aufnehmenden, scharf begrenzten Herdbefundes rechts mit initialem Signalanstieg von 140 % und postinitialem Plateau sowie erhöhter Signalgebung in der T2-Gewichtung.

MRM-Artefaktstufe: 1
MRM-Dichtetyp: 2

MRM-Score	Rechts	Punkte	Links	Punkte
Form	oval	0	lobuliert	0
Begrenzung	scharf	0	scharf	0
KM-Verteilung	homogen	0	inhomogen	1
Initialer S-Anstieg	stark	2	stark	2
Postinitialer Signalverlauf	Plateau	1	Plateau	1
Gesamtpunktzahl		3		4
MRM-BI-RADS		3		4

→ **Differenzialdiagnosen**

Rechts: Fibroadenom, Papillom, Mammakarzinom (muzinös?).
Links: Karzinom, Fibroadenom, Papillom.

Fall 63: Lösung

BI-RADS-Einschätzung		
Klinischer Befund	rechts 1	links 4
Sonographie	rechts 1	links 2
Mammographie	rechts 1	links 3
MR-Mammographie	rechts 3	links 4
Gesamt-BI-RADS	**rechts 3**	**links 4**

Procedere

MR-Kontrolle des Herdbefundes rechts in 6 Monaten.
Perkutan-bioptische Abklärung des Palpationsbefundes links, bevorzugt durch eine US-gesteuerte Stanzbiopsie.

MRM-Kontrolle nach 6 Monaten. Keine Befundveränderung rechts.

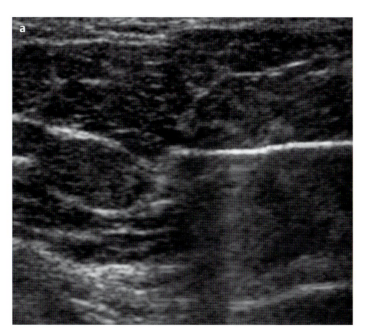 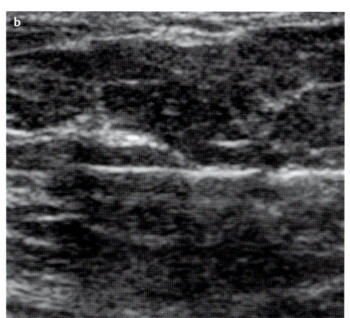

Abb. 63.**9 a, b** US-gestützte Hochgeschwindigkeitsstanze. Pre- und Post-Fire-Dokumentation.

Histologisches Ergebnis

Perikanalikuläres Fibroadenom links.
Fibroadenom rechts (ohne histologische Sicherung).

Therapie

Keine. Weitere Untersuchungen im Rahmen der Früherkennung.

 Befunde der Kategorie BIRADS 4 müssen histologisch abgeklärt werden. Dies erfolgt bevorzugt durch eine perkutane Biopsie.

Fall 64

Vorstellungsgrund: Nachsorge.
Anamnese: ILC links vor 5 Jahren und DCIS rechts vor 3 Jahren. BET und Radiatio beidseits.
Risikoprofil: erhöht bei eigenem bilateralem Mammakarzinom.
Alter: 52 Jahre.

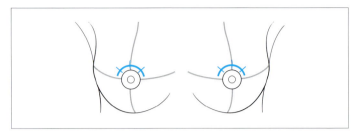

Klinischer Befund
Reizlose Narbenverhältnisse beidseits, kein Tastbefund.

Sonographie (ohne Abb.)
Bis auf die TE-Narben beidseits unauffällig.

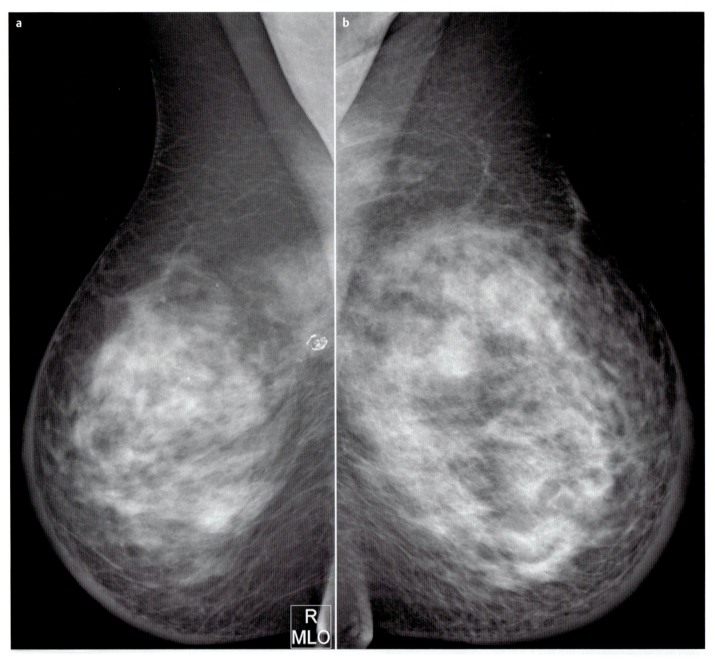

Abb. 64.1 a, b   Digitale Mammographie (mlo).

Fall 64

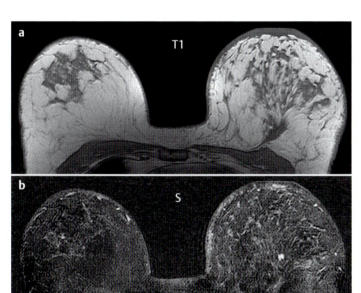

Abb. 64.**2 a–c** MR-Mammographie.

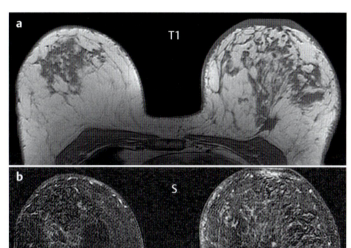

Abb. 64.**3 a–c** MR-Mammographie.

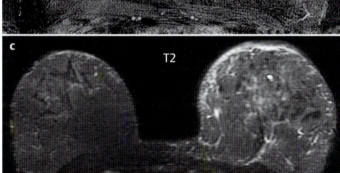

Abb. 64.**4** MR-Mammographie. MIP-Darstellung.

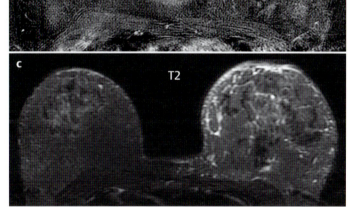

Abb. 64.**5 a, b** MRM-Kurvenanalyse.

? Wie kategorisieren Sie Mammographie und MRT?
Wie lautet Ihre Verdachtsdiagnose?
Welches ist Ihr nächster Schritt?

Es handelt sich um eine routinemäßige Nachsorge bei Status nach bilateralem Mammakarzinom vor 3 bzw. 5 Jahren.

Sonographie

Echoarme Darstellung der TE-Narben beidseits. Suspekte Herdbefunde – insbesondere links – kommen nicht zur Darstellung. US-BI-RADS rechts 2/links 2 (Narben) (ohne Abbildung).

Mammographie

Seitengleich symmetrisches, inhomogen dichtes Drüsengewebe vom Typ III gemäß ACR. Behandlungsbedingte Kutisverdickung der gesamten Zirkumferenz beidseits. Postoperative Architekturstörung rechts oben thoraxwandnah. Hier Nachweis einer eierschalenartigen Makrokalzifikation im Sinne einer Ölzyste. Keine Herdbefunde. Keine suspekten Kalzifikationen. BI-RADS rechts 2/links 1. PGMI: mlo-Projektion G (untere Umschlagfalte).

MR-Mammographie

In der T1-Gewichtung Darstellung der postoperativen Architekturstörung links zentral. In diesem Bereich Darstellung eines 6 mm großen, unscharf begrenzten Herdbefundes mit gesteigerter Vaskularisation nach Kontrastmittelgabe. Initialer Signalanstieg von 110% und postinitiales Wash-out sowie reduzierte Signalgebung in der T2-Gewichtung.

MRM-Artefaktstufe: 1
MRM-Dichtetyp: 2

MRM-Score	Befund links	Punkte
Form	ovalär	0
Begrenzung	unscharf	1
KM-Verteilung	homogen	0
Initialer S-Anstieg	stark	2
Postinitialer Signalverlauf	Wash-out	2
Gesamtpunktzahl		5
MRM-BI-RADS		4

→ **Differenzialdiagnose**

Links: fokale Entzündung, Tumorrezidiv, Fibroadenom, Adenom, Papillom.

Fall 64: Lösung

BI-RADS-Einschätzung		
Klinischer Befund	rechts 2	links 2
Sonographie	rechts 2	links 2
Mammographie	rechts 2	links 1
MR-Mammographie	rechts 1	links 4
Gesamt-BI-RADS	**rechts 2**	**links 4**

Procedere
MR-gestützte Vakuumstanzbiopsie (Abb. 64.6).

Histologisches Ergebnis
Invasiv lobuläres Mammakarzinom.

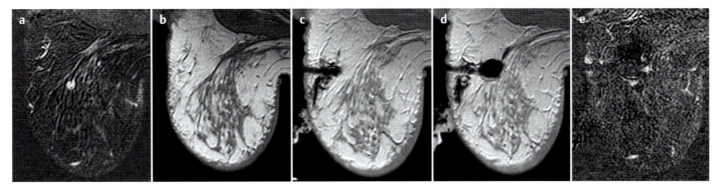

Abb. 64.6 a–e   MR-gesteuerte Vakuumstanzbiopsie.

Histologie
Lokal rezidivierendes, invasiv lobuläres Mammakarzinom von 7 mm Größe.

ILC pT1 b, pN0, G2.

Therapie
ME.

 Bei Status nach BET und Radiatio besteht im Falle eines Tumorrezidives keine weitere Option einer brusterhaltenden Therapie.

Fall 65

Vorstellungsgrund: auswärts durchgeführte Früherkennung mit auffälligem Sonographiebefund links.
Anamnese: unauffällig.
Risikoprofil: Schwester mit 44 Jahren Mammakarzinom.
Alter: 52 Jahre.

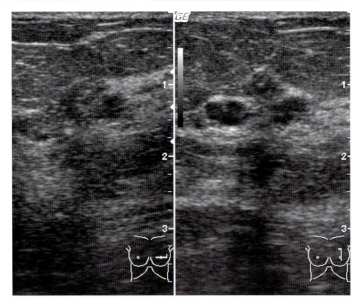

Abb. 65.1 B-Bild-Sonographie.

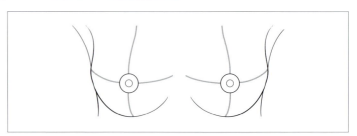

Klinischer Befund
Unauffälliger Tastbefund.

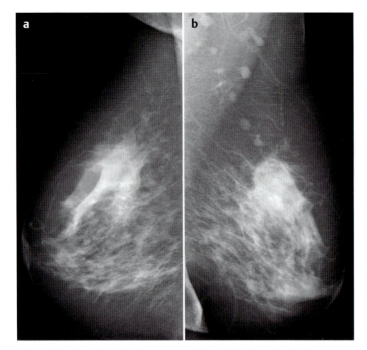

Abb. 65.2 a, b Digitale Mammographie (mlo). Fremdaufnahmen.

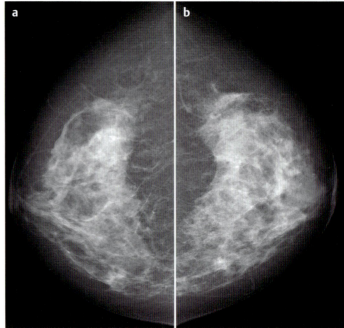

Abb. 65.3 a, b Digitale Mammographie (cc). Fremdaufnahmen.

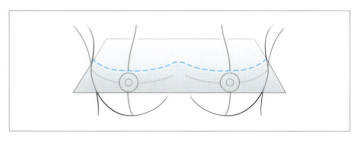
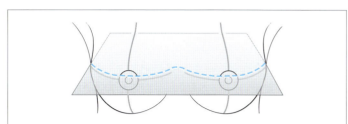

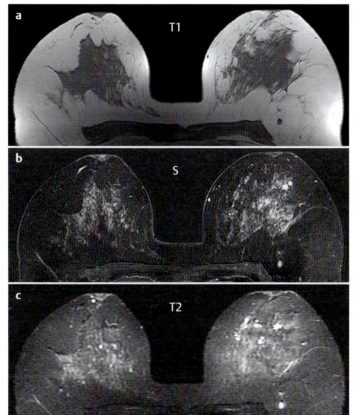

Abb. 65.**4a–c** KM-gestützte MRM.

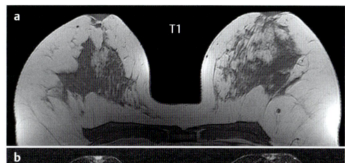
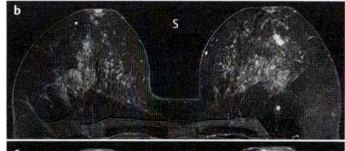
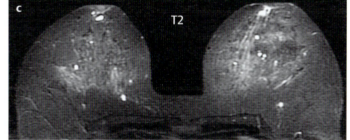

Abb. 65.**5a–c** KM-gestützte MRM.

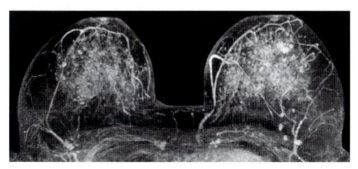

Abb. 65.**6** MR-Mammographie. MIP-Darstellung.

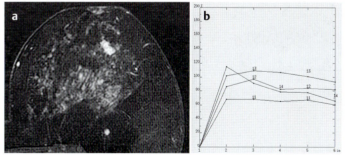

Abb. 65.**7a,b** Kurvenanalyse.

? Wie kategorisieren Sie Sonographie, Mammographie und MRT?
Wie lautet Ihre Verdachtsdiagnose?
Welches ist Ihr nächster Schritt?

Es handelt sich um die Abklärung eines auswärts erhobenen suspekten Sonographiebefundes.

Sonographie

Links retromamillär Konglomerat rundlicher Herdsetzungen mit hypoechogener Binnentextur und strichförmigen dorsalen Schallalterationen. US-BI-RADS 4.

Mammographie

Seitengleich symmetrisches, inhomogen dichtes Drüsengewebe vom Typ III gemäß ACR. Insbesondere links zentral keine suspekten Herdbefunde oder Verdichtungen. Keine Architekturstörung. Kein malignomverdächtiger Mikrokalk. BI-RADS rechts 1/links 1, PGMI: mlo-Projektion I (Pektoralismuskel links nicht dargestellt, untere Umschlagsfalte nicht abgebildet, ausgeprägte Bauchfalte), cc-Ebene M (medial inkomplette Erfassung des Parenchymkörpers).

MR-Mammographie

Darstellung eines aus je ca. 1 cm großen, ovalen, scharf begrenzten, homogen Kontrastmittel aufnehmenden Herden bestehenden Drillingsherdes links zentral mit initialem Signalanstieg von 150% und postinitialem Wash-out. In der T2-Sequenz erhöhtes Signal des mamillennahen Herdes und reduzierte Signalgebung der beiden mamillenfernen Herdbefunde. Kettenförmig aufgereihte intramammäre Lymphknoten (s. MIP).

MRM-Artefaktstufe: 1
MRM-Dichtetyp: 3

MRM-Score	Befund	Punkte
Form	lobuliert	0
Begrenzung	scharf	0
KM-Verteilung	homogen	0
Initialer S-Anstieg	stark	2
Postinitialer Signalverlauf	Wash-out	2
Gesamtpunktzahl		4
MRM-BI-RADS		4

→ **Differenzialdiagnose**

Links: Papillome, Fibroadenome, Adenome, Karzinome.

Fall 65: Lösung

BI-RADS-Einschätzung		
Klinischer Befund	rechts 1	links 1
Sonographie	rechts 1	links 4
Mammographie	rechts 1	links 1
MR-Mammographie	rechts 1	links 4
Gesamt-BI-RADS	**rechts 1**	**links 4**

Procedere
MR-mammographisch suspekter Drillingsherd ohne Möglichkeit der sonographischen Differenzierung. Daher Entschluss zur MR-gestützten Vakuumstanzbiopsie (Abb. 65.8).

Histologisches Ergebnis
Fokal sklerosierende Adenose.

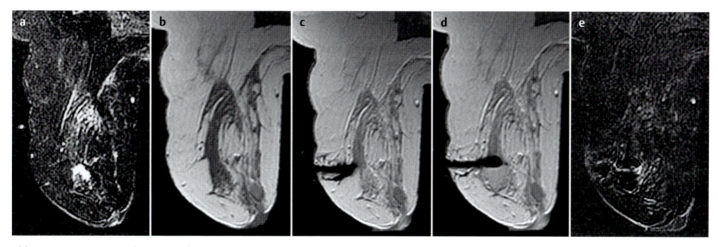

Abb. 65.**8 a – e** MRM-Vakuumstanzbiopsie links.

Diagnose
Sklerosierende Adenose.

Therapie
Keine. Verlaufskontrolle nach 6 Monaten.

Die Adenose ist gelegentlich mit allen bildgebenden Verfahren nur schwer gegenüber einem Mammakarzinom zu differenzieren.

Fall 66

Vorstellungsgrund: neu aufgetretener Knoten rechts.
Anamnese: unauffällig.
Risikoprofil: Mammakarzinom der Mutter mit 47 Jahren und der Großmutter mit 62 Jahren.
Alter: 48 Jahre.

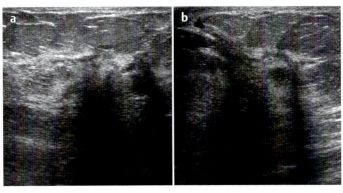

Abb. 66.1 a, b   B-Bild-Sonographie über dem Tastbefund.

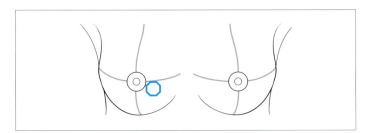

Klinischer Befund
Bei insgesamt eher knotigem Parenchymkörper Resistenz in der Tiefe des Drüsenkörpers rechts unten innen.

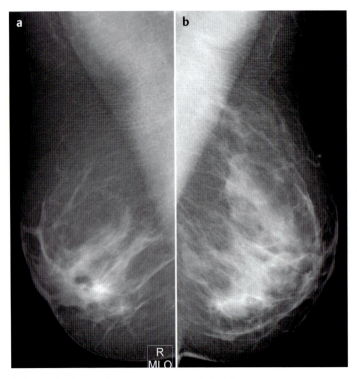

Abb. 66.2 a, b   Digitale Mammographie (mlo).

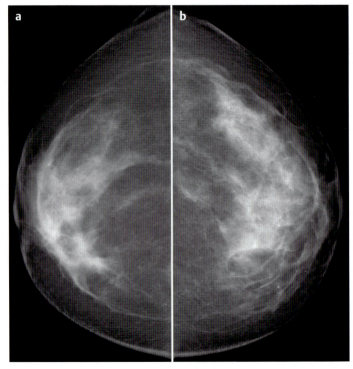

Abb. 66.3 a, b   Digitale Mammographie (cc).

Fall 66

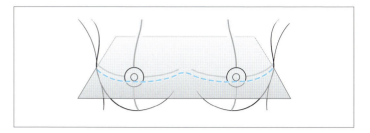
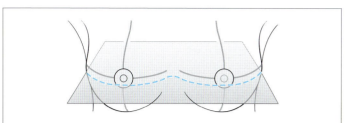

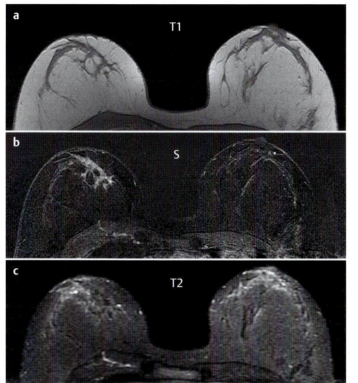

Abb. 66.4 a–c MR-Mammographie.

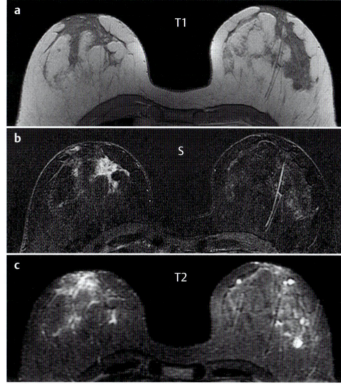

Abb. 66.5 a–c MR-Mammographie.

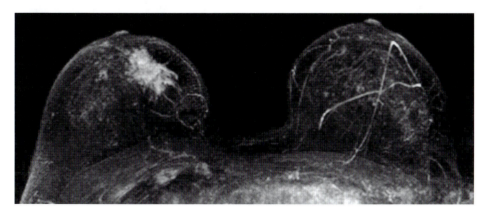

Abb. 66.6 MR-Mammographie. MIP-Darstellung.

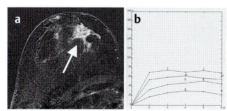

Abb. 66.7 a, b Kurvenanalyse rechts innen (Pfeil).

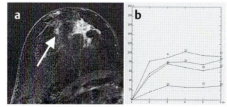

Abb. 66.8 a, b Kurvenanalyse rechts außen (Pfeil).

? Wie kategorisieren Sie Sonographie, Mammographie und MRT?
Wie lautet Ihre Verdachtsdiagnose?
Welches ist Ihr nächster Schritt?

Es handelt sich um die bildgebende Abklärung bei einer symptomatischen Patientin. Der Tastbefund imponierte zwar eher als harmlose verhärtete Drüse. Letztendlich war dies jedoch der Grund, weshalb die Patientin vorstellig wurde.

Sonographie
Im Bereich des Tastbefundes und korrespondierend hierzu auffälliger Befund in Form eines dendritschen, echoarmen Herdes mit einem gering ausgeprägten echogenen Randsaum und einer Verziehung der parenchymalen Strukturen. US-BI-RADS 5 rechts.

Mammographie
Asymmetrisches, zugunsten der linken Seite angeordnetes, inhomogen dichtes Drüsengewebe vom Typ III gemäß ACR. Rechts unten innen – im Bereich des Tastbefundes – Darstellung einer vagen Verziehung der Drusenarchitektur im Sinne eines „shrinking sign". Keine auffälligen Mikrokalzifikationen. BI-RADS rechts 4/links 1. PGMI: cc-Ebene P, mlo-Projektion G (Umschlagfalte).

MR-Mammographie
Korrespondierend zum Tast- und Ultraschallbefund Nachweis einer irregulär konfigurierten und inhomogen Kontrastmittel aufnehmenden, etwa 4 cm betragenden Region mit mäßigem initialem Signalanstieg und postinitialem Plateau sowie reduzierter Signalgebung in der T2-Gewichtung. 2 cm lateral diese Herdes Nachweis eines unscharf begrenzten, etwa 1 cm großen Herdbefundes mit initialem Signalanstieg von 90% und postinitialem Plateau sowie reduzierter Signalgebung in der T2-Gewichtung.
Cave: Das „Ring-Enhancement" rechts innen ist durch eingeschlossene Fettinseln vorgetäuscht!

MRM-Artefaktstufe: 1
MRM-Dichtetyp: 1

MRM-Score	Rechts innen	Punkte	Rechts außen	Punkte
Form	unregelmäßig	1	unregelmäßig	1
Begrenzung	unscharf	1	unscharf	1
KM-Verteilung	inhomogen	1	homogen	0
Initialer S-Anstieg	mäßig	1	mäßig	1
Postinitialer Signalverlauf	Plateau	1	Plateau	1
Gesamtpunktzahl		5		4
MRM-BI-RADS		4		4

→ Differenzialdiagnostische Überlegungen
Im konkreten Fall liegt eine nicht raumfordernde („non-mass") Veränderung rechts vor (lipomatöse Areale in der MRT werden respektiert).

→ Verdachtsdiagnosen
Diffuses Tumorwachstum (lobuläres Karzinom? DCIS?), entzündliches Geschehen.

Fall 66: Lösung

BI-RADS-Einschätzung		
Klinischer Befund	rechts 4	links 1
Sonographie	rechts 5	links 1
Mammographie	rechts 4	links 1
MR-Mammographie	rechts 4	links 1
Gesamt-BI-RADS	**rechts 5**	**links 1**

Procedere
Histologische Abklärung des Tastbefundes, vorzugsweise durch US-gestützte perkutane Hochgeschwindigkeitsstanzbiopsie.

Histologie der Stanzbiopsie
Invasiv lobuläres Mammakarzinom.

Procedere
Auf Wunsch der Patientin und mit Blick auf die Größe des Tumors rechts innen sowie die mögliche Multizentrizität erfolgte die rechtsseitige Mastektomie.

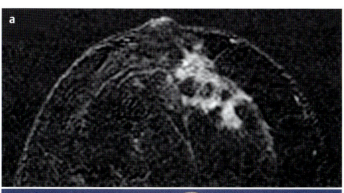
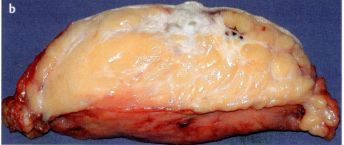

Abb. 66.9 a, b Korrelation zwischen MR-Befund und makroskopischen Veränderungen des Abladates.

Histologie
Bifokales (45 mm, 9 mm) invasiv lobuläres Mammakarzinom; axillärer Lymphknotenstatus regelrecht.

ILC pT2, pN0, G2.

Therapie
ME.

 Bei der diffusen Form des invasiv lobulären Mammakarzinoms wird das Drüsengewebe durch Tumorgewebe ersetzt, so dass ein raumfordernder Charakter fehlt und häufig ein Schrumpfungseffekt (shrinking sign) resultiert. Fettgewebe wird hierbei respektiert.

Fall 67

Vorstellungsgrund: Erhöhung der Tumormarker.
Anamnese: BET und Radiatio bei Mammakarzinom rechts vor 3 Jahren.
Risikoprofil: erhöht bei eigenem Mammakarzinom.
Alter: 64 Jahre.

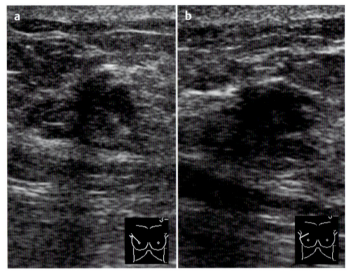

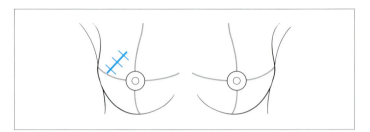

Klinischer Befund
Unauffälliger Tastbefund, reizlose Narbe.

Abb. 67.**1 a, b**   B-Bild-Sonographie im Narbenareal rechts außen.

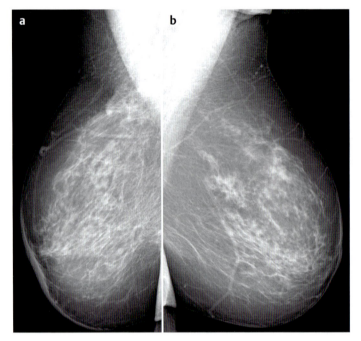

Abb. 67.**2 a, b**   Digitale Mammographie (mlo).

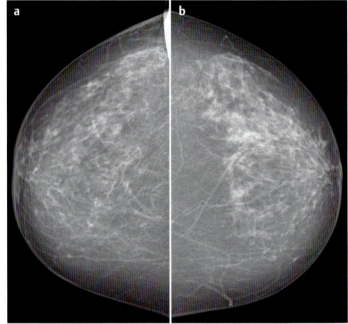

Abb. 67.**3 a, b**   Digitale Mammographie (cc).

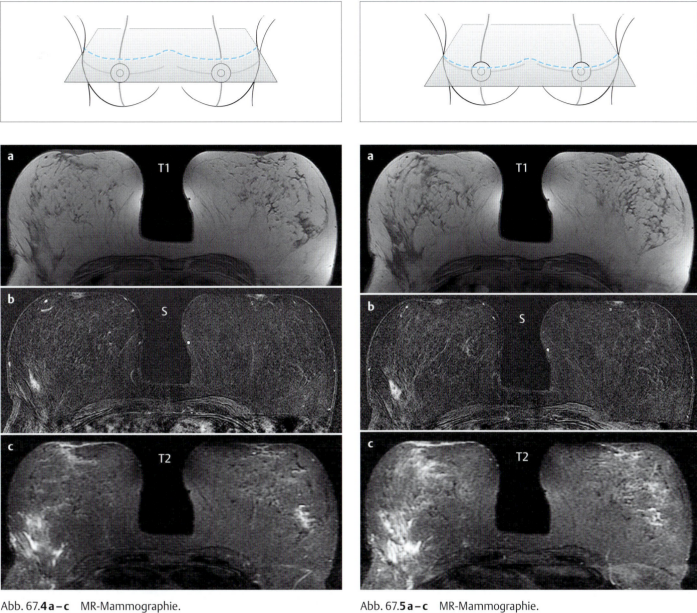

Abb. 67.**4 a – c** MR-Mammographie.

Abb. 67.**5 a – c** MR-Mammographie.

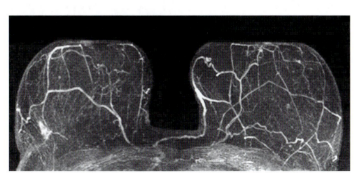

Abb. 67.**6** MR-Mammographie. MIP-Darstellung.

Abb. 67.**7 a, b** Kurvenanalyse.

 Wie kategorisieren Sie Sonographie, Mammographie und MRT?
Wie lautet Ihre Verdachtsdiagnose?
Welches ist Ihr nächster Schritt?

Es handelt sich um die Abklärung erhöhter Tumormarker im Rahmen der Nachsorge bei Z. n. TE und Radiatio wegen eines invasiven duktalen Mammakarzinoms (Stadium pT1 c) vor 3 Jahren.

Sonographie

Unscharf begrenzte hypoechogene Läsion rechts oben außen. Respektieren der umgebenden ligamentären Strukturen. Kein hyperechogener Randsaum. Keine dorsalen Schallalterationen. US-BI-RADS 3.

Mammographie

Seitengleich symmetrisches fibroglanduläres Drüsengewebe vom Typ II gemäß ACR. Diskrete postoperative Architekturstörung rechts oben außen. Keine suspekten Herdbefunde oder Verdichtungen. Kein suspekter Mikrokalk. BI-RADS rechts 3/links 1. PGMI: cc-Ebene I (lateral Überlagerung durch Schulter, Verzicht auf Wiederholung der Aufnahme), mlo-Projektion M (untere Umschlagsfalte nicht abgebildet, ausgeprägte Bauchfalte, Pektoralismuskel).

MR-Mammographie

Darstellung eines 2 cm großen, segmentalen, unscharf begrenzten, inhomogen Kontrastmittel aufnehmenden Areals rechts außen mit ausgeprägtem initialem Signalanstieg und postinitialem Wash-out sowie reduzierter Signalgebung in der T2-Sequenz.
Durch die Untersuchung in Bauchlage kommt bei einer großen ptotischen Brust die Areola in Höhe der TE-Narbe links oben außen zur Darstellung.

MRM-Artefaktstufe: 1
MRM-Dichtetyp: 1

MRM-Score	Befund	Punkte
Form	irregulär/segmental	1
Begrenzung	unscharf	1
KM-Verteilung	inhomogen	1
Initialer S-Anstieg	stark	2
Postinitialer Signalverlauf	Wash-out	2
Gesamtpunktzahl		7
MRM-BI-RADS		5

→ **Differenzialdiagnosen**

Rechts: Tumorrezidiv, fokale (z. B. granulomatöse) Mastitis, fokale Adenose.

Fall 67: Lösung

BI-RADS-Einschätzung		
Klinischer Befund	rechts 1	links 1
Sonographie	rechts 3	links 1
Mammographie	rechts 3	links 1
MR-Mammographie	rechts 5	links 1
Gesamt-BI-RADS	**rechts 5**	**links 1**

Procedere

MR-gestützte Vakuumstanzbiopsie rechts oben außen.

Histologie rechts

Invasiv duktales Mammakarzinom.

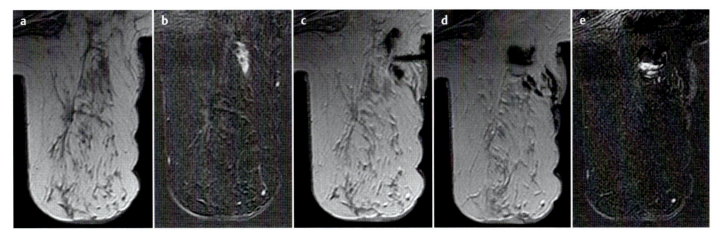

Abb. 67.8 a–e   MRM-Vakuumstanzbiopsie rechts.
a T1-Nativuntersuchung.
b Reproduzierbarkeit der segmentalen Mehranreicherung in der Bildsubtraktion.
c Koaxialnadel nach Lokalanästhesie.
d Situs nach Gewebeentnahme in der Nativuntersuchung.
e Subtraktion nach erneuter KM-Gabe mit blutungsbedingtem Enhancement. Kein anreichernder Tumorrest.

Diagnose

Tumorrezidiv rechts nach BET.

Therapie

Palliative Tumorektomie bei Nachweis von Lebermetastasen im erneuten Staging.

 Mehranreicherungen im Operationsbereich nach BET sind immer suspekt auf ein Tumorrezidiv. Gelegentlich können sie aber auch durch ein fokal-entzündliches Geschehen verursacht werden (falsch positiver Befund in der MRT).

Fall 68

Vorstellungsgrund: auswärts durchgeführte Früherkennung mit unklarem Sonographiebefund links.
Anamnese: unauffällig.
Risikoprofil: nicht erhöht.
Alter: 76 Jahre.

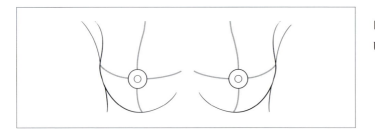

Klinischer Befund
Unauffällig.

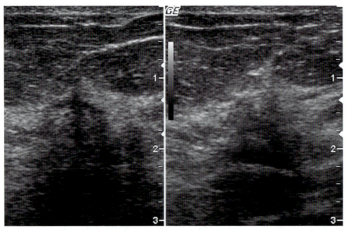

Abb. 68.1 B-Bild-Sonographie links außen mittig.

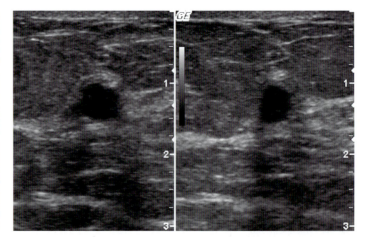

Abb. 68.2 Sonographie links innen mittig.

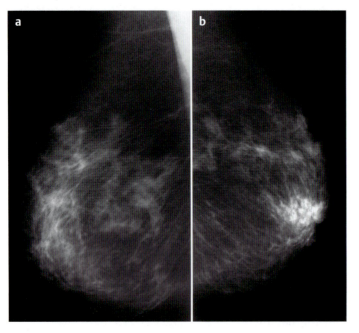

Abb. 68.3 a, b Analoge Mammographie (ml). Fremdaufnahmen.

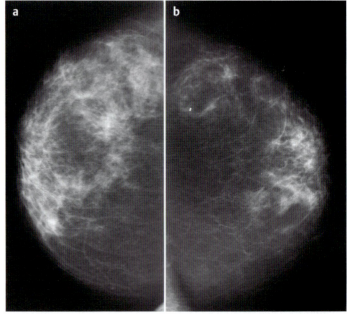

Abb. 68.4 a, b Analoge Mammographie (cc). Fremdaufnahmen.

Fall 68

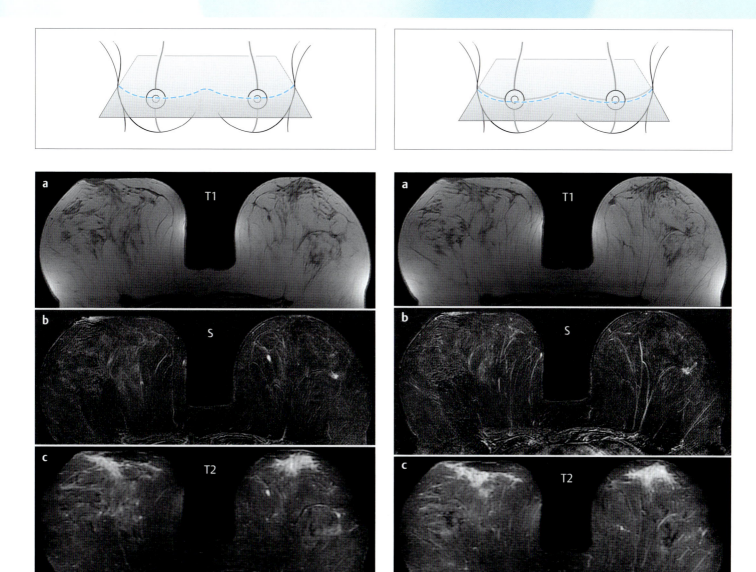

Abb. 68.**5 a–c** MR-Mammographie.

Abb. 68.**6 a–c** MR-Mammographie.

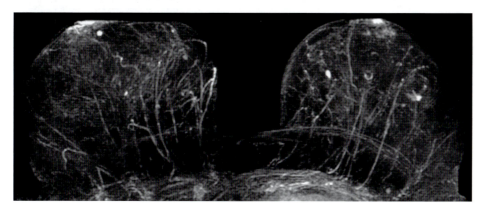

Abb. 68.**7** MR-Mammographie. MIP-Darstellung.

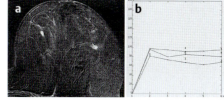

Abb. 68.**8 a, b** Kurvenanalyse links außen.

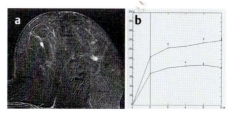

Abb. 68.**9 a, b** Kurvenanalyse links innen.

? Wie kategorisieren Sie Sonographie, Mammographie und MRT?
Wie lautet Ihre Verdachtsdiagnose?
Welches ist Ihr nächster Schritt?

Es handelt sich um die Abklärung eines suspekten Sonographiebefundes links im Rahmen der Früherkennung.

Sonographie

Im Ultraschallbefund links außen mittig ein echoarmer, 0,4 cm großer, lobulierter Herdbefund mit lateraler Schallabschwächung und indifferentem dorsalen Schallverhalten. Kein echogener Randsaum. Die Architektur der Brustdrüse nicht gestört. Darüber hinaus Nachweis einer 1 cm großen Zyste links unten mittig. Links US-BI-RADS 3.

Auswärtige analoge Mammographie

Inhomogen dichtes Drüsengewebe vom Typ III gemäß ACR. Insbesondere links außen mittig kein Nachweis eines suspekten Herdbefundes. BI-RADS rechts 1, links 1. PGMI: cc-Ebene G (Belichtungsdifferenz), für ml-Projektion nicht definiert.

MR-Mammographie

Irregulärer, scharf begrenzter, 5 mm großer Herdbefund links außen mittig mit homogener Kontrastmittelaufnahme, initialem Signalanstieg von 95% und postinitialem Plateau sowie geringer Signalgebung in der T2-Gewichtung. Darüber hinaus Nachweis eines weiteren scharf begrenzten 5 mm großen Herdes links innen mittig mit homogener Kontrastmittelaufnahme, initialem Signalanstieg von 120% mit kontinuierlich ansteigendem Signalverlauf sowie erhöhter Signalgebung in der T2-Gewichtung. In der MIP Darstellung eines Ring-Enhancements mit unsuspektem Kurvenverlauf und erhöhter Signalgebung in der T2-Gewichtung als Korrelat einer komplizierten Zyste.

MRM-Artefaktstufe: 1
MRM-Dichtetyp: 2

MRM-Score	Links außen mittig	Punkte	Links innen mittig	Punkte
Form	irregulär	1	oval	0
Begrenzung	scharf	0	scharf	0
KM-Verteilung	homogen	0	homogen	0
Initialer S-Anstieg	mäßig	1	stark	2
Postinitialer Signalverlauf	Plateau	1	kontinuierlich	0
Gesamtpunktzahl		3		2
MRM-BI-RADS		3		2

→ Differenzialdiagnose

Links außen mittig: Adenose, radiäre Narbe, Karzinom (tubulär?).
Links innen mittig: Fibroadenom, Adenom, Papillom, Karzinom.

BI-RADS-Einschätzung		
Klinischer Befund	rechts 1	links 1
Sonographie	rechts 1	links 3
Mammographie	rechts 1	links 1
MR-Mammographie	rechts 1	links 3
Gesamt-BI-RADS	**rechts 1**	**links 3**

Procedere

Mit Blick auf den sonographischen und kernspintomographischen Befund (Kategorie BI-RADS 3 für beide Verfahren) Entschluss zur Kontrolle in 6 Monaten.

Diagnose (ohne histologische Sicherung)

Links lateral: Adenose.
Links medial: Fibroadenom.

Procedere

Kontrolle in 6 Monaten (US und MRT), ggf. auch Röntgenmammographie aufgrund der vorliegenden Einstelltechnik (ml) und der nur mäßigen Qualität der cc-Aufnahme.

 Auch zu diesem Fall gibt es einen zweiten Teil. Frau/man(n) darf gespannt sein.
P. S.: Was sagen Sie eigentlich zum hypervaskularisierten Befund in der MRT rechts (siehe MIP)?

Fall 69 (Fortsetzung von Fall 68)

Vorstellungsgrund: Verlaufskontrolle bei BI-RADS-3-Befund links.
Anamnese: unauffällig.
Risikoprofil: nicht erhöht.
Alter: 77 Jahre.

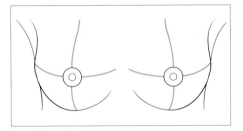

Klinischer Befund
Unauffällig.

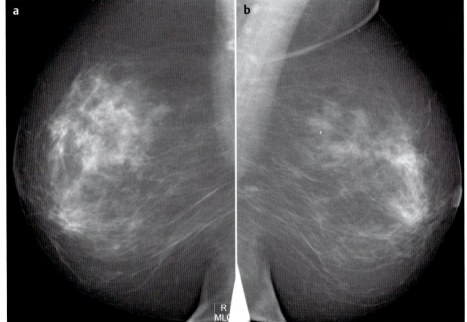

Abb. 69.**2 a, b** Digitale Mammographie (mlo).

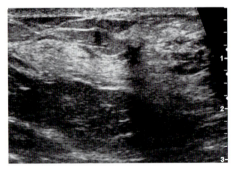

Abb. 69.**1** Sonographie links außen mittig.

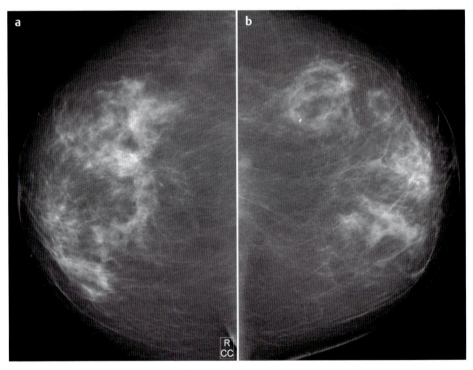

Abb. 69.**3 a, b** Digitale Mammographie (cc).

Fall 69 (Fortsetzung von Fall 68)

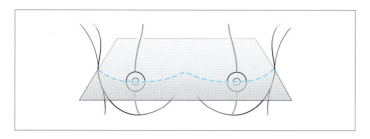

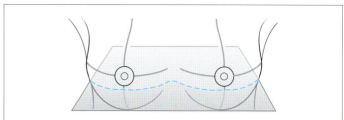

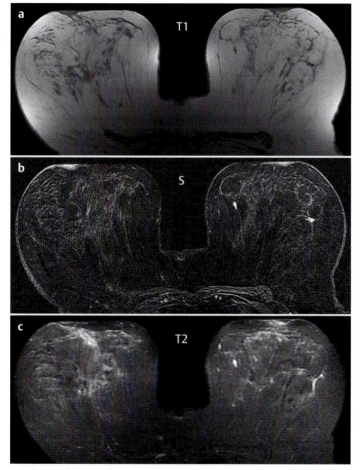

Abb. 69.**4 a–c** MR-Mammographie.

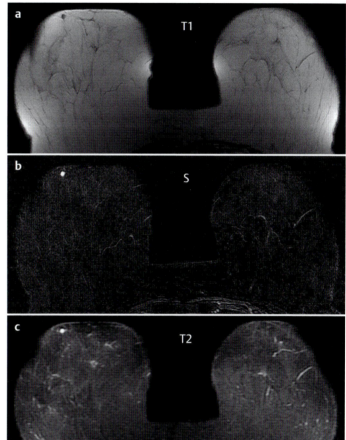

Abb. 69.**5 a–c** MR-Mammographie.

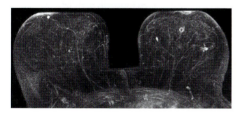

Abb. 69.**6** MR-Mammographie. MIP-Darstellung.

? Wie kategorisieren Sie Sonographie, Mammographie und MRT?
Wie lautet Ihre Verdachtsdiagnose?
Welches ist Ihr nächster Schritt?

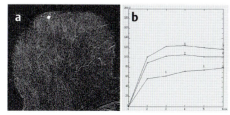

Abb. 69.**7 a, b** Kurvenanalyse rechts.

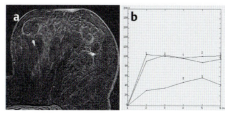

Abb. 69.**8 a, b** Kurvenanalyse links außen.

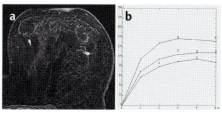

Abb. 69.**9 a, b** Kurvenanalyse links innen.

Es handelt sich um die 6-Monats-Kontrolle eines sonographisch und kernspintomographisch nachweisbaren Befundes links außen mittig.

Sonographie

Weiterhin Darstellung einer vagen, echoarmen und 0,4 cm großen Läsion links außen mittig. Sonographische Abbildung lediglich in einer Projektionsebene. Eindruck einer geringen Zunahme möglicher Spikulae. Zusätzlich dorsale Schallabschwächung. Kein echogener Randsaum. Keine Architekturstörung. Darüber hinaus unverändert Nachweis des 5 mm großen echoarmen Herdbefundes links innen sowie einer 1 cm großen Zyste links unten mittig. US-BI-RADS links 4.

Mammographie

Inhomogen dichtes Drüsengewebe vom Typ III gemäß ACR. Insbesondere links außen mittig weiterhin kein Nachweis eines suspekten Herdbefundes. BI-RADS rechts 1, links 1. PGMI: mlo-Projektion M (Pektoraliswinkel rechts, Mamille links, untere Umschlagfalte), cc-Ebene G (Falte medial).

MR-Mammographie

Irregulärer, scharf begrenzter 5 mm großer Herdbefund links außen mittig mit homogener Kontrastmittelaufnahme, initialem Signalanstieg von 110% und postinitialem Plateau sowie erniedrigter Signalgebung in der T2-Gewichtung. Darüber hinaus weiterhin Nachweis des scharf begrenzten, 5 mm großen Herdes links innen mittig mit homogener Kontrastmittelaufnahme, initialem Signalanstieg von 130% und postinitial kontinuierlichem Signalanstieg. Ebenfalls unveränderte Darstellung des 4 mm großen Herdes rechts unten außen mit initialem Signalanstieg von 130% und postinitialem Plateau sowie jeweils erhöhter Signalgebung in der T2-Gewichtung. In der MIP-Darstellung zusätzlich Ring-Enhancement links retromamillär mit unsuspektem Kurvenverlauf und zentral erhöhter Signalgebung in der T2-Gewichtung (keine Quantifizierung, komplizierte Zyste).

MRM-Artefaktstufe: 1
MRM-Dichtetyp: 1

MRM-Score	Rechts	Punkte	Links außen	Punkte	Links innen	Punkte
Form	rund	0	irregulär	1	oval	0
Begrenzung	scharf	0	scharf	0	scharf	0
KM-Verteilung	homogen	0	homogen	0	homogen	0
Initialer S-Anstieg	stark	2	stark	2	stark	2
Postinitialer Signalverlauf	Plateau	1	Plateau	1	kontinuierlich	0
Gesamtpunktzahl		3		4		2
MRM-BI-RADS		3		4		2

→ Differenzialdiagnosen

Links lateral: Adenose, Mammakarzinom.
Links medial: Fibroadenom, Adenom, Papillom.
Links retromamillär: komplizierte Zyste.
Rechts: Fibroadenom, Adenom, Papillom.

Fall 69: Lösung

BI-RADS-Einschätzung		
Klinischer Befund	rechts 1	links 1
Sonographie	rechts 1	links 4
Mammographie	rechts 1	links 1
MR-Mammographie	rechts 3	links 4
Gesamt-BI-RADS	**rechts 3**	**links 4**

Procedere

Trotz der fehlenden Größenzunahme Eindruck einer diskreten Befundverschlechterung in der Sonographie und in der MRT. Auch in der Kategorisierung nun BI-RADS 4 links in US und MRT. Daher Entschluss zur histologischen Abklärung.

Vorgehensweise

MRT-gestützte Vakuumstanzbiopsie links lateral.
Histologie links: tubuläres Karzinom.

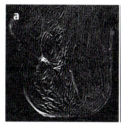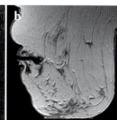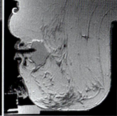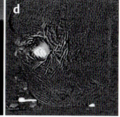

Abb. 69.**10 a – d** MRM-Vakuumstanzbiopsie.
a Subtraktion mit Herdbefund.
b Koaxialnadel.
c Defekt nach Stanzbiopsien.
d Abschließende KM-Dokumentation mit Blutung in die Resektionshöhle.

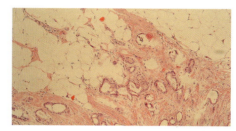

Abb. 69.**11** Histologie links: tubuläres Mammakarzinom.

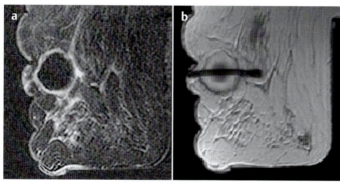

Abb. 69.**12 a, b** Präoperative Hakendrahtmarkierung des Herdbefundes links außen nach der Stanzbiopsie.

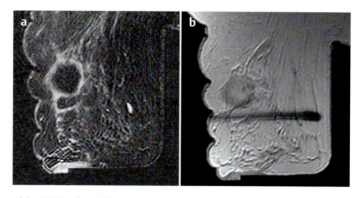

Abb. 69.**13 a, b** Präoperative Hakendrahtmarkierung des zweiten Herdes links innen.

Diagnose

Tubuläres Mammakarzinom von 7 mm Größe.

TC pT1 b, pN0, G1, links lateral + Fibroadenom links medial.

Therapie

BET.

 Eine „Diagnoseverschleppung" um 6 Monate gilt im statistischen Mittel nicht als prognoseverschlechternd. Im konkreten Fall lag zudem ein G1-Tumor vor, der bekanntermaßen sehr (!) langsam wächst.

Fall 70

Vorstellungsgrund: auswärts indizierte PE bei Mikrokalk rechts.
Anamnese: unauffällig.
Risikoprofil: nicht erhöht.
Alter: 49 Jahre.

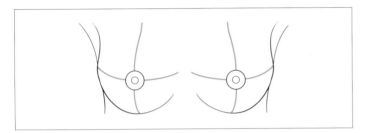

Klinischer Befund
Unauffällig.

Sonographie (ohne Abb.)
Unauffällig.

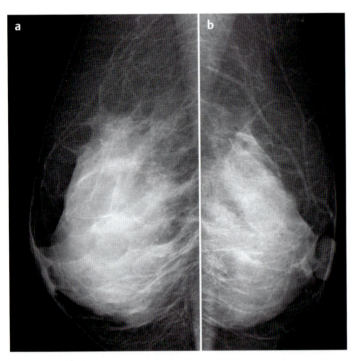

Abb. 70.**1 a, b**   Digitale Mammographie (mlo). Fremdaufnahme.

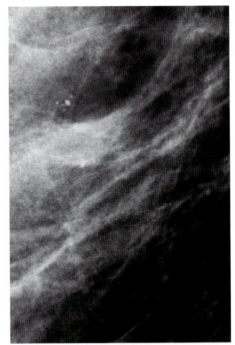

Abb. 70.**2**   Digitale Mammographie mlo: Zoom rechts.

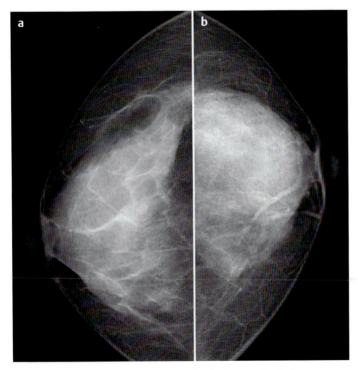

Abb. 70.**3 a, b**   Digitale Mammographie (cc). Fremdaufnahme.

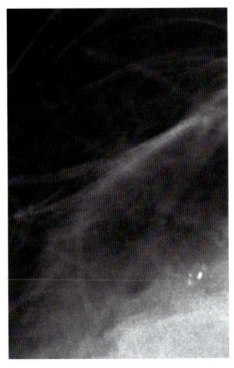

Abb. 70.**4**   Digitale Mammographie cc: Zoom rechts.

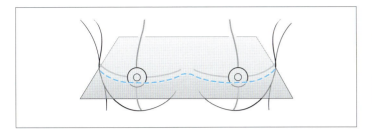
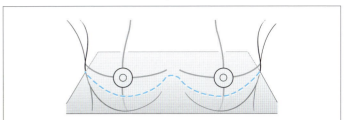
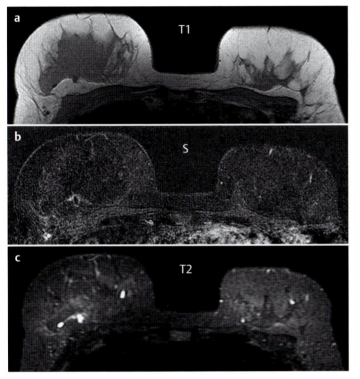
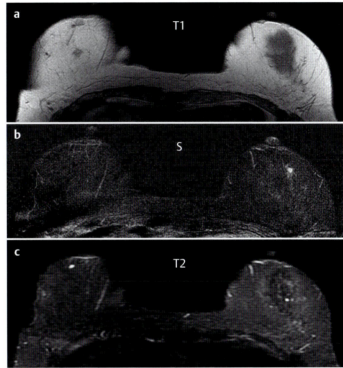

Abb. 70.**5 a–c** MR-Mammographie (nach stattgehabter VSB rechts).

Abb. 70.**6 a–c** MR-Mammographie (nach stattgehabter VSB rechts).

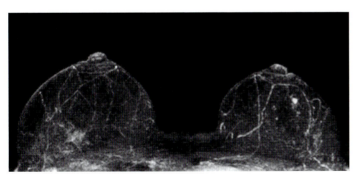
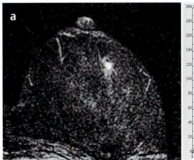
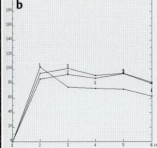

Abb. 70.**7** MR-Mammographie. MIP-Darstellung (nach stattgehabter VSB rechts).

Abb. 70.**8 a, b** Kurvenanalyse.

? Wie kategorisieren Sie Mammographie und MRT?
Wie lautet Ihre Verdachtsdiagnose?
Welches ist Ihr nächster Schritt?

Es handelt sich um die Abklärung einer solitären Mikrokalkgruppe rechts. Die Patientin war bereits zur PE im hiesigen Krankenhaus vorgestellt worden. Die operierende Ärztin schlug jedoch primär eine perkutane Abklärung durch Vakuumstanzbiopsie vor.

Sonographie
Beidseits keine Auffälligkeiten. US-BI-RADS 1.

Mammographie
Seitengleich symmetrisches, extrem dichtes Drüsengewebe vom Typ IV gemäß ACR. Rechts unten außen Nachweis einer gruppierten Ansammlung monomorpher Mikroverkalkungen. Keine suspekten Herdbefunde. Keine Architekturstörung. BI-RADS rechts 3/links 1. PGMI: mlo-Projektion M (Mamille links nicht tangential, Pektoralis, kaudale Umschlagfalte), cc-Ebene I (Mamille links zeigt nach lateral).

MR-Mammographie*
Darstellung eines 6 mm großen, unscharf begrenzten runden Herdbefundes links retroareolär mit Ring-Enhancement und starkem initialen Anstieg sowie postinitialem Plateau sowie reduzierter Signalgebung in der T2-Sequenz.

* Anmerkung: Die MRT erfolgte nach rechtsseitiger stereotaktischer Vakuumstanzbiopsie im Rahmen des präoperativen lokalen Stagings. Rechts Darstellung des Biopsieareals in den thoraxwandnahen Anteilen des Parenchyms in Form eines diskreten Ring-Enhancements mit erhöhter Signalgebung in der T2-Gewichtung.

MRM-Artefaktstufe: 1
MRM-Dichtetyp: 1

MRM-Score	Befund links	Punkte
Form	rund	0
Begrenzung	unscharf	1
KM-Verteilung	Ring	2
Initialer S-Anstieg	stark	2
Postinitialer Signalverlauf	Wash-out	2
Gesamtpunktzahl		7
MRM-BI-RADS		5

→ **Differenzialdiagnosen**

Rechts: DCIS, invasives Karzinom, Adenose, regressives Fibroadenom.

Links: Karzinom, komplizierte Zyste, Fibroadenom, Papillom, fokale Adenose.

Fall 70: Lösung

BI-RADS-Einschätzung		
Klinischer Befund	rechts 1	links 1
Sonographie	rechts 1	links 1
Mammographie	rechts 3	links 1
MR-Mammographie	rechts 1	links 5
Gesamt-BI-RADS	**rechts 1**	**links 5**

Procedere
Stereotaktische Vakuumstanzbiopsie rechts zur Abklärung der Kalzifikationen (Abb. 70.9 u. 70.10).

Histologie rechts
Low-Grade-DCIS.

Procedere
Bilateral simultane MR-gestützte Markierung der Resektionshöhle rechts (Abb. 70.11) und des auffälligen MR-Befundes links (Abb. 70.12).

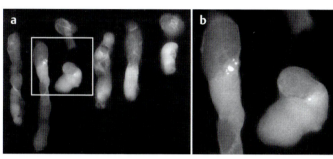

Abb. 70.9 a, b   Präparateradiographie.

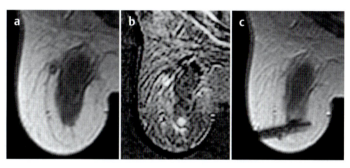

Abb. 70.12 a – c   MRM-Lokalisation links.

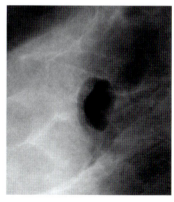

Abb. 70.10   Komplette Kalkentfernung nach Intervention mit luftgefülltem Stanzdefekt.

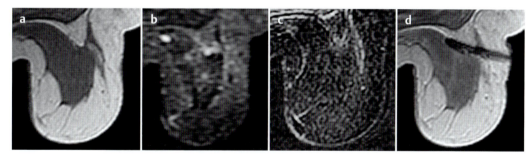

Abb. 70.11 a – d   MRM-Lokalisation rechts bei kompletter Kalkentfernung.

Diagnose
Rechts: DCIS (low grade).
Links: Adenose.

Therapie
BET rechts, PE links.

 Nach kompletter stanzbioptischer Entfernung einer Kalkgruppe ohne mammographisch sichtbares Hämatom kann die präoperative Hakendrahtmarkierung US- oder MR-gestützt erfolgen.

Fall 71

Vorstellungsgrund: Früherkennung, Mastodynie links.
Anamnese: unauffällig.
Risikoprofil: nicht erhöht.
Alter: 67 Jahre.

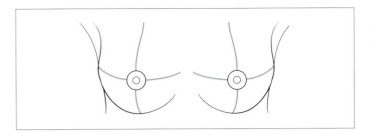

Klinischer Befund
Unauffällig.

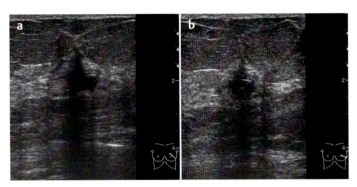

Abb. 71.**1 a, b** B-Bild-Sonographie.

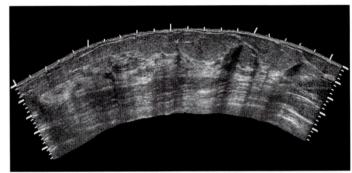

Abb. 71.**2** B-Bild-Sonographie, Panoramablick links.

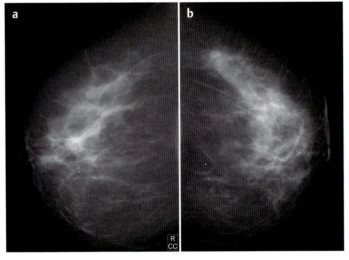

Abb. 71.**3 a, b** Digitale Mammographie (cc).

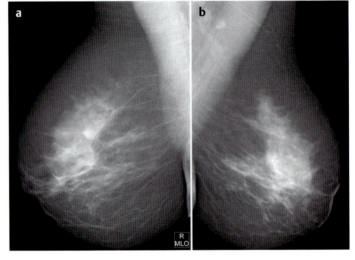

Abb. 71.**4 a, b** Digitale Mammographie (mlo).

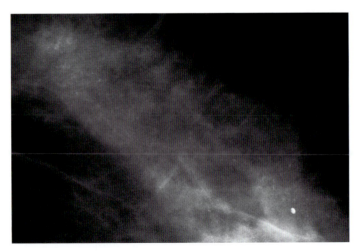

Abb. 71.**5** Zooming links lateral (cc).

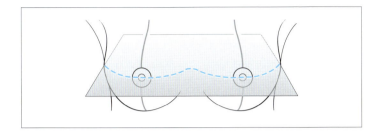

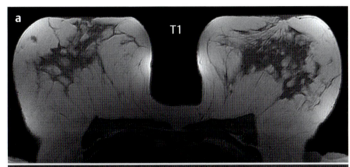

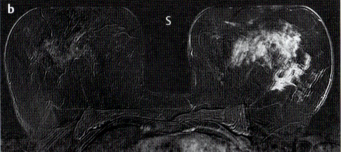

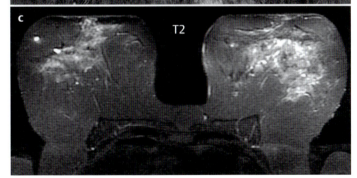

Abb. 71.**6a–c** MR-Mammographie.

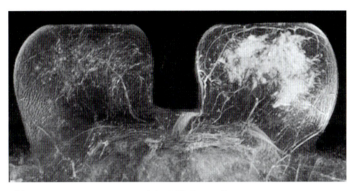

Abb. 71.**7** MR-Mammographie, MIP-Darstellung.

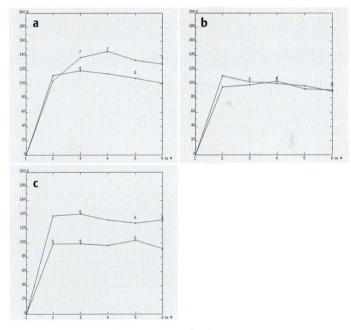

Abb. 71.**8a–c** Signalkurven in verschiedenen repräsentativen Regionen der linken Mamma.

? Wie kategorisieren Sie Sonographie, Mammographie und MRT?
Wie lautet Ihre Verdachtsdiagnose?
Welches ist Ihr nächster Schritt?

Es handelt sich um eine Früherkennungsmammographie, wenngleich eine unilaterale Mastodynie – insbesondere bei einer deutlich postmenopausalen Frau – schon aufhorchen lassen sollte.

Sonographie

Hochsuspekter Herdbefund im Sonogramm links mit irregulärer Form, hyperechogenem Randsaum, Unterbrechung der ligamentären Strukturen, senkrecht zur Kutis stehender Längsachse und pathologischem Schallmuster dorsalseitig. Im Panoramablick der linken Mamma neben dem angesprochenen Herdbefund zahlreiche strichförmige Signalauslöschungen, die in der Zusammenschau mit dem Indextumor ebenfalls als suspekt anzusprechen sind. Rechts kleine Zyste. US-BI-RADS rechts 2/links 5.

Mammographie

Inhomogen dichtes Drüsengewebe vom Typ III gemäß ACR. Asymmetrie (re > li). Links oben außen im Zooming zudem Nachweis zahlreicher überwiegend amorpher Kalzifikationen (Abb. 71.**5**). Keine umschriebenen Herdbefunde links. Rechts nebenbefundlich kleiner Rundherd oben außen (im Ultraschall zystisch). BI-RADS rechts 2/links 5. Qualitätsstufe: cc-Ebene P, mlo-Projektion G (untere Umschlagfalte).

MR-Mammographie

In der Nativuntersuchung seitengleicher unauffälliger Befund. Nach KM-Gabe diffuses Enhancement der gesamten nichtlipomatösen Gewebeabschnitte der linken Mamma mit malignomtypischer Kurvencharakteristik.

MRM-Artefaktstufe: 1
MRM-Dichtetyp: 1

MRM-Score	Befund	Punkte
Form	irregulär	1
Begrenzung	unscharf	1
KM-Verteilung	homogen	0
Initialer S-Anstieg	stark	2
Postinitialer Signalverlauf	Wash-out	2
Gesamtpunktzahl		6
MRM-BI-RADS		5

→ Verdachtsdiagnose

Mammakarzinom links (wahrscheinlich diffus invasiv lobulärer Typ, wenngleich die Kalzifikationen hierfür eher atypisch wären). Im MRT so genannte „Non-Mass-Läsion".

→ Differenzialdiagnose

Mastitis (sehr unwahrscheinlich).

Fall 71: Lösung

BI-RADS-Einschätzung		
Klinischer Befund	rechts 1	links 1
Sonographie	rechts 2	links 5
Mammographie	rechts 2	links 5
MR-Mammographie	rechts 1	links 5
Gesamt-BI-RADS	**rechts 2**	**links 5**

Procedere
Histologische Abklärung des auffälligen Befundes der linken Mamma durch US-gestützte Stanzbiopsie.

Histologisches Ergebnis der Stanzbiopsie links
Duktales Carcinoma in situ (DCIS) sowie atypisch duktale Hyperplasie (ADH).

Histologisches Ergebnis
Ausgedehntes Tumorgeschehen mit multifokalem mikropapillären, niedrig malignem duktalen Carcinoma in situ mit Übergängen in ein invasiv duktales Karzinom im oberen äußeren Quadranten links.

IDC pT1 c + DCIS (multifokal), pN2a (4/12), G2.

Therapie
ME.

 Zur präoperativen Frage der Ausdehnung eines malignen Tumorgeschehens ist die MR-Mammographie allen anderen bildgebenden Verfahren überlegen.

Fall 72

Vorstellungsgrund: Früherkennung.
Anamnese: unauffällig.
Risikoprofil: nicht erhöht.
Alter: 57 Jahre.

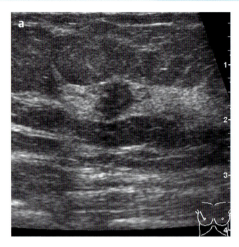
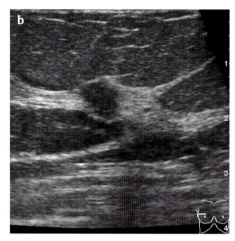

Abb. 72.**1 a, b** B-Bild-Sonographie.

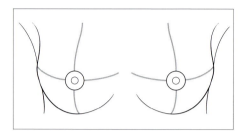

Klinischer Befund
Unauffällig.

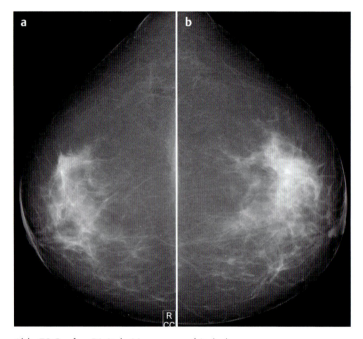

Abb. 72.**2 a, b** Digitale Mammographie (cc).

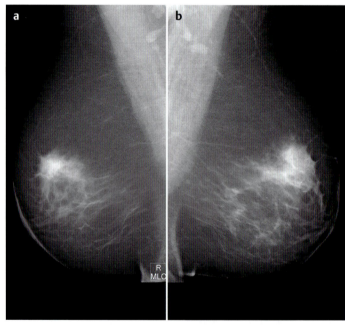

Abb. 72.**3 a, b** Digitale Mammographie (mlo).

Fall 72   287

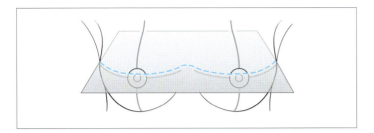
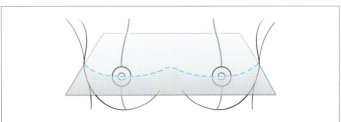
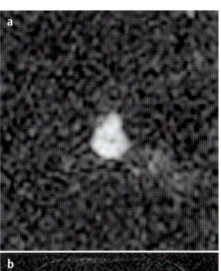

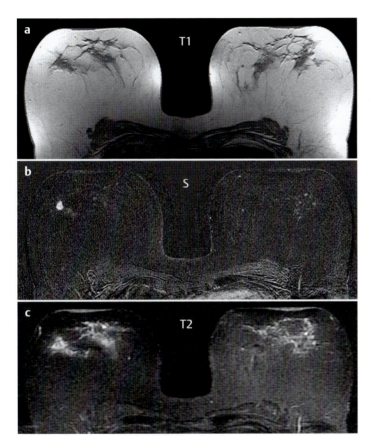

Abb. 72.**4a–c** MR-Mammographie.

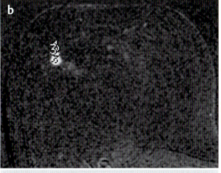
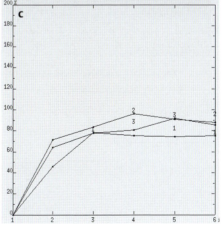

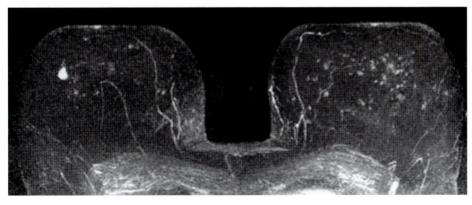

Abb. 72.**5** MR-Mammographie. MIP-Darstellung.

Abb. 72.**6a–c** Herdbefund im Zoom. Kurvenanalyse.

Wie kategorisieren Sie Sonographie, Mammographie und MRT?
Wie lautet Ihre Verdachtsdiagnose?
Welches ist Ihr nächster Schritt?

Die Untersuchungen erfolgten im Rahmen der Früherkennung.

Sonographie
Rechts oben außen innerhalb des Parenchymkörpers unscharf begrenztes, lobuliertes, hypoechogenes Areal mit inhomogener Binnentextur. Keine Echoalteration der umgebenden Strukturen. Offensichtlich Verlagerung ligamentärer Strukturen. US-BI-RADS rechts 3.

Mammographie
Milde Asymmetrie der inhomogen dichten Gewebestrukturen in den oberen äußeren Quadranten. Dichtetyp III gemäß ACR. Eindruck einer diskreten Schrumpfung und randständigen Spikulierung im oberen äußeren Quadranten der rechten Mamma. Keine Verdichtung. Kein eindeutiger Herdbefund. Keine Architekturstörung. Keine auffälligen Kalzifikationen (BI-RADS rechts 3/links 1). Qualitätsstufe: cc-Ebene P, mlo-Projektion G (untere Umschlagfalte).

MR-Mammographie
Rechts lateral Darstellung eines solitären hypervaskularisierten Herdbefundes mit unscharfer Begrenzung und Ring-Enhancement. Signalcharakteristik im Kurvenverlauf eher unsuspekt. Feinfleckige Mehranreicherungen der linken Mamma, am ehesten als Ausdruck einer Adenose.

MRM-Artefaktstufe: 1
MRM-Dichtetyp: 2

MRM-Score	Befund	Punkte
Form	rund	0
Begrenzung	unscharf	1
KM-Verteilung	Rim Sign	2
Initialer S-Anstieg	mäßig	1
Postinitialer Signalverlauf	Plateau	1
Gesamtpunktzahl		5
MRM-BI-RADS		4

→ **Differenzialdiagnosen**
Rechts: Mammakarzinom, Adenoseherd.

Fall 72: Lösung

BI-RADS-Einschätzung		
Klinischer Befund	rechts 1	links 1
Sonographie	rechts 3	links 1
Mammographie	rechts 3	links 1
MR-Mammographie	rechts 4	links 1
Gesamt-BI-RADS	**rechts 4**	**links 1**

Procedere
Histologische Abklärung des Herdbefundes rechts, vorzugsweise durch US-gestützte perkutane Hochgeschwindigkeitsstanzbiopsie.

Histologie der Stanzbiopsie rechts
Mastopathia chronica fibrosa et cystica, keine Zeichen der Malignität.

Weitere Vorgehensweise
Aufgrund der fehlenden Kompatibilität zwischen histologischem Befund nach Stanzbiopsie rechts und den Befunden der bildgebenden Diagnostik (hier insbesondere der MRT) Entschluss zur erneuten perkutanen Stanzbiopsie, in Form einer MR-gestützten Vakuumstanzbiopsie zur Erhöhung der Treffsicherheit. Auf Wunsch der Patientin allerdings Entschluss zur operativen Abklärung des Herdbefundes rechts.

Histologie
15 mm großes invasiv duktales Mammakarzinom, axillärer Lymphknotenstatus regelrecht.

IDC pT1 c, pN0 (0/17), G2.

Therapie
BET rechts.

Bildgebung und Histologie nach Biopsie müssen immer auf Plausibilität geprüft werden, um falsch negative Befunde zu vermeiden.

Fall 73

Vorstellungsgrund: Früherkennung.
Anamnese: unauffällig.
Risikoprofil: nicht erhöht.
Alter: 44 Jahre.

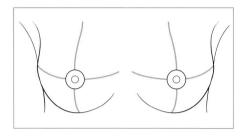

Klinischer Befund
Unauffällig.

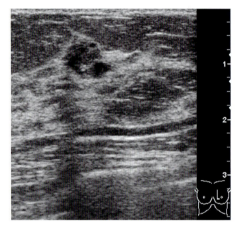

Abb. 73.**1** B-Bild-Sonographie.

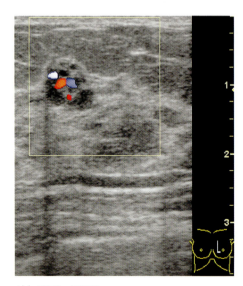

Abb. 73.**2** FKDS.

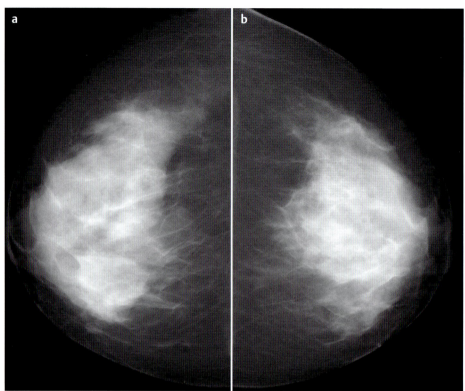

Abb. 73.**3 a, b** Digitale Mammographie (cc).

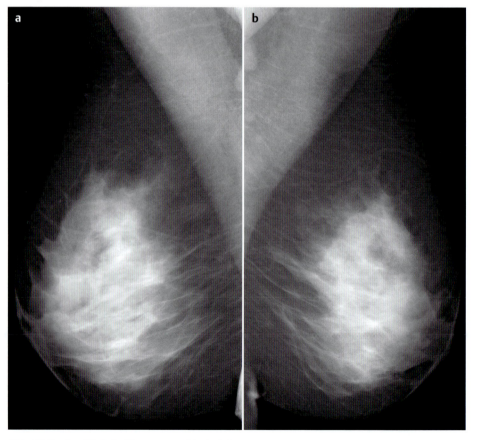

Abb. 73.**4 a, b** Digitale Mammographie (mlo).

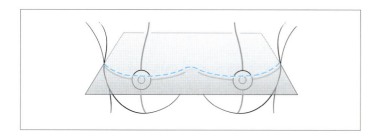

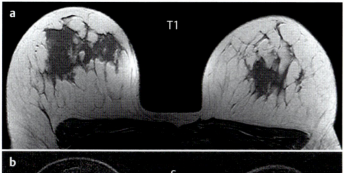

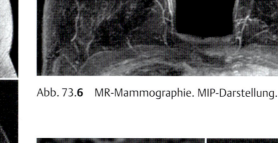

Abb. 73.**6** MR-Mammographie. MIP-Darstellung.

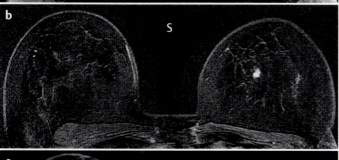

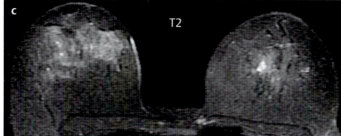

Abb. 73.**5 a–c** MR-Mammographie.

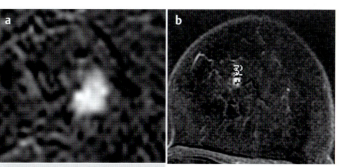

Abb. 73.**7 a–c** Zoom und Kurvenanalyse.

? Wie kategorisieren Sie Sonographie, Mammographie und MRT?
Wie lautet Ihre Verdachtsdiagnose?
Welches ist Ihr nächster Schritt?

Es handelt sich im vorgestellten Fall um die bildgebende Diagnostik im Rahmen der Früherkennung bei einer asymptomatischen jungen Frau ohne erhöhtes Risikoprofil.

Sonographie

Links oben innen im Grenzbereich zwischen ventraler Parenchymkante und subkutanem Fettgewebe Darstellung einer etwa 8 mm im Durchmesser betragenden herdförmigen Echoalteration mit irregulärer Begrenzung und inhomogenem Binnenmuster. Eindruck einer Strukturunterbrechung ligamentärer Strukturen. Deutlich erhöhte Flusskodierungen endotumoral in der FKDS. US-BI-RADS 4.

Mammographie

Seitengleich symmetrisches, extrem dichtes Drüsengewebe vom Typ IV gemäß ACR. Unter diesen eingeschränkten Voraussetzungen insbesondere links innen – im Bereich des sonographischen Befundes – keine Auffälligkeiten. Keine Verdichtung, kein Herdbefund. Keine Architekturstörung. Keine auffälligen Kalzifikationen. BI-RADS rechts 1/links 1. PGMI: cc-Ebene P, mlo-Projektion G (untere Umschlagfalte).

MR-Mammographie

Korrespondierend zum Ultraschallbefund Nachweis eines solitären hypervaskularisierten Herdbefundes links oben innen mit unscharfer Begrenzung und fraglich zentral reduziertem, insgesamt also zumindest inhomogenem Enhancement (Ring-Enhancement? Septierung?). Unspezifische Signalkurven.

MRM-Artefaktstufe: 1
MRM-Dichtetyp: 1

MRM-Score	Befund	Punkte
Form	irregulär	1
Begrenzung	unscharf	1
KM-Verteilung	inhomogen	1
Initialer S-Anstieg	stark	2
Postinitialer Signalverlauf	Plateau	1
Gesamtpunktzahl		6
MRM-BI-RADS		5

→ **Differenzialdiagnosen**

Links: Karzinom, fokale Adenose, Papillom, Adenom.

Fall 73: Lösung

BI-RADS-Einschätzung		
Klinischer Befund	rechts 1	links 1
Sonographie	rechts 1	links 4
Mammographie	rechts 1	links 1
MR-Mammographie	rechts 1	links 5
Gesamt-BI-RADS	**rechts 1**	**links 5**

Procedere
Histologische Abklärung des Befundes links durch US-gesteuerte Stanzbiopsie (Abb. 73.8).

Histologie
Fibrös-zystische Mastopathie. Duktale Epithelhyperplasien. Fokale apokrine Metaplasie. Kein Anhalt für Malignität.

Procedere
Aufgrund der Möglichkeit einer Fehlpunktion („sampling error") Entschluss zur erneuten, diesmal jedoch MRT-gestützten Vakuumstanzbiopsie zur Erhöhung der stanzbioptischen Ausbeute (Abb. 73.9).

Histologie
Fibrös-zystische Mastopathie. Tumorbildende sklerosierende Adenose mit duktaler und lobulärer Hyperplasie (Pathologisches Double Reading, u. a. durch deutschen Referenzpathologen).

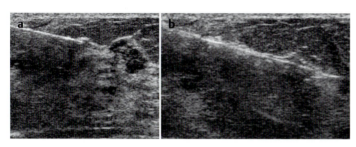

Abb. 73.**8 a, b** US-gesteuerte Stanzbiopsie links (pre-fire, post-fire).

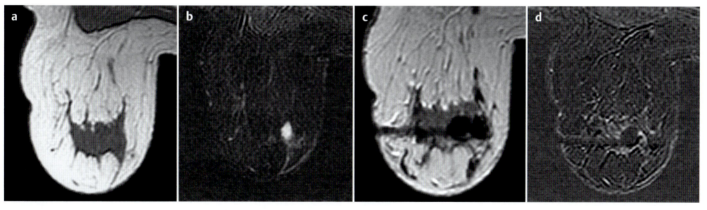

Abb. 73.**9 a – d** MRT-gesteuerte Vakuumstanzbiopsie links (Nativuntersuchung, Subtraktion nach KM, Nativuntersuchung nach der Intervention, Dokumentation der kompletten Herdentfernung nach erneuter KM-Gabe).

Histologie
Tumorbildende sklerosierende Adenose.

Therapie
Keine. Kontrolle in 6 Monaten (Befund: komplette Entfernung des Herdes links oben innen).

 Im konkreten Fall wurde durch eine Auffälligkeit im Ultraschall eine ganze Reihe von diagnostischen Maßnahmen „losgetreten" – und am Ende ergab sich doch „nur" ein harmloser Befund. Also: „Außer Spesen nicht gewesen?". Aber: Hätten Sie sich im konkreten Fall anders entschieden?

Fall 74

Vorstellungsgrund: Knoten rechts seit 3 Wochen.
Anamnese: unauffällig.
Risikoprofil: nicht erhöht.
Alter: 54 Jahre.

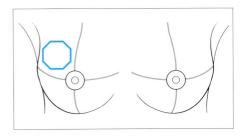

Klinischer Befund

Grober höckriger Knoten im oberen äußeren Quadranten der rechten Mamma, gute Verschieblichkeit. Axilla palpatorisch frei.

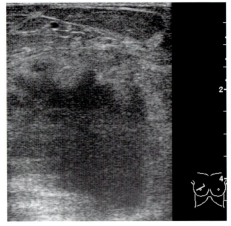

Abb. 74.**1**   Sonographie.

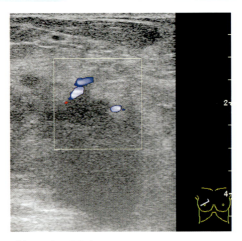

Abb. 74.**2**   FKDS.

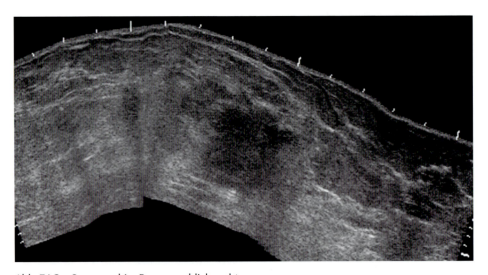

Abb. 74.**3**   Sonographie. Panoramablick rechts.

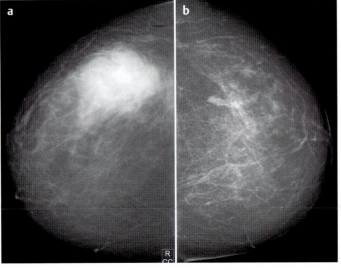

Abb. 74.**4 a, b**   Digitale Mammographie (cc).

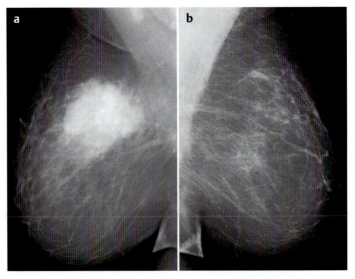

Abb. 74.**5 a, b**   Digitale Mammographie (mlo).

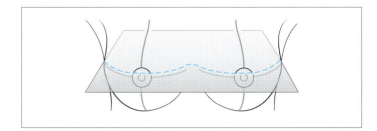

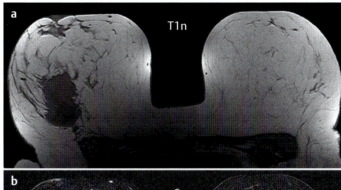

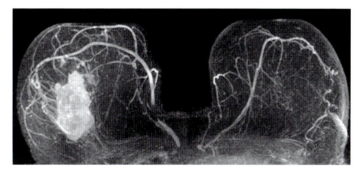

Abb. 74.7 MR-Mammographie. MIP-Darstellung.

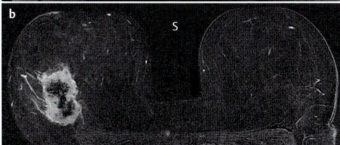

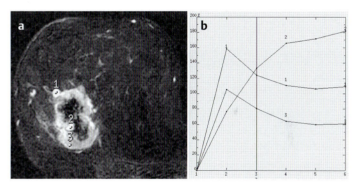

Abb. 74.8 a, b Kurvenanalyse.

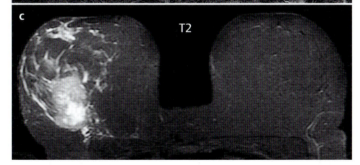

Abb. 74.6 a–c MR-Mammographie.

? Wie kategorisieren Sie Sonographie, Mammographie und MRT?
Wie lautet Ihre Verdachtsdiagnose?
Welches ist Ihr nächster Schritt?

Es erfolgte hier eine abklärende Bildgebung bei bereits klinisch zweifelsfrei vorliegendem Mammakarzinom. Die Angaben, nach denen der Knoten erstmalig vor 3 Wochen getastet wurde, erschienen primär sehr unglaubwürdig, da Knoten dieser Dimension bekanntermaßen Jahre des Wachstums hinter sich haben. Aber, sehen Sie selbst…

Sonographie
Im Bereich des Tastbefundes ausgedehnter Tumorknoten mit zahlreichen Malignitätskriterien. Peripher gesteigerte Vaskularisation in der FKDS. Gesamtdarstellung aufgrund der Dimension am besten in der Panoramaübersicht. US-BI-RADS 5 rechts.

Mammographie
Seitengleich überwiegend lipomatöses Gewebe vom Typ I gemäß ACR. Rechts monströser Herdbefund mit unscharfer Begrenzung und deutlich erhöhter Dichte. Keine assoziierten Kalzifikationen. Restliche Mammaabschnitte unauffällig. BI-RADS rechts 5/links 1.

MR-Mammographie (im konkreten Fall entbehrlich)
Lobulierter, unscharf begrenzter Tumorknoten rechts oben außen mit ausgeprägter zentraler Nekrose und malignitätstypischem Kurvenverlauf in repräsentativen ROI (Anmerkung: Die malignomverdächtigsten Kurven werden für den Score herangezogen, auch wenn einzelne Kurvenverläufe harmlos imponieren). Interessanterweise im Bereich der zentralen Nekrose Darstellung kleiner, stark vaskularisierter Knotenbildungen, offensichtlich metachron zum primären Tumorwachstum entstanden.

MRM-Artefaktstufe: 1
MRM-Dichtetyp: 1

MRM-Score	Befund	Punkte
Form	lobuliert	0
Begrenzung	unscharf	1
KM-Verteilung	Rim Sign	2
Initialer S-Anstieg	stark	2
Postinitialer Signalverlauf	Wash-out	2
Gesamtpunktzahl		7
MRM-BI-RADS		5

→ **Verdachtsdiagnose**

Ausgedehntes Mammakarzinom rechts, keine Differenzialdiagnose.

BI-RADS-Einschätzung		
Klinischer Befund	rechts 5	links 1
Sonographie	rechts 5	links 1
Mammographie	rechts 5	links 1
MR-Mammographie	rechts 5	links 1
Gesamt-BI-RADS	**rechts 5**	**links 1**

Procedere
Histologische Abklärung des Tastbefundes, vorzugsweise durch US-gestützte perkutane Hochgeschwindigkeitsstanzbiopsie, im konkreten Fall durchaus auch in Frei-Hand-Technik denkbar.

Histologisches Ergebnis
Zellen eines Karzinosarkoms, G4.

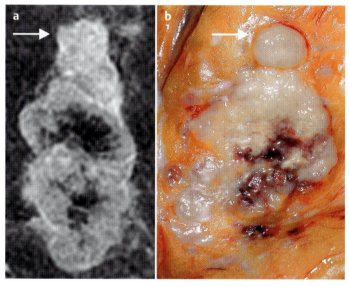

Abb. 74.**9 a, b** Exzellente kernspintomographisch-makropathologische Korrelation des Sarkoms hinsichtlich hochvitaler peripherer Sarkomabschnitte, nodulärer Neubildungen (Pfeil) und zentraler Nekrose.

Histologie
4 cm großes Karzinosarkom der Mamma, Keine (!) befallenen Lymphknoten axillär.

Sarkom der Mamma pT3, pN0, G4.

Therapie
ME, adäquate adjuvante Therapie.

 Sie sehen: Mit Blick auf das extrem hohe Grading dieses Karzinosarkoms erscheinen die Angaben der Patientin (Tastbefund seit 3 Wochen) nicht mehr ganz so unglaubwürdig.

Fall 75

Vorstellungsgrund: Früherkennung. Regelmäßige jährliche Mammographien.
Anamnese: unauffällig.
Risikoprofil: nicht erhöht.
Alter: 54 Jahre.

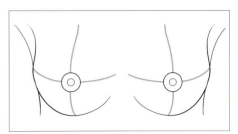

Klinischer Befund
Unauffällig.

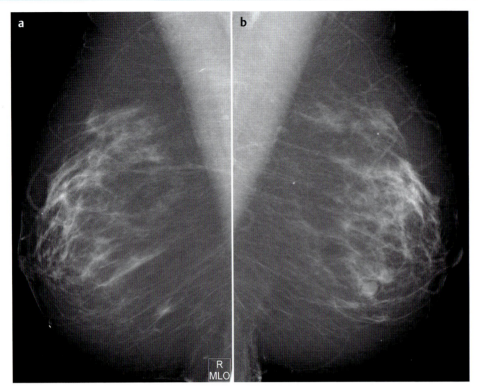

Abb. 75.**2 a, b** Digitale Mammographie (mlo).

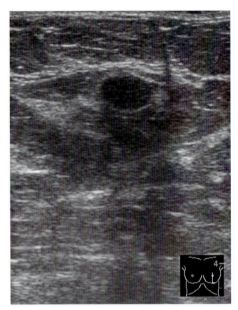

Abb. 75.**1** B-Bild-Sonographie.

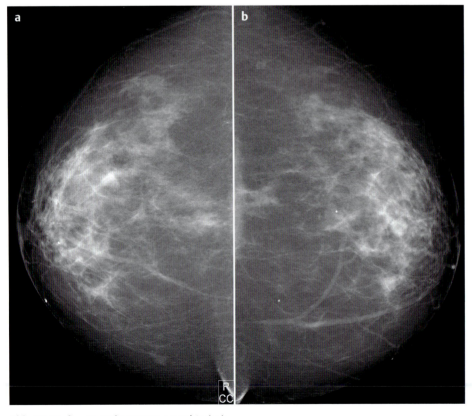

Abb. 75.**3 a, b** Digitale Mammographie (cc).

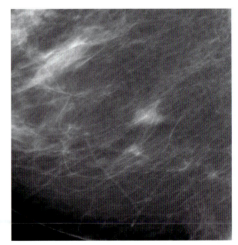

Abb. 75.**4** Tubuskompression rechts kaudal (mlo).

> Wie kategorisieren Sie Mammographie und Sonographie?
> Wie lautet Ihre Verdachtsdiagnose?
> Welches ist Ihr nächster Schritt?

Fall 75: Lösung

BI-RADS-Einschätzung		
Klinischer Befund	rechts 1	links 1
Sonographie	rechts 1	links 3
Mammographie	rechts 1	links 3
Gesamt-BI-RADS	**rechts 1**	**links 3**

Die Untersuchungen erfolgten im Rahmen der Früherkennung bei einer asymptomatischen Frau.

Sonographie
Links unten ein runder Herdbefund mit hypoechogenem, homogenen Binnenecho und glatter Begrenzung sowie unauffälligem dorsalem Schallverhalten. Einschätzung: US-BI-RADS 3 links kaudal.

Mammographie
Fokal asymmetrisch angeordnetes, inhomogen dichtes Drüsengewebe vom Typ III gemäß ACR. Links unten – korrespondierend zum sonographischen Befund – etwa 1 cm großer runder, isodenser Herdbefund mit glatter Begrenzung. Rechts kaudal umschriebene Verdichtungsstruktur, die sich unter Tubuskompression etwas verformt und parenchymäquivalent imponiert. Keine Architekturstörung. Keine auffälligen Kalzifikationen. BI-RADS rechts 3, nach Tubus 1/links 3. PGMI: cc-Aufnahmen P, mlo-Projektion P.

→ Differenzialdiagnosen
Links: Fibroadenom, Adenom, Papillom (DD: phylloider Tumor). Rechts kaudal: Parenchyminsel.

Procedere
Empfehlung zur einmaligen sonographischen Kontrolle des Herdbefundes links kaudal. Ansonsten regelmäßige Vorstellungen in Abständen von einem Jahr im Rahmen der Früherkennung.

Diagnose (ohne histologische Sicherung)
Fibroadenom links.

Therapie
Keine.

Sind Sie mit der präsentierten Lösung zufrieden?? Hoffentlich nicht! Kommen Sie zu einer anderen Diagnose? Fordern Sie doch einfach ältere Voraufnahmen an und schauen Sie einmal einige Seiten weiter (Fall 77). Sie werden sehen, wie hilfreich so etwas sein kann.

Fall 76

Vorstellungsgrund: Kalknachweis im auswärtigen Mammogramm.
Anamnese: PE rechts vor mehr als 10 Jahren.
Risikoprofil: nicht erhöht.
Alter: 72 Jahre.

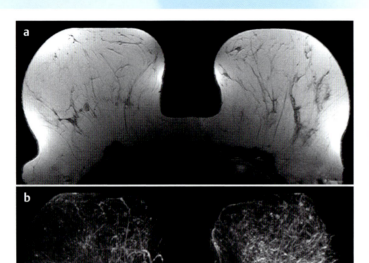

Abb. 76.**1 a, b** MR-Mammographie nativ und MIP-Darstellung.

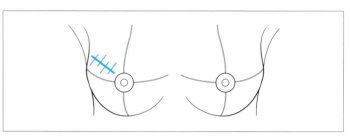

Klinischer Befund
Unauffällig.

Sonographie (ohne Abb.)
Unauffällig.

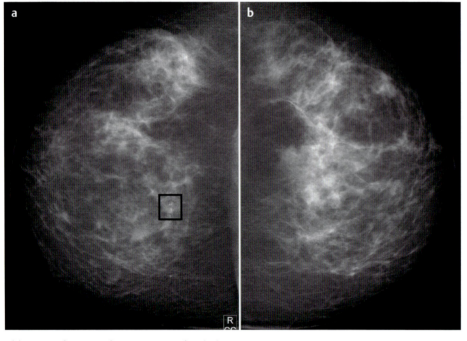

Abb. 76.**2 a, b** Digitale Mammographie (cc).

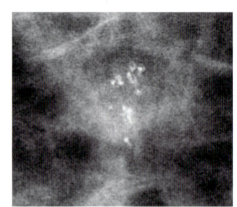

Abb. 76.**3** Zoom rechts zentral (cc).

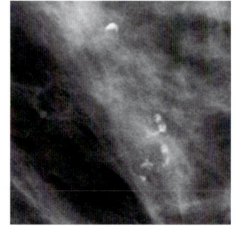

Abb. 76.**4** Zoom rechts zentral (mlo).

? Wie kategorisieren Sie Mammographie und MR-Mammographie?
Wie lautet Ihre Verdachtsdiagnose?
Welches ist Ihr nächster Schritt?

Fall 76: Lösung

BI-RADS-Einschätzung		
Klinischer Befund	rechts 1	links 1
Sonographie	rechts 1	links 1
Mammographie	rechts 4	links 1
MR-Mammographie	rechts 1	links 1
Gesamt-BI-RADS	**rechts 4**	**links 1**

Im Rahmen der Früherkennung fiel in einer auswärts angefertigten Mammographie eine Mikrokalkgruppe rechts innen auf.

Sonographie
Unauffällig (keine Bilddokumentation).

Mammographie
Seitengleich symmetrisches, partiell inhomogen dichtes Drüsengewebe vom Typ III gemäß ACR. Rechts innen gruppierte Anordnung pleomorpher Mikrokalzifikationen (zum teil V-förmig, zum Teil hantelförmig imponierend). Keine weiteren Auffälligkeiten. Keine Verdichtung, kein Herdbefund. Keine Architekturstörung. BI-RADS rechts 4/links 1. Qualitätsstufe der cc-Ebenen: P.

MR-Mammographie
In der nativen Einzelschicht in Höhe der Kalkgruppe Nachweis einer ovalen „Herdsetzung" innerhalb des intramammären Fettgewebes. Nach KM-Gabe kein pathologisches Enhancement.

Procedere
Stereotaktische Vakuumstanzbiopsie (Abb. 76.5).

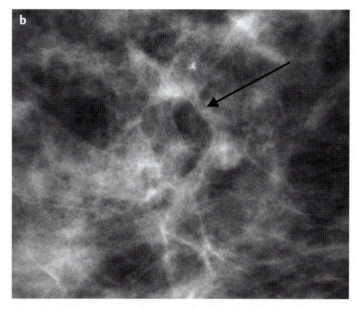

Abb. 76.**5 a, b** Mammographie vor (links) und nach (rechts) Vakuumstanzbiopsie. Dokumentation der subtotalen Mikrokalkentfernung mit Gewebedefekt (Pfeil).

Histologisches Ergebnis der Stanzbiopsie
Fibroadenom (mit regressiven Kalzifikationen).

Therapie
Keine.

 Die stereotaktische Vakuumstanzbiopsie ist ein ideales Verfahren zur nichtoperativen Abklärung von auffälligen Mikrokalzifikationen der Kategorie BI-RADS 4. Sie erlaubt eine drastische Reduktion unnötiger offener Biopsien.

Fall 77

Hallo, gerade sind die Voraufnahmen des Falles 75 mit dem Fahrradkurier gebracht worden:

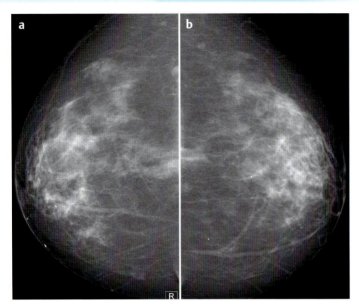

Abb. 77.**1 a, b** Vorjahresmammographie (cc).

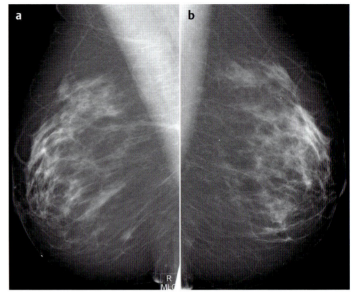

Abb. 77.**2 a, b** Vorjahresmammographie (mlo).

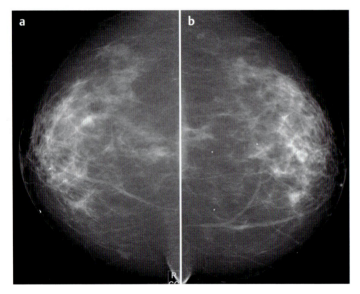

Abb. 77.**3 a, b** Aktuelle Mammographie (cc).

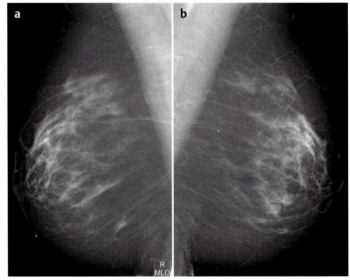

Abb. 77.**4 a, b** Aktuelle Mammographie (mlo).

? Interpretieren Sie die Mammogramme in Kenntnis der Voraufnahmen anders?

Fall 77: Lösung

Natürlich: In enger topographischer Beziehung zu dem bekannten Fibroadenom findet sich ein neu aufgetretener Herdbefund, der zwingend der weitergehenden Abklärung bedarf.

Sonographie
Links innen ein 6 mm großer mikrolobulierter Herdbefund, der zur Unterbrechung eines Cooper-Ligamentes führt (Abb. 77.**5**) und peripher eine gesteigerte Vaskularisation aufweist (Abb. 77.**6**).

MR-Mammographie
Solitärer hypervaskularisierter Herdbefund links unten innen (Abb. 77.**7**) mit umgebender intraduktaler Tumorkomponente in einem Milchgang (Abb. 77.**8**).

Mammographie-Tubuskompression links (mlo)
Spikulierter, hochsuspekter Herdbefund mit endotumoralen Kalzifikationen (Abb. 77.**9**). Nebenbefund: regressiv verändertes Fibroadenom (ohne KM-Aufnahme in der MRT).

Procedere
US-gestützte Stanzbiopsie.

Histologie der Stanzzylinder
Invasiv duktales Mammakarzinom, G3.

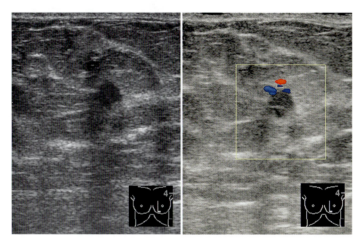

Abb. 77.**5** Sonographie.   Abb. 77.**6** FKDS.

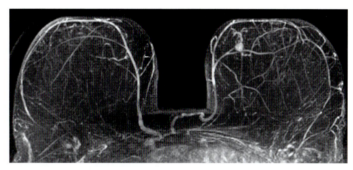

Abb. 77.**7** MR-Mammographie. MIP-Darstellung.

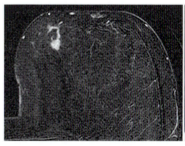 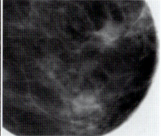

Abb. 77.**8** MR-Subtraktion. Peritumoral lineare Anreicherung als Hinweis auf EIC.   Abb. 77.**9** TKA links innen.

BI-RADS-Einschätzung		
Klinischer Befund	rechts 1	links 1
Sonographie	rechts 1	links 5
Mammographie	rechts 1	links 4

Histologisches Ergebnis
9 mm großes invasiv duktales Mammakarzinom + EIC.

IDC pT1 b, pN0, G3.

Therapie
BET.

Die Voraufnahme ist der beste Freund des Radiologen.

Fall 78

Vorstellungsgrund: Hautveränderung der linken Mamille.
Anamnese: unauffällig.
Risikoprofil: Großmutter Mammakarzinom (62 Jahre).
Alter: 77 Jahre.

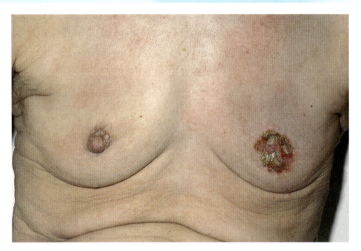

Abb. 78.1 Befund der Inspektion. Palpatorisch keine Auffälligkeiten.

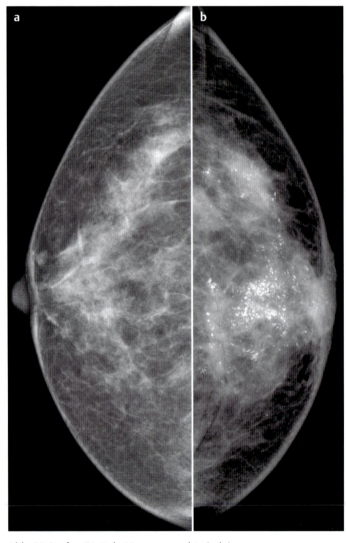

Abb. 78.2 a, b Digitale Mammographie (mlo).

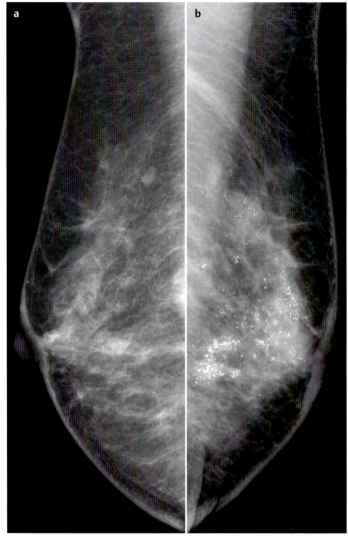

Abb. 78.3 a, b Digitale Mammographie (cc).

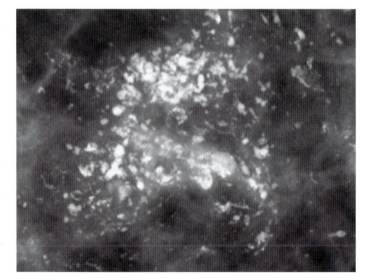

Abb. 78.4 Zoom links (cc).

? Wie kategorisieren Sie die Klinik und Mammographie?
Wie lautet Ihre Verdachtsdiagnose?
Welches ist Ihr nächster Schritt?

Fall 78: Lösung

BI-RADS-Einschätzung		
Klinischer Befund	rechts 1	links 5
Mammographie	rechts 1	links 5
Gesamt-BI-RADS	**rechts 1**	**links 5**

Es handelt sich um die bildgebende Abklärung bei einer symptomatischen Frau mit einer ekzematösen Veränderung der linken Mamille (Abb. 78.5) bei ptotischen Mammae beidseits.

Sonographie (ohne Abb.)
Keine Auffälligkeiten.

Mammographie
Seitengleich symmetrisches, inhomogen dichtes Drüsengewebe vom Typ III gemäß ACR. Links oben außen und zentral ausgedehnte diffuse, pleomorphe Mikro- und Makrokalzifikationen. Abflachung und Verdickung der Mamillenregion links. Rechts keine Auffälligkeiten. BI-RADS rechts 1/links 5. PGMI: cc: G (Falten), mlo: M (Pektoralismuskel).

Differenzialdiagnosen
Morbus Paget, gutartiges Ekzem der Mamille (unwahrscheinlich).

Procedere
Hautstanze aus dem ekzematös veränderten perimamillären Gewebe.

Histologie
Morbus Paget.

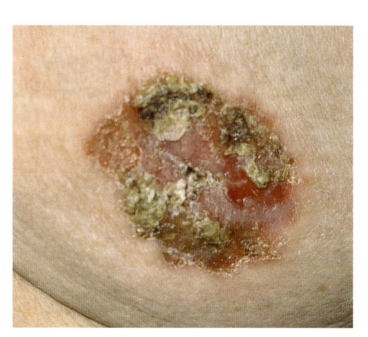

Abb. 78.5 Zoom linke Mamille.

Histologie
Morbus Paget mit ausgedehntem intramammären DCIS.

Therapie
ME.

 Jede ekzematöse Veränderung im Mamillen- oder Areolabereich ist verdächtig auf Morbus Paget.

Fall 79

Vorstellungsgrund: Knoten links.
Anamnese: unauffällig.
Risikoprofil: nicht erhöht.
Alter: 75 Jahre.

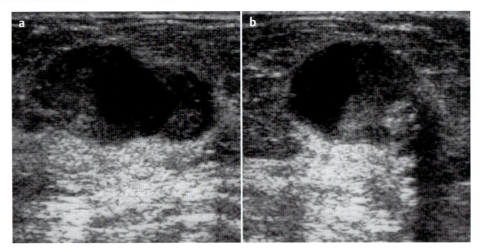

Klinischer Befund
Ovalärer, glatter, etwa 2 cm großer Knoten links zentral.

Abb. 79.**1 a, b** B-Bild-Sonographie.

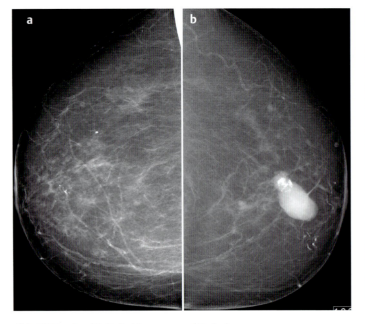

Abb. 79.**2 a, b** Digitale Mammographie (cc).

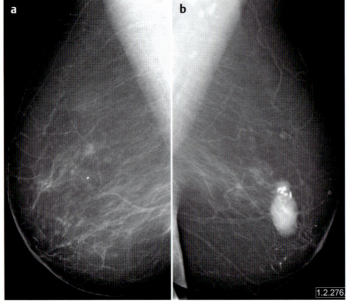

Abb. 79.**3 a, b** Digitale Mammographie (mlo).

? Wie kategorisieren Sie Mammographie und Sonographie?
Wie lautet Ihre Verdachtsdiagnose?
Welches ist Ihr nächster Schritt?

Fall 79: Lösung

BI-RADS-Einschätzung		
Klinischer Befund	rechts 1	links 2
Sonographie	rechts 1	links 4
Mammographie	rechts 1	links 4
Gesamt-BI-RADS	**rechts 1**	**links 3**

Es handelt sich um die bildgebende Abklärung bei einer symptomatischen Frau mit einem innerhalb weniger Wochen aufgetretenen Knoten links zentral, der klinisch als eher gutartiger Befund reproduzierbar war.

Sonographie

Korrespondierend zum Tastbefund überwiegend solider, partiell jedoch auch zystischer ovaler Herdbefund mit glatter Begrenzung. Möglichkeit eines malignen phylloiden Tumors, daher US-BI-RADS links 4.

Mammographie

Beidseits überwiegend lipomatöse Gewebestrukturen Typ I gemäß ACR. Korrespondierend zum Palpationsbefund links zentral ein 2 cm betragender, ovaler Herd mit überwiegend glatter Begrenzung, hoher Dichte und endotumoral popkorn-ähnlicher Makrokalzifikation (Abb. 79.4). Arteriosklerose. Möglichkeit eines malignen phylloiden Tumors unmittelbar neben einem regressiv veränderten Fibroadenom, daher Kategorisierung als BI-RADS rechts 1/links 4. Qualitätsstufe: cc-Ebene M (Überlagerung von Gewebe rechts lateral, Aufnahme nicht wiederholt), mlo-Ebene G (kaudale Umschlagfalte).

Differenzialdiagnosen

Phylloider Tumor, Hamartom, Fibroadenom, Papillom.

Procedere

Trotz Einstufung als Befund der Kategorie BI-RADS 4 und auf Wunsch der Patientin sowie ihres Sohnes Entschluss zur primär operativen Entfernung des Befundes links. Verzicht auf präoperative Stanzbiopsie.

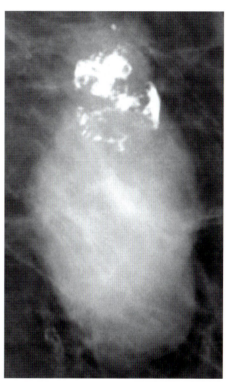

Abb. 79.4 Zoom links.

Histologisches Ergebnis

17 mm großer, teils eingebluteter, teils verkalkter Tumorknoten.

Tumorartige sklerosierende Adenose.

Therapie

Probeexzision, keine weitere Therapie.

 Endotumorale *Makro*verkalkungen weisen in fast allen Fällen auf Gutartigkeit hin.

Fall 80

Vorstellungsgrund: Früherkennung.
Anamnese: unauffällig.
Risikoprofil: nicht erhöht.
Alter: 66 Jahre.

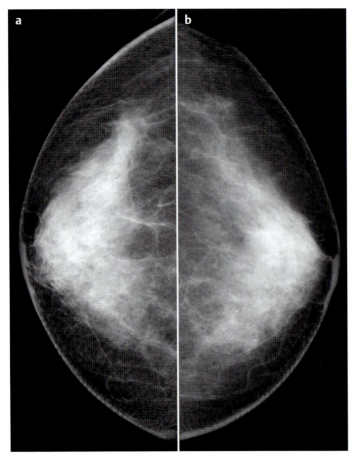

Abb. 80.1 a, b   Digitale Mammographie (mlo).

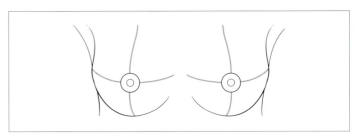

Klinischer Befund
Unauffällig.

Sonographie (ohne Abb.)
Unauffällig.

? Wie kategorisieren Sie die Mammographie?
Wie lautet Ihre Verdachtsdiagnose?
Welches ist Ihr nächster Schritt?

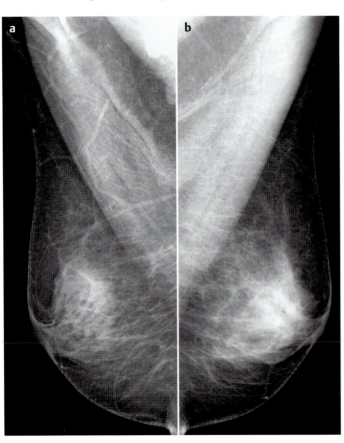

Abb. 80.2 a, b   Digitale Mammographie (cc).

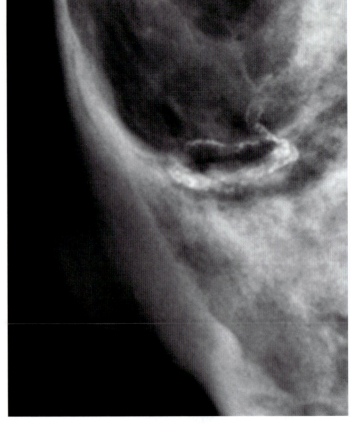

Abb. 80.3   Ausschnittsvergrößerung (mlo) rechts retromamillär.

Fall 80: Lösung

BI-RADS-Einschätzung		
Klinischer Befund	rechts 1	links 1
Sonographie	rechts 1	links 1
Mammographie	rechts 1	links 1
Gesamt-BI-RADS	**rechts 1**	**links 1**

Es handelt sich um eine Früherkennungsmammographie.

Sonographie (ohne Auffälligkeiten)
Unauffällige Echotextur beidseits. Insbesondere rechts retromamillär kein suspekter Herdbefund. US-BI-RADS rechts 1/links 1.

Mammographie
Symmetrisch angelegtes, inhomogen dichtes Drüsengewebe vom Typ III gemäß ACR. Kein eindeutiger Herdbefund oder Verdichtung. Rechts retromamillär lobuliert anmutende, zentral strahlentransparente Makrokalzifikation in der mlo-Projektion. In der cc-Aufnahme hier ausgeprägte gleisartige Arterienverkalkungen. Keine suspekten Mikrokalzifikationen. BI-RADS rechts 1/links 1. PGMI P für cc-Ebene, P für mlo-Ebene.

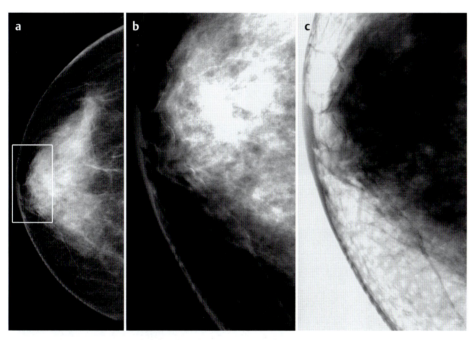

Abb. 80.**4a–c** Mammographie (cc) rechts. Ausschnittsvergrößerung und Darstellung in Inversion.

Befund (nicht histologisch verifiziert)
Intramammäre Arteriosklerose.

Therapie
Keine, bei massiven Befunden ggf. Suche nach Grunderkrankung.

 Aufgrund der mlo-Aufnahme könnte man hier durchaus an eine Fettgewebsnekrose denken. Wie in diesem Falle können Bildeindrücke im Rahmen des mammographischen Projektionsverfahrens aus zufällig im Strahlenverlauf summierten Strukturen entstehen.

Fall 81

Vorstellungsgrund: Früherkennungsmammographie.
Anamnese: unauffällig.
Risikoprofil: unauffällig.
Alter: 46 Jahre.

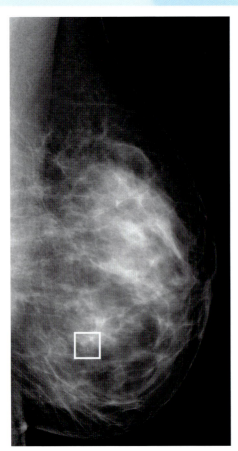

Abb. 81.1 Digitale Mammographie links (cc).

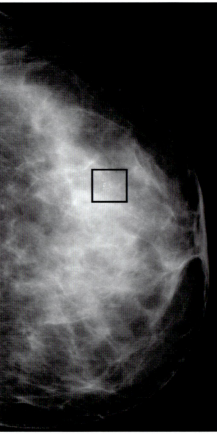

Abb. 81.2 Digitale Mammographie links (mlo).

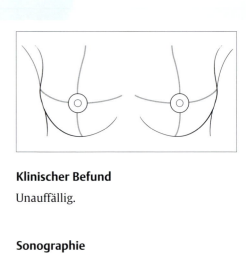

Klinischer Befund
Unauffällig.

Sonographie
Unauffällig.

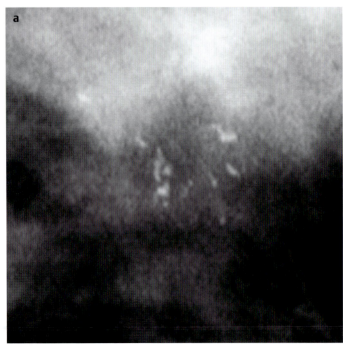
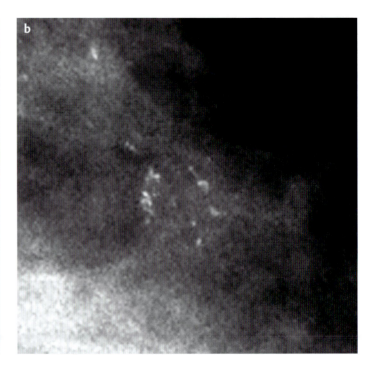

Abb. 81.3 a, b Ausschnitte links.

> Wie kategorisieren Sie die Mammographie?
> Wie lautet Ihre Verdachtsdiagnose?
> Welches ist Ihr nächster Schritt?

Fall 81: Lösung

BI-RADS-Einschätzung		
Klinischer Befund	rechts 1	links 1
Sonographie	rechts 1	links 1
Mammographie	rechts 1	links 4
Gesamt-BI-RADS	**rechts 1**	**links 4**

Die Untersuchung erfolgte im Rahmen der Früherkennung.

Mammographie
Parenchymdichtetyp ACR IV. Links außen bei 4 Uhr gruppierte Ansammlung polymorpher Mikrokalzifikationen (BI-RADS 4). Kein PGMI bei einseitiger Mammgraphie.

Procedere
Histologische Abklärung der Verkalkungsgruppe durch stereotaktische Vakuumstanzbiopsie.

Radiographie der Stanzzylinder
Repräsentativer Nachweis von Kalzifikationen in mehreren Zylindern (Abb. 81.4).

Histologie der Stanzzylinder
Duktales Carcinoma in situ, DCIS (Abb. 81.5).

Procedere
Offene Biopsie nach präoperativer Markierung.

Präparateradiographie
Im Präparat unmittelbar neben dem Drahtende Nachweis von zwei residualen Kalkpartikeln (Abb. 81.6).

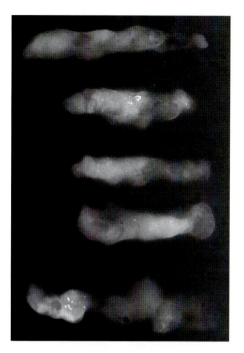

Abb. 81.4 Radiogramm der Stanzzylinder.

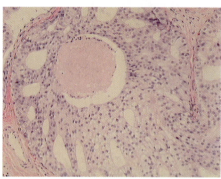

Abb. 81.5 Histologie der Stanzzylinder.

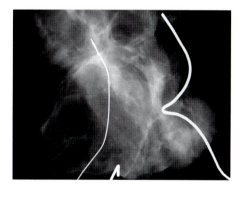

Abb. 81.6 Präparateradiographie.

Histologisches Ergebnis
Duktales Carcinoma in situ pTis, pN0, M0, R0.

Therapie
Keine weiteren adjuvanten Maßnahmen. Kontrollen im Rahmen der Nachsorge.

 Es liegt hier ein klassisches Screening-Karzinom vor, das ausschließlich mammographisch zu detektieren ist.

Fall 82

Vorstellungsgrund: Nachsorge nach Mammakarzinom rechts.
Anamnese: ME und WAP bei Mammakarzinom rechts vor 5 Jahren.
Risikoprofil: eigenes Mammakarzinom.
Alter: 44 Jahre.

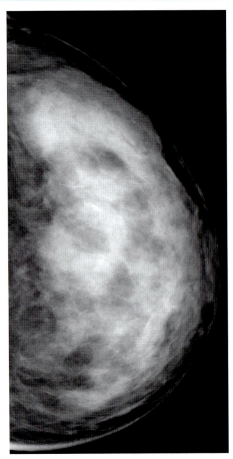

Abb. 82.**1** Digitale Mammographie links (cc).

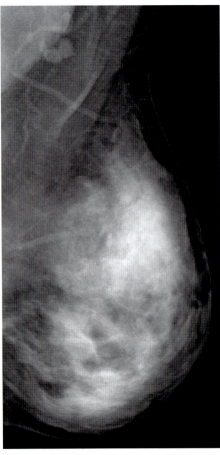

Abb. 82.**2** Digitale Mammographie links (mlo).

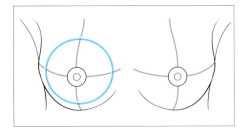

Klinischer Befund

Reizlose Narbe und Implantat nach ME rechts. Inspektion und Palpation ansonsten unauffällig.

B-Bild-Sonographie

Unauffällig (ohne Abbildung).

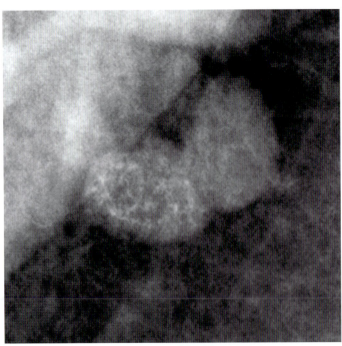

Abb. 82.**3** Digitale Mammographie (Zooming) linke Axilla.

Wie kategorisieren Sie die Mammographie?
Wie lautet Ihre Verdachtsdiagnose?
Welches ist Ihr nächster Schritt?

Fall 82: Lösung

BI-RADS-Einschätzung		
Klinischer Befund	rechts 1	links 1
Sonographie	rechts 1	links 1
Mammographie	rechts 1	links 4
Gesamt-BI-RADS	rechts 1	links 4

Es erfolgte im konkreten Fall eine Nachsorgeuntersuchung nach Mastektomie und Wiederaufbauplastik rechts.

Sonographie

Keine Auffälligkeiten. Insbesondere links axillär keine malignomverdächtigen Veränderungen. US-BI-RADS 1 rechts.

Mammographie

Rechte Seite ohne Abbildung (Prothetik). Links extrem dichtes Gewebe (Typ ACR IV) mit einzelnen harmlosen Kalzifikationen. Keine erkennbaren Herdbefunde. Keine Verdichtungen. Links axillär 2 nicht vergrößerte Lymphknoten, davon einer mit zahlreichen röntgendichten Einschlüssen (BI-RADS rechts 1/links 4. Kein PGMI bei einseitiger Mammographie).

→ Verdachtsdiagnose

Mikrokalzifikationen innerhalb eines axillären Lymphknotens als möglicher Hinweis auf Metastasierung bei unbekanntem Primärtumor links bei einer Frau mit erhöhtem Brustkrebsrisiko (Karzinom der Gegenseite). DD: Fremdkörpereinschlüsse im Lymphknoten.

Procedere

Operative Lymphknotenentfernung nach präoperativer Markierung mit Widerhakendraht.

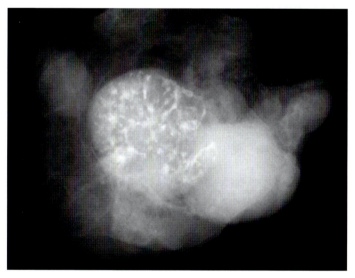

Abb. 82.4 Präparateradiogramm.

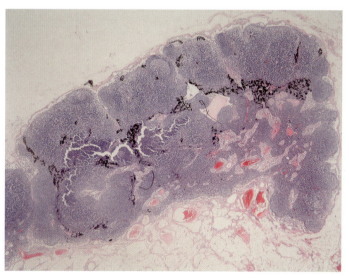

Abb. 82.5 Histologisches Präparat.

Histologisches Ergebnis

Farbstoffpartikel in axillärem Lymphknoten.

 Auf intensives Befragen konnte eruiert werden, dass die Patientin in ihrer Freizeit malt. Über Mikrotraumen im Handbereich wäre ggf. eine Aufnahme von Farbpartikeln mit Abspeicherung in axillären Lymphknoten denkbar.

Fall 83

Vorstellungsgrund: Schwellung und Rötung.
Anamnese: fraglicher Insektenstich Tage zuvor.
Risikoprofil: unauffällig.
Alter und Geschlecht: 34 Jahre, männlich.

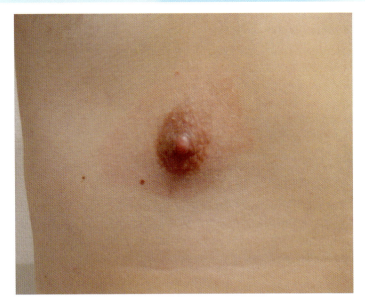

Abb. 83.1 Klinischer Befund.

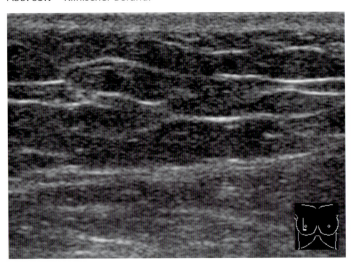

Abb. 83.2 B-Bild-Sonographie.

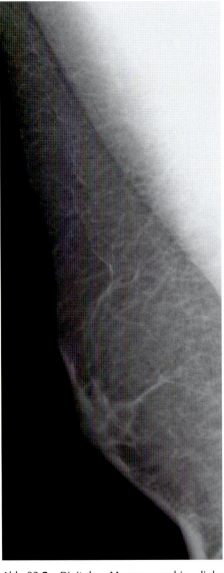

Abb. 83.3 Digitale Mammographie links (mlo).

? Wie kategorisieren Sie die Klinik, Mammographie und Sonographie?
Wie lautet Ihre Verdachtsdiagnose?
Welches ist Ihr nächster Schritt?

Fall 83: Lösung

Die bildgebende Diagnostik erfolgte aufgrund einer Inflammation der perimamillären Brustwand bei einem Mann.

Inspektion
Perimamilläre, scharf begrenzte Rötung der rechten Thoraxwand. Zwei Naevi. Einstichstelle des Insekts oberhalb der Brustwarze an der kranialen Begrenzung der Inflammation (Abb. 83.4).

Sonographie
Unauffällige Darstellung der kutanen und subkutanen Strukturen. Keine raumfordernden Veränderungen. US-BI-RADS rechts 1.

Mammographie
Unauffällige mlo-Aufnahme mit Darstellung von Kutis und Subkutis. Keine raumfordernden Veränderungen. Keine Kalzifikationen. BI-RADS rechts 1. Kein PGMI bei einseitiger Mammographie.

→ Verdachtsdiagnose
Infektion, allergische Kutisreaktion, Mastitis, Karzinom.

Procedere
Probatorische Antibiotikagabe, Kühlung, Ruhigstellung. Bestimmung der Entzündungsparameter sowie des Borreliose-Titers.

Labordiagnostik
Entzündungszeichen mäßig erhöht. Borreliose-Titer hochpositiv.

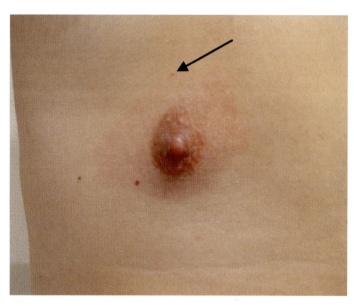

Abb. 83.4   Insekteneinstichstelle.

Diagnose
Borreliose (nach Insektenstich).

Therapie
Antibiose über 4 Wochen, nach 2 Wochen komplette Rückbildung der Inflammation.

> Inflammatorische Veränderungen der Mamma können über einen definierten Zeitraum (z. B. 10–14 Tage) antibiotisch behandelt werden. Bei Therapieresistenz müssen allerdings das inflammatorische Mammakarzinom differenzialdiagnostisch in Erwägung gezogen und eine histologische Abklärung erzwungen werden.

Fall 84

Vorstellungsgrund: Diskrete Verhärtung rechts.
Anamnese: unauffällig.
Risikoprofil: unauffällig.
Alter: 39 Jahre.

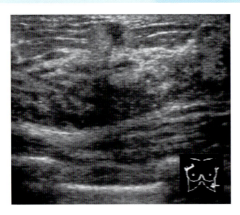

Abb. 84.**1** B-Bild-Sonographie.

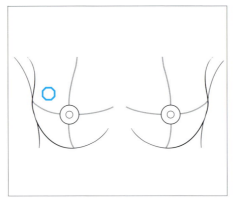

Klinischer Befund

„Drüsig" imponierende Verhärtung von 5 mm Größe rechts lateral außen bei insgesamt knotigem Parenchymkörper.

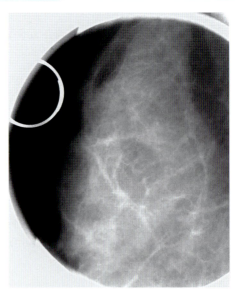

Abb. 84.**4** Tubuskompression rechts oben außen mit markiertem Tastbefund (cc).

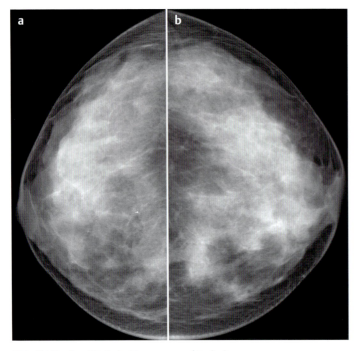

Abb. 84.**2 a, b** Digitale Mammographie (cc).

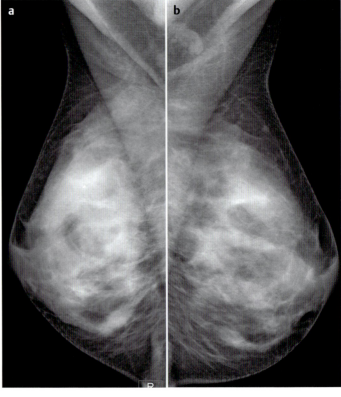

Abb. 84.**3 a, b** Digitale Mammographie (mlo).

? Wie kategorisieren Sie die Mammographie und Sonographie?
Wie lautet Ihre Verdachtsdiagnose?
Welches ist Ihr nächster Schritt?

Fall 84: Lösung

BI-RADS-Einschätzung		
Klinischer Befund	rechts 3	links 1
Sonographie	rechts 5	links 1
Mammographie	rechts 1	links 1
Gesamt-BI-RADS	**rechts 5**	**links 1**

Procedere

Histologische Abklärung des Tastbefundes, vorzugsweise durch US-gestützte perkutane Hochgeschwindigkeitsstanzbiopsie.

Histologie der Stanzen rechts

Invasiv duktales Mammakarzinom.

Es handelt sich um die bildgebende Abklärung bei einer symptomatischen Frau. Der Tastbefund imponierte zwar eher als harmlose verhärtete Drüse, letztendlich war dies jedoch der Grund dafür, dass die Patientin vorstellig wurde.

Sonographie

Im Bereich des Tastbefundes und korrespondierend hierzu im Ultraschall ein auffälliger Befund in Form eines runden und glatt begrenzten Herdes, der einen ausgeprägten hyperechogenen Randbereich aufweist und zu einer Unterbrechung der echoreichen ligamentären Strukturen geführt hat (Abb. 84.5). Keine tumorhinweisenden dorsalen Schallalterationen. Einschätzung: US-BI-RADS 5 rechts.

Mammographie

Seitengleich symmetrisches, ausgesprochen dichtes Drüsengewebe vom Typ IV gemäß ACR. Unter diesen eingeschränkten Voraussetzungen unauffälliger Befund. Auch unter Tubuskompression kein abgrenzbarer Herdbefund. BI-RADS rechts 1/links 1. PGMI für beide Ebenen: P.

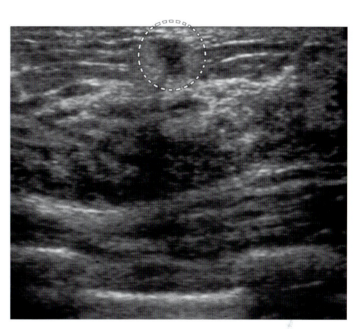

Abb. 84.5 Auffälliger Befund in der Sonographie.

Diagnose

In der endgültigen Operation intramammär histologisch kein auffindbares Karzinom, allerdings Nachweis einer Mikrometastasierung in einem der entnommenen axillären Lymphknoten. Somit in Kenntnis der vorausgegangenen stanzbioptischen Ergebnisse Klassifikation als

IDC pT1 b, pN1a, G2.

Therapie

BET, später Quadrantektomie und Mastektomie bei fehlendem Nachweis des Tumors im Präparat.

 Der hyperechogene Randsaum stellt ein wichtiges (!) Kriterium maligner Tumoren in der Sonographie dar.

Fall 85

Vorstellungsgrund: Früherkennung.
Anamnese: unauffällig.
Risikoprofil: unauffällig.
Alter: 59 Jahre.

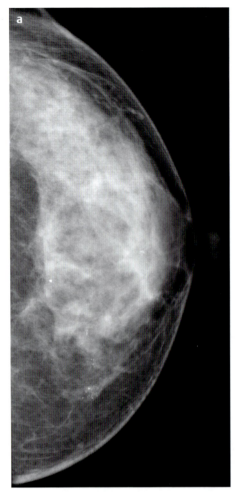
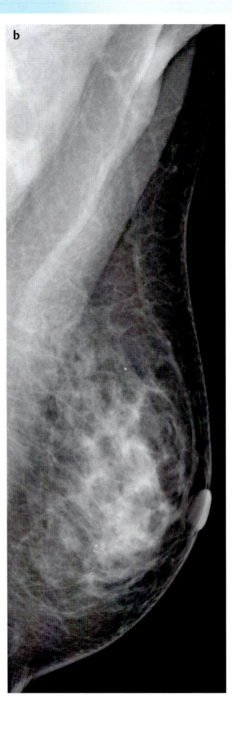

Abb. 85.1 a, b Digitale Mammographie links (cc und mlo).

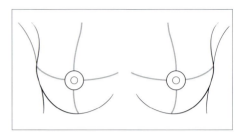

Klinischer Befund
Unauffällig.

Sonographie
Unauffällig.

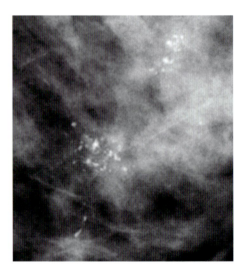

Abb. 85.2 Digitale Mammographie, Zooming links.

? Wie kategorisieren Sie die Mammographie?
Wie lautet Ihre Verdachtsdiagnose?
Welches ist Ihr nächster Schritt?

Fall 85: Lösung

BI-RADS-Einschätzung		
Klinischer Befund	rechts 1	links 1
Sonographie	rechts 1	links 1
Mammographie	rechts 1	links 5
Gesamt-BI-RADS	**rechts 1**	**links 5**

Es handelt sich um die relevante Bilddokumentation im Rahmen einer Früherkennungsuntersuchung.

Sonographie

Im konkreten Fall – auch bei gezielter Untersuchung links retromamillär und innen – erwartungsgemäß keine Auffälligkeiten.

Mammographie

Ausgesprochen dichtes Drüsengewebe vom Typ IV gemäß ACR. Unter diesen eingeschränkten Voraussetzungen keine Verdichtung und kein abgrenzbarer Herdbefund. Keine Architekturstörung. Innen unten mehrere gruppierte Anordnungen von polymorphen Mikrokalzifikationen, insgesamt in einem als „segmental" anzusprechenden Areal (BI-RADS links 5). PGMI bei einseitiger Mammographie nicht definiert.

Procedere

Histologische Abklärung der Mikroverkalkungen links durch stereotaktische Vakuumstanzbiopsie. Nachweis von Kalkpartikeln in 9 der 12 Stanzzylinder (Abb. 85.3).

Histologisches Ergebnis

Weitgehend duktales Carcinoma in situ (High Grade mit Nekrosen) mit beginnender Mikroinvasion der Mamma.

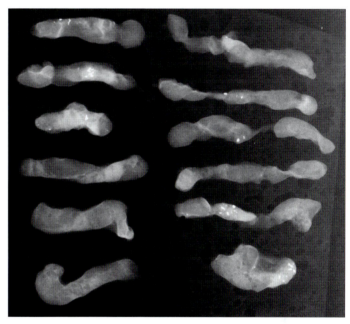

Abb. 85.3 Präparateradiogramm.

Histologisches Ergebnis

Minimal invasives duktales Mammakarzinom, axillärer Lymphknotenstatus regelrecht.

DC pT1mic, pN0 (0/4)sn, VNPI 7–8 Punkte.

Therapie

Segmentresektion, sekundäre ME und alloplastische Rekonstruktion.

 Bei DCIS in einer Ausdehnung > 4 cm wird üblicherweise eine Mastektomie empfohlen.

Fall 86

Vorstellungsgrund: Früherkennung.
Anamnese: unauffällig. Keine vorausgegangenen Operationen.
Risikoprofil: nicht erhöht.
Alter: 43 Jahre.

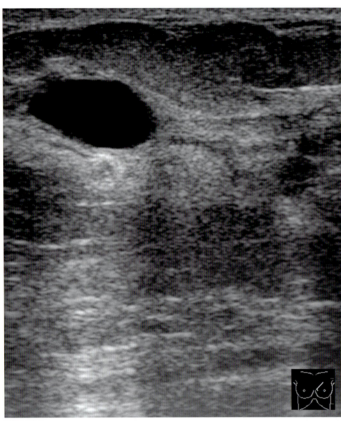

Abb. 86.1 B-Bild-Sonographie.

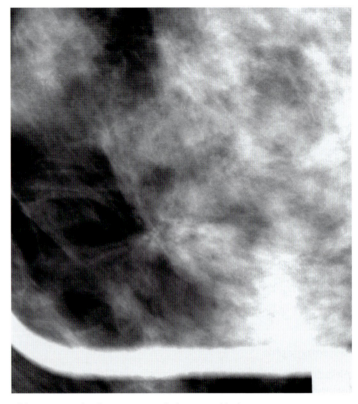

Abb. 86.4 Tubuskompression links zentral links cc.

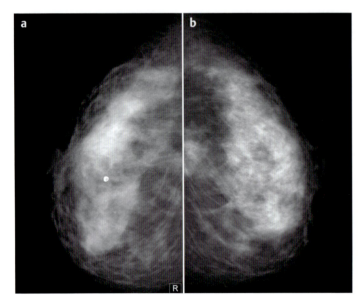

Abb. 86.2 a, b Digitale Mammographie (cc).

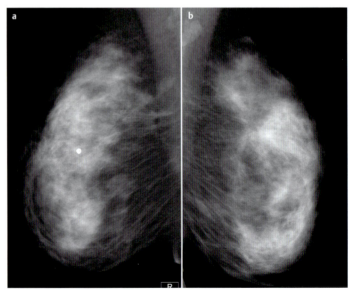

Abb. 86.3 a, b Digitale Mammographie (mlo).

> Wie kategorisieren Sie Mammographie und Sonographie?
> Wie lautet Ihre Verdachtsdiagnose?
> Welches ist Ihr nächster Schritt?

Fall 86: Lösung

BI-RADS-Einschätzung		
Klinischer Befund	rechts 1	links 1
Sonographie	rechts 1	links 2
Mammographie	rechts 1	links 4
Gesamt-BI-RADS	**rechts 1**	**links 4**

Es handelt sich um eine Früherkennungsmammographie.

Sonographie
Das Ultraschallbild zeigt links zentral eine Makrozyste bei ansonsten regelrechter Echotextur Einschätzung: US-BI-RADS 2 links zentral.

Mammographie
Weitestgehend seitengleich symmetrisches, ausgesprochen dichtes Drüsengewebe vom Typ IV gemäß ACR. Links zentral in beiden Aufnahmeebenen Darstellung einer Architekturstörung, die unter Kompression deutlicher zu erkennen ist. Keine Mikroverkalkungen (BI-RADS rechts 1/links 4). PGMI P für cc; G für mlo (Pektoralis < 20° bds.).

→ Verdachtsdiagnose
Links zentral radiäre Narbe oder tubuläres Mammakarzinom.

Procedere
Operative Entfernung nach präoperativer Hakendrahtmarkierung (Abb. 86.5).

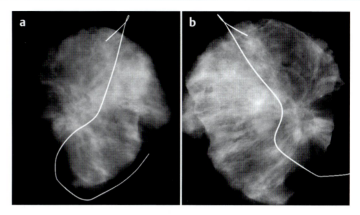

Abb. 86.**5 a, b** Präparateradiogramm der Architekturstörung.

Abb. 86.**6** Histologisches Makropräparat.

Diagnose (histologisch bestätigt)
Radiäre Narbe.

Therapie
Operative Entfernung, keine weiteren Maßnahmen.

 Bei radiologischem Verdacht auf eine radiäre Narbe wird die operative Entfernung der Architekturstörung empfohlen, da radiäre Narben in 20–30 % eine Koinzidenz mit Karzinomen aufweisen.

Fall 87

Vorstellungsgrund: Tumornachsorge.
Anamnese: BET rechts vor 5 Jahren bei Mammakarzinom.
Risikoprofil: Erhöht bei eigenem Mammakarzinom.
Alter: 47 Jahre.

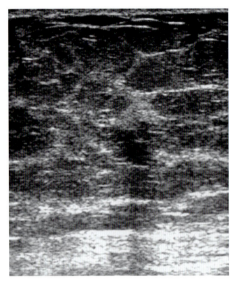

Abb. 87.1 B-Bild-Sonographie rechts lateral.

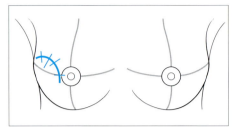

Klinischer Befund

Reizlose Narbe rechts nach BET, kein Tastbefund.

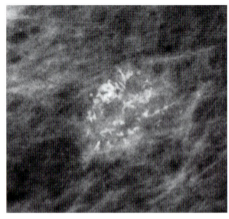

Abb. 87.4 Zooming rechts thoraxwandnah (mlo).

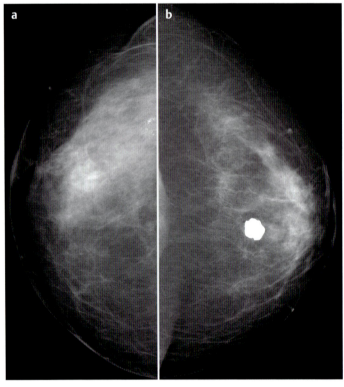

Abb. 87.2 a, b Digitale Mammographie (cc).

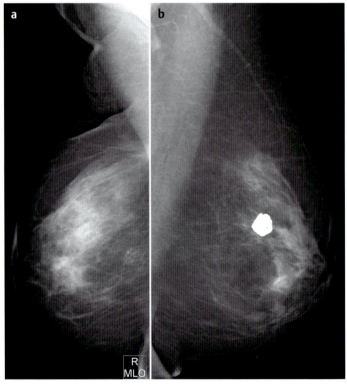

Abb. 87.3 a, b Digitale Mammographie (mlo).

? Wie kategorisieren Sie Mammographie und Sonographie?
Wie lautet Ihre Verdachtsdiagnose?
Welches ist Ihr nächster Schritt?

Fall 87: Lösung

BI-RADS-Einschätzung		
Klinischer Befund	rechts 1	links 1
Sonographie	rechts 3	links 2 (ohne Abb.)
Mammographie	rechts 4	links 2
Gesamt-BI-RADS	**rechts 4**	**links 2**

Im Rahmen der Tumornachsorge fiel rechts thoraxwandnah im auswärts angefertigten Mammogramm eine Mikroverkalkungsgruppe auf, so dass die Vorstellung zur weitergehenden Abklärung erfolgte.

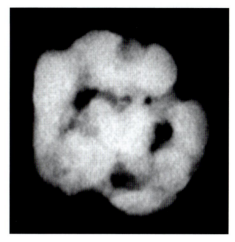

Abb. 87.**5** Kalk links. Nachbearbeitung des digitalen Bildes.

Sonographie
Fraglich mit der gruppierten Mikroverkalkung rechts lateral korrelierender und eher unspezifischer Sonographiebefund. US-BI-RADS 3.

Mammographie
Nach BET Parenchymasymmetrie zugunsten der rechten Mamma. Suboptimale Einstelltechnik nach BET rechts mit Darstellung der Narbe oben außen. Thoraxwandnah gruppierte Anordnung einer polymorphen Mikrokalkgruppe (rund, länglich, y-förmig, v-förmig). Allenfalls diskrete umgebende Verdichtung. Kein Herdbefund. Keine Architekturstörung. Makrokalk links (s. digitale Nachbearbeitung in Abb. 87.**5**). BI-RADS rechts 4/links 2.

Procedere
Histologische Abklärung der Kalzifikationen rechts durch stereotaktische Vakuumstanzbiopsie.

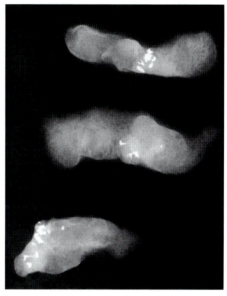

Abb. 87.**6** Präparateradiogramm.

Histologie der Kalzifikationen rechts
Regressiv verändertes Fibroadenom, keine Malignität.

Diagnose (links ohne histologische Sicherung)
Rechts: Fibroadenom mit regressiven Kalzifikationen.
Links: Fibroadenom mit regressiven Kalzifikationen.

Therapie
Keine.

 Die Vakuumstanzbiopsie ist gegenwärtig die Methode der Wahl zur minimal invasiven Abklärung von Kalzifikationen der Kategorie BI-RADS 4. Bei gutartiger Histologie können durch sie unnötige offene Biopsien vermieden werden.

Fall 88

Vorstellungsgrund: Früherkennung.
Anamnese: unauffällig.
Risikoprofil: Mammakarzinom der Schwester (postmenopausal).
Alter: 66 Jahre.

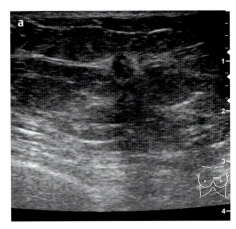
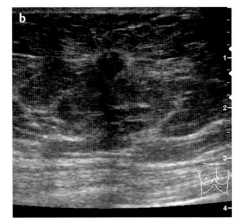

Abb. 88.1 a, b   B-Bild-Sonographie.

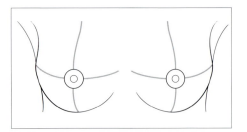

Klinischer Befund
Unauffällig.

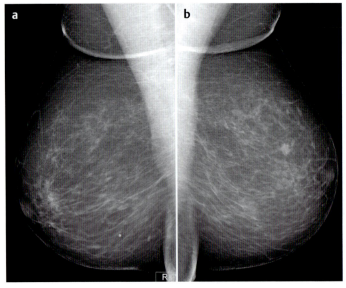

Abb. 88.2 a, b   Digitale Mammographie (mlo).

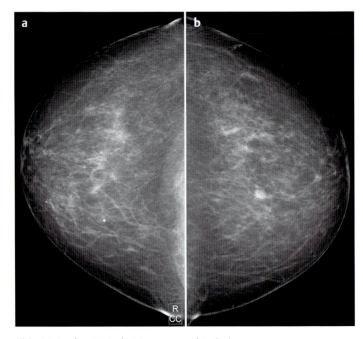

Abb. 88.3 a, b   Digitale Mammographie (cc).

? Wie kategorisieren Sie Mammographie und Sonographie?
Wie lautet Ihre Verdachtsdiagnose?
Welches ist Ihr nächster Schritt?

Fall 88: Lösung

BI-RADS-Einschätzung		
Klinischer Befund	rechts 1	links 1
Sonographie	rechts 1	links 5
Mammographie	rechts 1	links 5
Gesamt-BI-RADS	**rechts 1**	**links 5**

Es handelt sich um die Bildgebung bei einer asymptomatischen Frau.

Sonographie
Links oben innen ein 9 mm großer unregelmäßig begrenzter, echoarmer Herdbefund mit echogenem Randsaum und dorsaler Schallabschwächung. Unterbrechung umgebender ligamentärer Strukturen. US-BI-RADS links 5.

Mammographie
Lipomatöses Drüsengewebe vom Typ I gemäß ACR. Runder, hyperdenser Herdbefund mit spikulierter Begrenzung von 1 cm Größe links oben mittig. Keine Verdichtung. Keine Architekturstörung. Keine auffälligen Kalzifikationen (BI-RADS rechts 1/links 5). PGMI P für cc, G für mlo-Ebenen (Pektoralis links).

Procedere
US-gestützte Stanzbiopsie (Abb. 88.4).

Histologie der Stanzbiopsate links
Invasives duktulotubuläres Mammakarzinom.

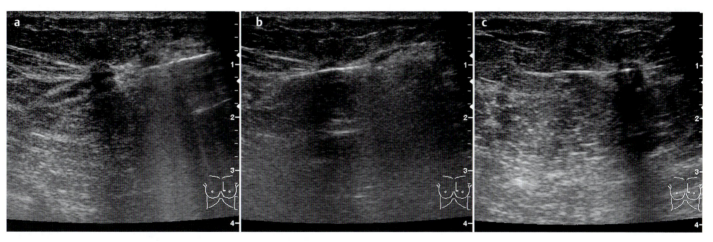

Abb. 88.**4 a–c** US-gestützte Stanzbiopsie.

Diagnose
12 mm großes invasiv duktales Mammakarzinom.

IDC pT1 c, pN0 (sn), G2, M0.

Therapie
BET.

 Bei überwiegend lipomatösem Gewebetyp (ACR I) ist die Röntgenmammographie hochsensitiv für kleine Mammakarzinome.

Fall 89

Vorstellungsgrund: Früherkennung.
Anamnese: unauffällig.
Risikoprofil: nicht erhöht.
Alter: 40 Jahre.

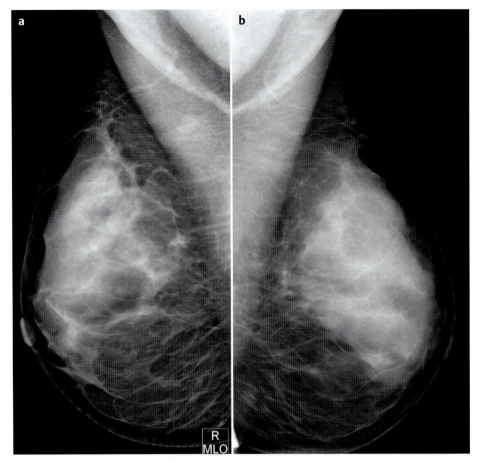

Abb. 89.**1 a, b** Digitale Mammographie (mlo).

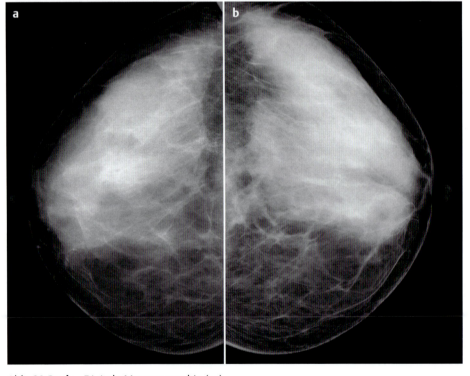

Abb. 89.**2 a, b** Digitale Mammographie (cc).

Klinischer Befund
Unauffällig.

Sonographie
Unauffällig.

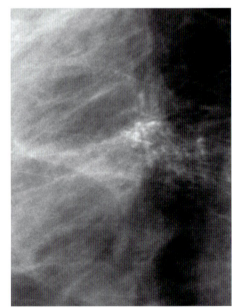

Abb. 89.**3** Ausschnittsvergrößerung cc rechts.

- Wie kategorisieren Sie die Mammographie?
- Wie lautet Ihre Verdachtsdiagnose?
- Welches ist Ihr nächster Schritt?

Fall 89: Lösung

BI-RADS-Einschätzung		
Klinischer Befund	rechts 1	links 1
Sonographie	rechts 1	links 1
Mammographie	rechts 4	links 1
Gesamt-BI-RADS	**rechts 4**	**links 1**

Es handelt sich um die Bildgebung bei einer asymptomatischen jungen Frau.

Sonographie
Im Ultraschall regelrechte Echotextur beidseits (ohne Abb.). US-BI-RADS rechts 1/links 1.

Mammographie
Partiell extrem dichtes Drüsengewebe vom Typ IV gemäß ACR. Segmental angeordneter, polymorpher und „unscharf" wirkender Mikrokalk rechts präpektoral in der cc-Aufnahme. Keine Architekturstörung. BI-RADS rechts 4/links 1. Qualitätsstufe: cc-Ebene P, mlo-Ebene G (kaudale Umschlagfalte nicht frei entfaltet).

Überlegung
Warum kommt der präpektorale Kalk in der mlo-Aufnahme nicht zur Darstellung, obwohl diese Einstellung präpektorale Befunde normalerweise recht zuverlässig darstellt?

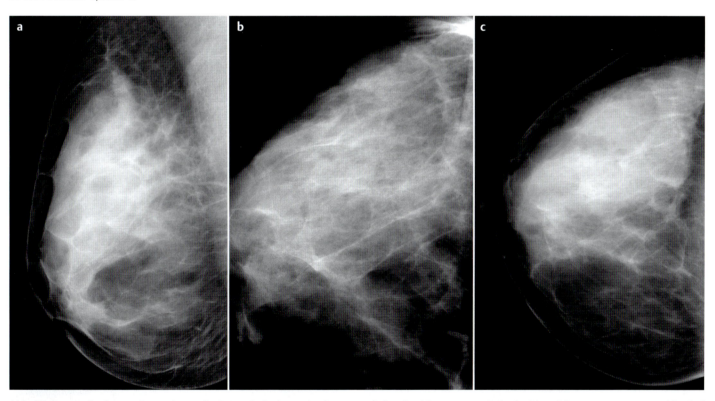

Abb. 89.**4a–c** In den ergänzend angefertigten Aufnahmen im lateromedialen Strahlengang sowie in der Vergrößerungsmammographie sind die Mikrokalzifikationen nicht reproduzierbar. Eine erneute cc-Aufnahme zeigt den Befund ebenfalls nicht mehr.

Diagnose
Artefakte durch Überlagerung von Zopfanteilen.

Erläuterung
Schulterlange lockige Haare, die mit Haarfestiger behandelt waren, befanden sich bei der cc-Aufnahme zwischen Röntgenröhre und Kompressionspaddel und damit brustwandnah im Strahlengang.

 Manche Artefakte sehen zunächst teuflisch echt aus.

Fall 90

Vorstellungsgrund: Früherkennung.
Anamnese: unauffällig.
Risikoprofil: nicht erhöht.
Alter: 68 Jahre.

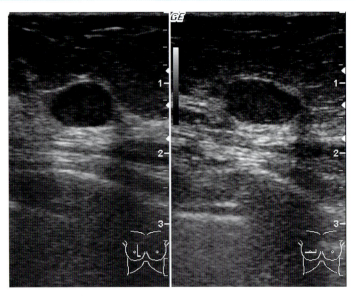

Abb. 90.1 B-Bild-Sonographie.

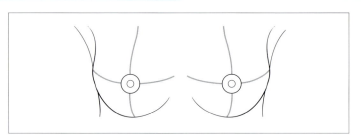

Klinischer Befund

Unauffällig, seit der Pubertät bestehende Mamilleneinziehung beidseits.

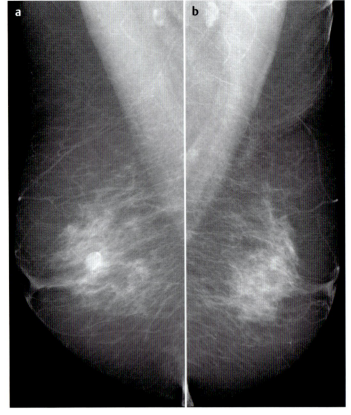

Abb. 90.2 a, b Digitale Mammographie (mlo).

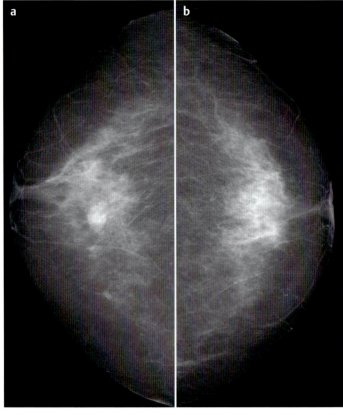

Abb. 90.3 a, b Digitale Mammographie (cc).

> Wie kategorisieren Sie Mammographie und Sonographie?
> Wie lautet Ihre Verdachtsdiagnose?
> Welches ist Ihr nächster Schritt?

Fall 90: Lösung

BI-RADS-Einschätzung		
Klinischer Befund	rechts 1	links 1
Sonographie	rechts 3	links 1
Mammographie	rechts 3	links 1
Gesamt-BI-RADS	**rechts 3**	**links 1**

Es handelt sich um die Bildgebung bei einer asymptomatischen Frau.

Sonographie
Im Ultraschall findet sich rechts zentral ein 9 mm großer glatt begrenzter Herdbefund mit dorsaler Schallverstärkung. Darüber hinaus regelrechte Echotextur beidseits. US-BI-RADS rechts 3/links 1.

Mammographie
Fibroglanduläres Drüsengewebe vom Typ II gemäß ACR. Im Vergleich zur Voraufnahme vor 2,5 Jahren an Größe von zuvor 0,4 cm auf jetzt 1 cm zunehmender, glatt begrenzter, ovaler, isodenser Herdbefund. Keine Architekturstörung. BI-RADS rechts 3/links 1. PGMI: cc-Ebene P, mlo-Ebene G (kaudale Umschlagfalte nicht frei entfaltet).

Procedere
Ein im Alter von 68 Jahren an Größe zunehmender Herdbefund ist auch bei einem morphologisch wenig suspekten Erscheinungsbild abklärungsbedürftig. Aus diesem Grund wurde hier eine ultraschallgestützte Stanzbiopsie durchgeführt.

Histologie
Zunächst wurde die Diagnose eines tubulären Adenoms gestellt. Nach der immunhistochemischen Aufarbeitung ergab sich jedoch die Diagnose eines Milchgangspapilloms.

Weiteres Procedere
Aufgrund der erhöhten Entartungswahrscheinlichkeit von Milchgangpapillomen wurde die Resektion dieses gutartigen Befundes empfohlen.

Endgültige histologische Diagnose
Intraduktales Milchgangspapillom.

Therapie
PE.

Trotz Benignität sollten zwei gutartige Entitäten der Mamma operativ entfernt werden, da sie mit einem erhöhten Entartungsrisiko bzw. einer hohen Koinzidenz mit Malignomen einhergehen. Es sind dies Papillome und radiäre Narben.

Fall 91

Vorstellungsgrund: Früherkennung.
Anamnese: unauffällig.
Risikoprofil: nicht erhöht.
Alter: 53 Jahre.

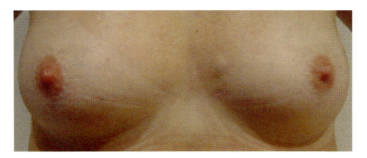

Abb. 91.**1**   Inspektion.

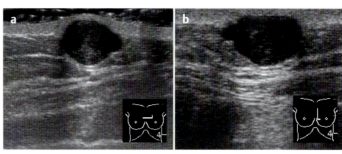

Abb. 91.**2 a, b**   B-Bild-Sonographie.

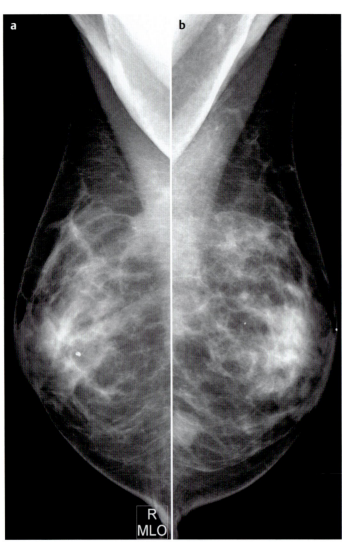

Abb. 91.**3 a, b**   Digitale Mammographie (mlo).

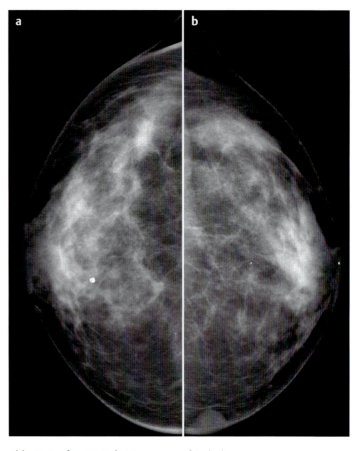

Abb. 91.**4 a, b**   Digitale Mammographie (cc).

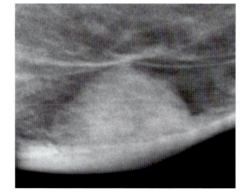

Abb. 91.**5**   Zooming links (cc) innen.

? Wie kategorisieren Sie die Klinik, Mammographie und Sonographie?
Wie lautet Ihre Verdachtsdiagnose?
Welches ist Ihr nächster Schritt?

Fall 91: Lösung

BI-RADS-Einschätzung		
Klinischer Befund	rechts 1	links 3
Sonographie	rechts 1	links 3
Mammographie	rechts 1	links 3
Gesamt-BI-RADS	**rechts 1**	**links 2**

Im Rahmen der Früherkennung fiel eine kutane Erhabenheit links oben innen auf, die der Patientin seit längerem bekannt war, jedoch an Größe zugenommen hatte.

Sonographie
Im Bereich des knotigen Tastbefundes links oben innen Darstellung einer rundlichen Herdsetzung mit glatter Begrenzung, homogenem Binnenecho und geringer dorsaler Schallverstärkung. Topographische Lage dieses Befundes im Bereich der Kutis, die gering ausgedünnt erscheint, und den subkutanen Strukturen. Keine Malignitätskriterien. US-BI-RADS links 3.

Mammographie
Seitengleich symmetrisches, partiell sehr dichtes Drüsengewebe vom Typ IV gemäß ACR. Einzelne harmlose Makroverkalkungen. Links innen im kutanen/subkutanen Niveau etwa 1 cm große, halbmondförmig glatt begrenzte, isodense Raumforderung. Keine Malignitätskriterien. Keine Architekturstörung. Keine auffälligen Kalzifikationen. BI-RADS rechts 1/links 3. PGMI: cc-Ebene P, mlo-Ebene P.

Procedere
Bei Größenzunahme des Tastbefundes links oben innen und auf Wunsch der Patientin operative Befundentfernung ohne vorausgehende stanzbioptische Absicherung.

Diagnose
Atherom.

Therapie
Operative Entfernung des Befundes.

Die topographische Lage des Befundes hat differenzialdiagnostisch eine Pathologie im Bereich der Schweißdrüsen sehr wahrscheinlich und das Vorliegen eines malignen Mammaprozesses sehr unwahrscheinlich gemacht.

Fall 92

Vorstellungsgrund: Früherkennung.
Anamnese: Verbrennungstrauma im Kindesalter (s. Klinischer Befund).
Risikoprofil: nicht erhöht.
Alter: 55 Jahre.

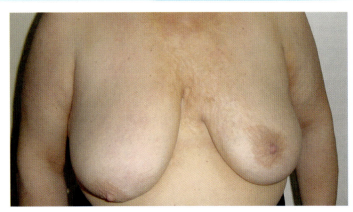

Abb. 92.1 Klinischer Befund.

Klinischer Befund
Palpation unauffällig. Inspektion siehe Foto.

Sonographie
Unauffällig.

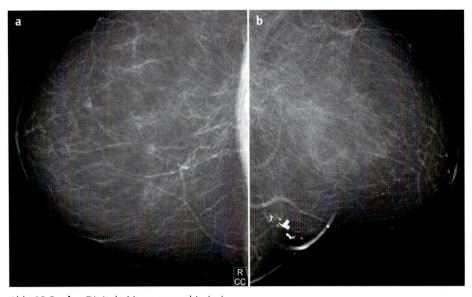

Abb. 92.2 a, b Digitale Mammographie (cc).

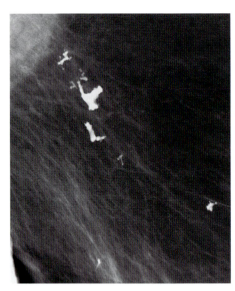

Abb. 92.4 Ausschnittsvergrößerung.

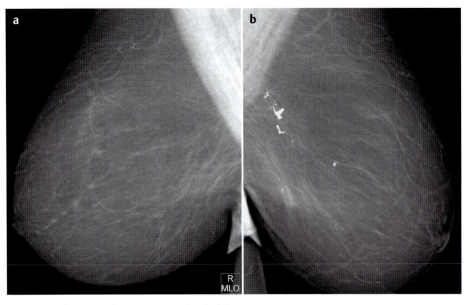

Abb. 92.3 a, b Digitale Mammographie (mlo).

? Wie kategorisieren Sie die Klinik und Mammographie?
Wie lautet Ihre Verdachtsdiagnose?
Welches ist Ihr nächster Schritt?

Fall 92: Lösung

BI-RADS-Einschätzung		
Klinischer Befund	rechts 1	links 2
Sonographie	rechts 1	links 1
Mammographie	rechts 1	links 2
Gesamt-BI-RADS	**rechts 1**	**links 2**

Es handelt sich um die Bildgebung bei einer asymptomatischen Frau.

Sonographie
Sonographisch insgesamt unauffälliger Befund der Brustdrüse.

Mammographie
Lipomatöses Gewebe vom Typ I gemäß ACR. Mediale Hautverziehung der linken Mamma ohne Nachweis eines Herdbefundes. Segmental angeordnete, überwiegend grobschollige Verkalkungen. Keine suspekten Kalzifikationen. BI-RADS rechts 1/links 2. Qualitätsstufe: cc-Ebene G (laterale Brustanteile nicht komplett abgebildet, mlo-Ebene G (kaudale Umschlagfalte nicht frei entfaltet).

Procedere
Patientin untersuchen und die grobschollligen Verkalkungen der Kutisverbrennung zuordnen.

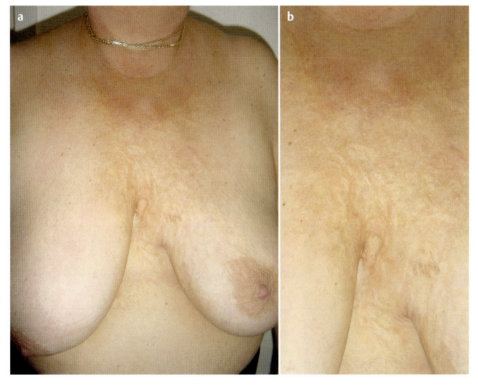

Abb. 92.**5 a, b** Klinischer Befund.

Diagnose (ohne histologische Sicherung)
Makrokalzifikationen im Narbenbereich nach Verbrennung.

Therapie
Keine.

Die klinische Untersuchung ist ein obligater Untersuchungsbestandteil der Mammadiagnostik.

Fall 93

Vorstellungsgrund: Abklärung neu aufgetretener Mikroverkalkungen links.
Anamnese: unauffällig.
Risikoprofil: Mammakarzinom der Mutter (mit 60 Jahren).
Alter: 56 Jahre.

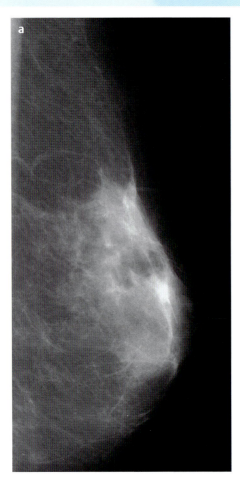
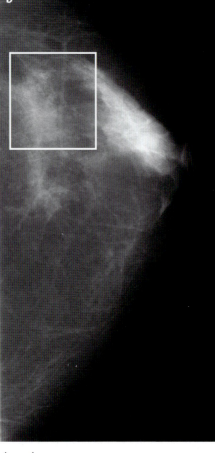

Abb. 93.1 a, b Analoge Fremdaufnahmen links mlo und cc.

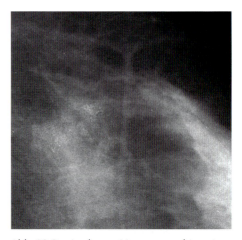

Klinischer Befund
Unauffällig.

Sonographie
Unauffällig.

Abb. 93.2 Analoge Mammographie. Ausschnittsvergrößerung links cc lateral.

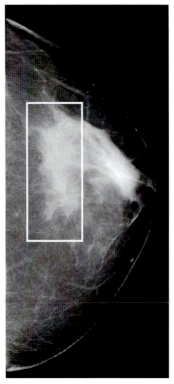

Abb. 93.3 Digitale Mammographie links (cc) zur Planung der Intervention 5 Wochen später.

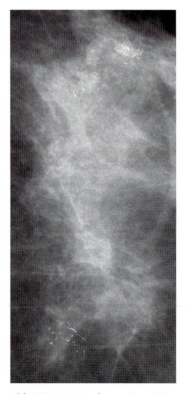

Abb. 93.4 Digitale Vergrößerungsmammographie links cc (siehe Ausschnitt in Abb. 93.3).

? Wie kategorisieren Sie die Mammographie vor 5 Wochen und aktuell?
Wie lautet Ihre Verdachtsdiagnose?
Welches ist Ihr nächster Schritt?

Fall 93: Lösung

Es handelt sich um die Bildgebung bei einer asymptomatischen Frau. In der auswärtigen Voruntersuchung waren im Verlauf von 2 Jahren neu aufgetretene, angedeutet segmentale Mikrokalzifikationen links oben außen aufgefallen.

Sonographie

Sonographisch insgesamt unauffälliger Befund beidseits.

Welche der beiden Kalkgruppen würden Sie stanzen? Oder haben Sie eine andere Idee?

Mammographie

Inhomogen dichtes Drüsengewebe vom Typ III gemäß ACR. Monomorphe, angedeutet segmentale Mikrokalkgruppe links außen. Keine suspekten Herdbefunde. Zur Planung der stereotaktischen Vakuumstanzbiopsie Erstellung digitaler Mammographien links (Abb. 93.**3** u. 93.**4**). Hierbei Darstellung einer weiteren, innerhalb von 5 Wochen neu aufgetretenen, polymorphen Mikrokalkgruppe links zentral. Die kurzfristig neu aufgetretene Mikrokalkgruppe ist deutlich suspekter als die zuvor festgestellten Kalzifikationen. BI-RADS rechts 1/links 5. PGMI für einseitige Mammographie nicht definiert.

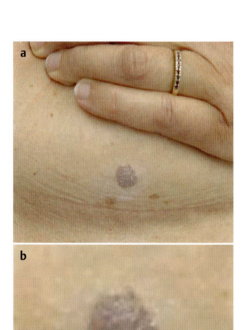

Abb. 93.**5 a, b** Klinischer Befund!

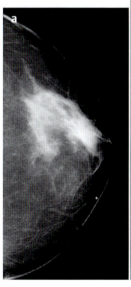
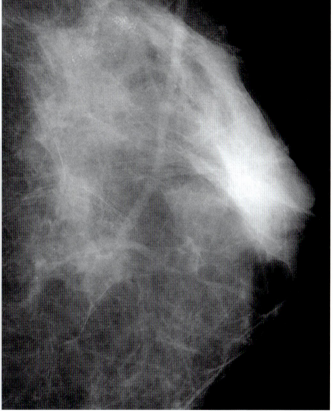

Abb. 93.**6 a, b** Digitale Mammographie und Vergrößerungsaufnahme links cc nach Entfernung der Creme auf der Warze.

Diagnose (ohne histologische Sicherung)

Vorgetäuschter Kalk durch (Penaten)creme auf einer Hautwarze (links zentral).
Sklerosierende Adenose (links außen, Histologie nach Vakuumstanze).

Therapie

Keine.

Natürlich kann tumorassoziierter Mikrokalk in dem vorliegenden Ausmaß nicht in 5 Wochen entstehen!

Fall 94

Vorstellungsgrund: extreme Volumenzunahme links.
Anamnese: unauffällig.
Risikoprofil: nicht erhöht.
Alter: 18 Jahre.

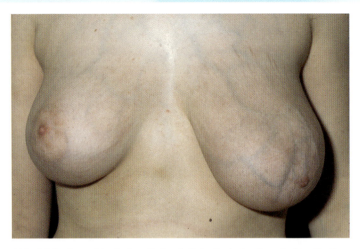

Abb. 94.**1** Inspektorischer Befund. Palpatorisch eher derber Tastbefund der gesamten linken Mamma.

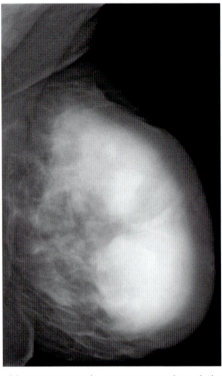

Abb. 94.**2** Digitale Mammographie links (mlo).

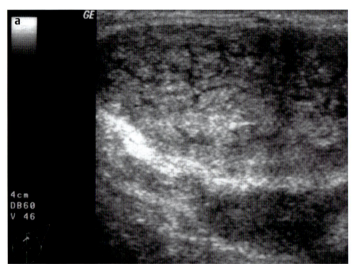

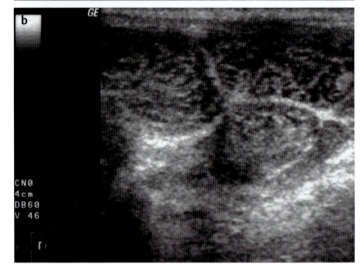

Abb. 94.**3 a, b** B-Bild-Sonographie.

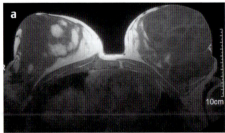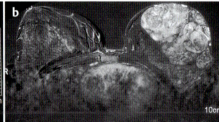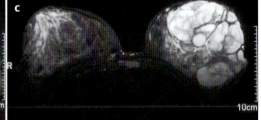

Abb. 94.**4 a–c** MR-Mammographie nativ, Bildsubtraktion und wassersensitive IR-Sequenz.

? Wie kategorisieren Sie die Klinik, Mammographie, MR-Mammographie und Sonographie?
Wie lautet Ihre Verdachtsdiagnose?
Welches ist Ihr nächster Schritt?

Fall 94: Lösung

BI-RADS-Einschätzung		
Klinischer Befund	rechts 1	links 3
Sonographie	rechts 1	links 3
Mammographie	rechts 1	links 3
MR-Mammographie	rechts 1	links 3
Gesamt-BI-RADS	**rechts 1**	**links 3**

Diese junge Frau stellte sich vor zur weitergehenden Abklärung einer in den letzten Monaten in zunehmendem Maße aufgetretenen Seitenasymmetrie bei drastischer Größenzunahme der linken Mamma.

Sonographie
Keine komplette Darstellung des Gesamtbefundes sonographisch möglich. Einzelausschnitte mit Konglomerat mehrerer rundlicher und glatt begrenzter Knoten mit inhomogener und fast retikulär anmutender Binnenstruktur. Endotumoral keine zystischen Anteile. Dorsal kein pathologisches Echomuster. Einschätzung: US-BI-RADS links 3.

Mammographie
Mit Blick auf die extreme Volumenzunahme trotz des geringen Alters der Patientin Anfertigung einer digitalen Mammographie der linken Mamma zum Ausschluss etwaiger Malignitätskriterien (z. B. Mikrokalk). Erwartungsgemäß Darstellung eines Konglomerats mehrerer glatt begrenzter, homogener und hyperdenser Herdbefunde mit jeweils glatter Begrenzung. Keine Kalzifikationen. BI-RADS links 3. PGMI für Einzelbild nicht definiert.

MR-Mammographie
Untersuchung im Rahmen der Operationsplanung. Voluminöser hypervaskularisierter Konglomerattumor der linken Mamma. Zur Thoraxwand verdrängtes Drüsenparenchym. Keine Malignitätskriterien. BI-RADS links 3.

→ Differenzialdiagnose
Juveniles Riesenfibroadenom (sehr wahrscheinlich), phylloider Tumor, Sarkom, Lymphom (unwahrscheinlich).

Procedere
Ausführliche Aufklärung der jungen Frau über die sehr wahrscheinlich gutartige Genese des Tumors. Empfehlung zur operativen Befundentfernung aus kosmetischer und psychosozialer Indikation.

Histologie
Juveniles Riesenfibroadenom.

Therapie
Operative Entfernung, keine Nachbehandlung.

Die Anfertigung zumindest einer (z. B. dosisreduzierten digitalen) Mammographie im Sinne der kurativen Mammographie ist auch bei jüngeren Frauen gerechtfertigt, sofern ein malignomverdächtiges Symptom vorliegt.

Fall 95

Vorstellungsgrund: Früherkennung.
Anamnese: unauffällig.
Risikoprofil: nicht erhöht.
Alter: 59 Jahre.

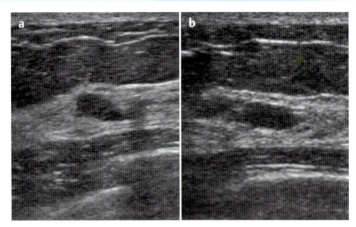

Abb. 95.**1 a, b** B-Bild-Sonographie links zentral.

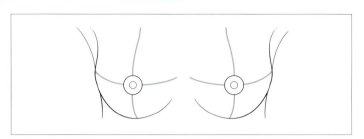

Klinischer Befund
Unauffällig.

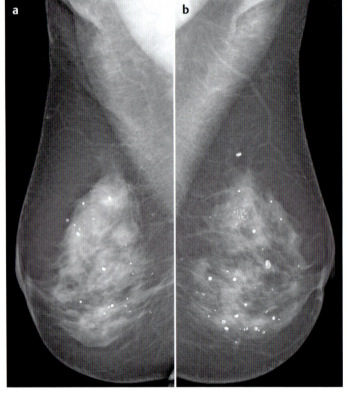

Abb. 95.**2 a, b** Digitale Mammographie (mlo).

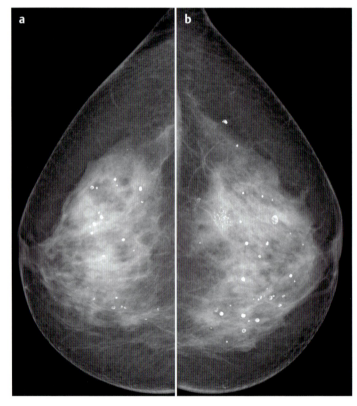

Abb. 95.**3 a, b** Digitale Mammographie (cc).

? Wie kategorisieren Sie Mammographie und Sonographie?
Wie lautet Ihre Verdachtsdiagnose?
Welches ist Ihr nächster Schritt?

Fall 95: Lösung

BI-RADS-Einschätzung		
Klinischer Befund	rechts 1	links 1
Sonographie	rechts 1	links 3
Mammographie	rechts 1	links 5
Gesamt-BI-RADS	rechts 1	links 5

Es handelt sich um die Bildgebung bei einer asymptomatischen Frau.

Sonographie
Fraglich korrelierend zum Mammographiebefund Darstellung eines 7 mm großen, lobulierten, echoarmen Herdbefundes mit indifferentem dorsalem Schallverhalten. US-BI-RADS links 3.

Mammographie
Partiell sehr dichtes Drüsengewebe vom Typ IV gemäß ACR. Keine suspekten Herdbefunde oder Verdichtungen. Keine Architekturstörung. Monomorphe Makroverkalkungen mit diffusem Verteilungsmuster. Zusätzlich polymorphe Mikrokalzifikationen in gruppierter Anordnung links zentral ohne Nachweis eines begleitenden Weichteilschattens. BI-RADS rechts 1/links 5. PGMI: cc-Ebene P, mlo-Projektion G (untere Umschlagfalte).

Procedere
Stereotaktische Vakuumstanzbiopsie.

Histologie der Stanzbiopsate links
Duktales Carcinoma in situ.

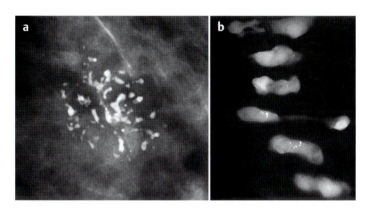

Abb. 95.**4 a, b** Vergrößerungsmammographie und Präparateradiographie der Stanzbiopsie.

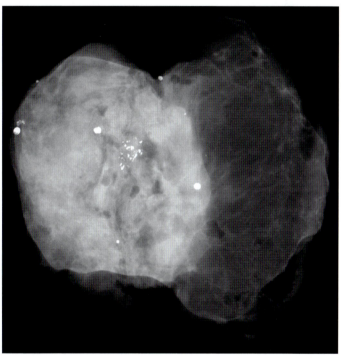

Abb. 95.**5** Präparateradiographie nach TE.

Diagnose
Mikroinvasives duktales Carcinoma in situ.

IDC pT1mic, pN0 (sn), G2, M0.

Therapie
BET.

Mikrokalk ist oft der früheste mammographische Hinweis auf ein Mammakarzinom.

Fall 96

Vorstellungsgrund: Nachsorge.
Anamnese: ME rechts bei Karzinom, Reduktionsplastik links, bekannte Dermatomyositis.
Risikoprofil: erhöht bei eigenem Mammakarzinom.
Alter: 68 Jahre.

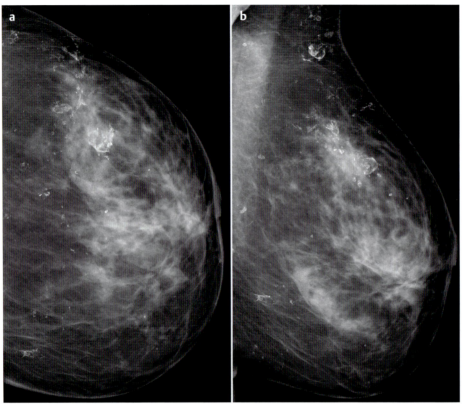

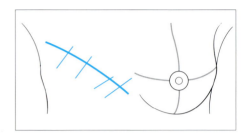

Klinischer Befund
Narbe rechts reizlos, links unauffälliger Befund.

Sonographie (ohne Abbildung)
Unauffällig.

Abb. 96.1 a, b Digitale Mammographie links (cc und mlo).

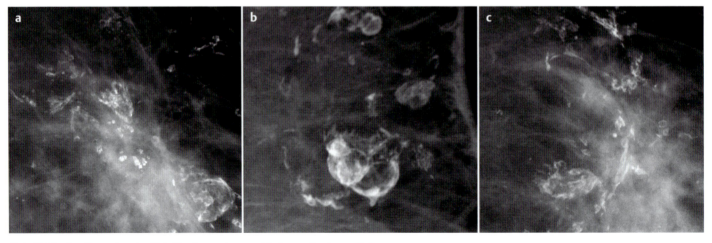

Abb. 96.2 a, b Zooming der Kalzifikationen in verschiedenen Regionen links.

? Wie kategorisieren Sie die Mammographie?
Wie lautet Ihre Verdachtsdiagnose?
Welches ist Ihr nächster Schritt?

Fall 96: Lösung

BI-RADS-Einschätzung		
Klinischer Befund	rechts –	links 1
Sonographie	rechts –	links 1
Mammographie	rechts –	links 2
Gesamt-BI-RADS	**rechts –**	**links 2**

Die Untersuchung erfolgte im Rahmen der Tumornachsorge bei Mastektomie nach Mammakarzinom rechts.

Sonographie
Unauffällig (keine Bilddokumentation).

Mammographie
Inhomogen dichtes Drüsengewebe vom Typ III gemäß ACR. Insbesondere in den kranialen Abschnitten Nachweis bizarrer Makroverkalkungen. Keine Verdichtung. Keine Herde. Keine auffälligen Mikroverkalkungen. BI-RADS rechts -/links 2.

Procedere
Keine weiterführende Abklärung. Empfehlung zu mammographischen Untersuchungen im Rahmen der üblichen Nachsorgeintervalle.

Diagnose (ohne histologische Sicherung):
Postoperative Fettgewebsnekrosen und Ölzysten mit Makrokalk.*

* Inzwischen Befundkonstanz über mehere Jahre.

Therapie
Keine.

Makroverkalkungen bei Fettgewebsnekrosen stellen eine Blickdiagnose dar. Eine Differenzialdiagnose hierzu gibt es in der Regel nicht.

Fall 97

Vorstellungsgrund: Früherkennung.
Anamnese: unauffällig.
Risikoprofil: Mammakarzinom der Tante im 30. Lebensjahr.
Alter: 47 Jahre.

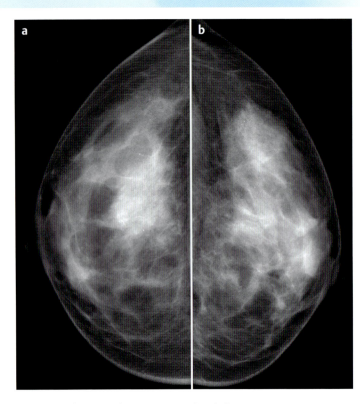

Abb. 97.**1 a, b** Digitale Mammographie (cc).

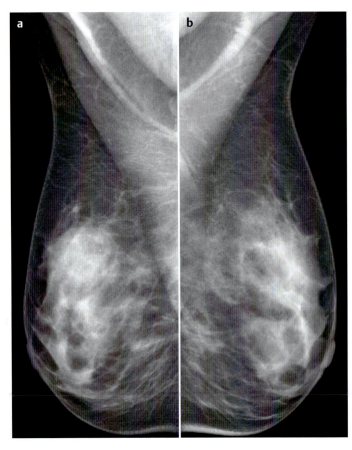

Abb. 97.**2 a, b** Digitale Mammographie (mlo).

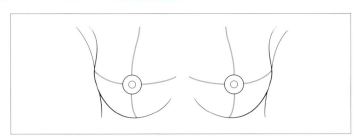

Klinischer Befund
Unauffällig.

Sonographie (ohne Abbildung)
Unauffällig.

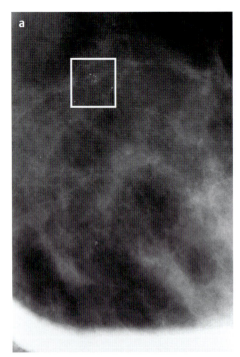

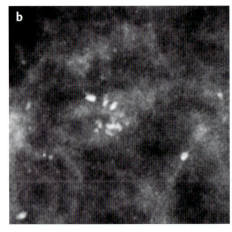

Abb. 97.**3 a, b** Vergrößerungsmammographie links mlo und Ausschnittsvergrößerung.

? Wie kategorisieren Sie die Mammographie?
Wie lautet Ihre Verdachtsdiagnose?
Welches ist Ihr nächster Schritt?

Fall 97: Lösung

BI-RADS-Einschätzung		
Klinischer Befund	rechts 1	links 1
Sonographie	rechts 1	links 1
Mammographie	rechts 1	links 4
Gesamt-BI-RADS	**rechts 1**	**links 4**

Es handelt sich um die Bildgebung bei einer asymptomatischen Frau.

Mammographie
Partiell extrem dichtes Drüsengewebe vom Typ IV gemäß ACR. Unter diesen limitierenden Voraussetzungen keine suspekten Herdbefunde oder Verdichtungen. Keine Architekturstörung. Links oben außen polymorphe, in ihrer Anordnung radiär erscheinende Mikrokalkgruppe. BI-RADS rechts 1/links 4. PGMI: cc-Ebene P, mlo-Projektion G (Umschlagfalte).

Procedere
Stereotaktische Vakuumstanzbiopsie.

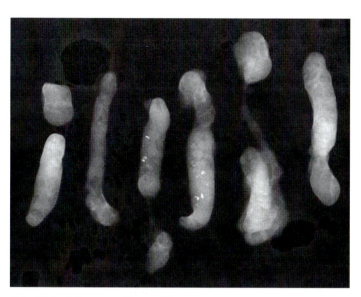

Abb. 97.4 Präparateradiographie.

Diagnose
Sklerosierende Adenose

Therapie
Keine, aber einmalige Kontrolle in 6 Monaten.

 Mikroverkalkungen im Rahmen einer sklerosierenden Adenose erscheinen gelegentlich sehr suspekt. Die Vakuumstanzbiopsie ersparte dieser Frau eine ansonsten notwendige offene Biopsie.

Fall 98

Vorstellungsgrund: Früherkennung.
Anamnese: unauffällig.
Risikoprofil: nicht erhöht.
Alter: 51 Jahre.

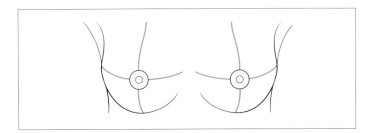

Klinischer Befund
Unauffällig.

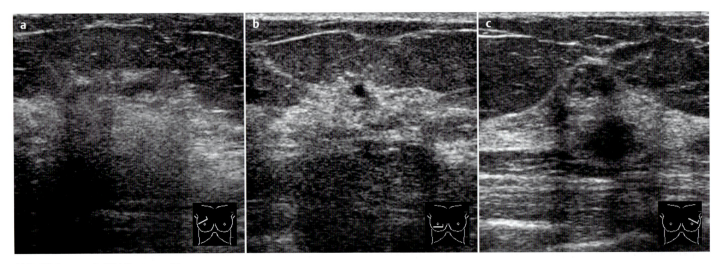

Abb. 98.**1 a–c** B-Bild-Sonographie.

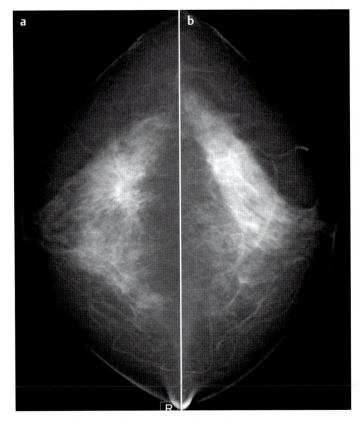

Abb. 98.**2 a, b** Digitale Mammographie (cc).

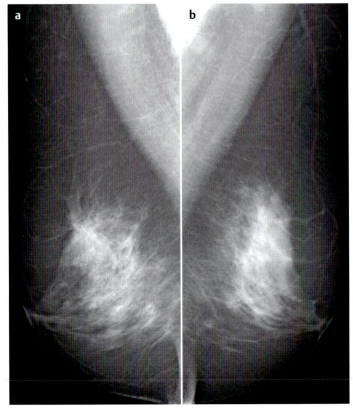

Abb. 98.**3 a, b** Digitale Mammographie (mlo).

? Wie kategorisieren Sie Mammographie und Sonographie?
Wie lautet Ihre Verdachtsdiagnose?
Welches ist Ihr nächster Schritt?

BI-RADS-Einschätzung		
Klinischer Befund	rechts 1	links 1
Sonographie	rechts 2	links 2
Mammographie	rechts 4	links 1
Gesamt-BI-RADS	**rechts 4**	**links 2**

Die präsentierten Untersuchungen erfolgten im Rahmen der Früherkennung.

Sonographie

Beidseits Darstellung drüsiger Gewebestrukturen mit blanden Mammazysten. Insbesondere rechts oben außen kein tumorverdächtiger Befund. US-BI-RADS rechts 2/links 2.

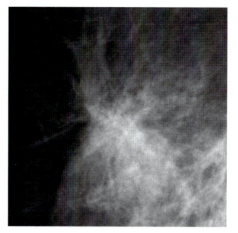

Abb. 98.4 Zoom rechts kranial.

Mammographie

Asymmetrie des sehr dichten Drüsengewebes (Typ IV nach ACR) mit Zeichen der Geweberetraktion rechts oben außen (Architekturstörung, Abb. 98.4). Schwierige Abgrenzbarkeit definitiver Tumorgrenzen. Keine Mikrokalzifikationen. Keine weiteren Auffälligkeiten. BI-RADS rechts 4/links 1. Qualitätsstufe: cc-Ebene P, mlo-Ebene G (kaudale Umschlagfalte).

Procedere

Histologische Abklärung (im konkreten Fall durch MR-gestützte Vakuumstanzbiopsie). Diagnostische MRT (Abb. 98.5).

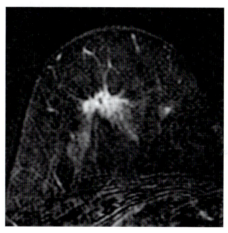

Abb. 98.5 MR-Mammographie rechts.

Histologie der Vakuumstanzbiopsie rechts

Auf dem Boden eines DCIS (High Grade ohne Nekrosen) entstandenes, beginnend invasives, mäßig differenziertes duktales Mammakarzinom, G2.

Histologie

14 mm großes invasiv duktales Mammakarzinom mit extensiver intraduktaler Komponente.

IDC pT1 b + EIC, pN0 (0/21), G2.

Therapie

BET.

 Die Architekturstörung in der Mammographie ist suspekt auf Malignität und abklärungsbedürftig, sofern anamnestisch keine Operation vorliegt.

Fall 99

Vorstellungsgrund: Knoten rechts.
Anamnese: vor 16 Monaten Fibroadenomentfernung rechts.
Risikoprofil: nicht erhöht.
Alter: 39 Jahre.

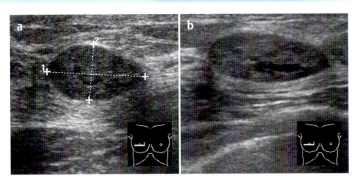

Abb. 99.**1 a, b** B-Bild-Sonographie ohne und mit Kompression.

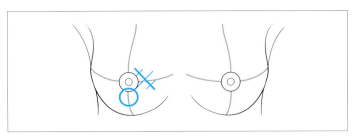

Klinischer Befund

Reizlose Narbe rechts. Verschieblicher Knoten rechts kaudal.

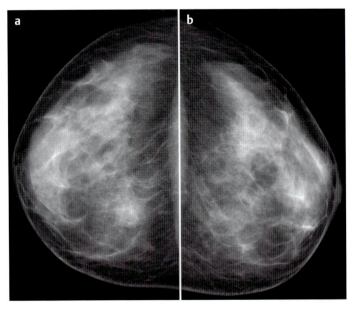

Abb. 99.**2 a, b** Digitale Mammographie (cc).

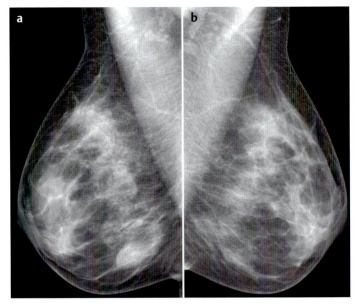

Abb. 99.**3 a, b** Digitale Mammographie (mlo).

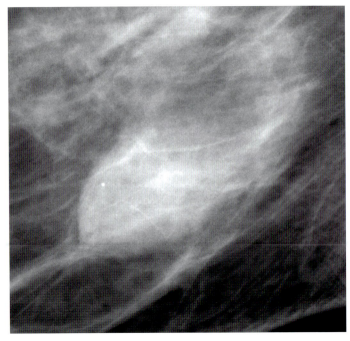

Abb. 99.**4** Zoom rechts kaudal.

> **?** Wie kategorisieren Sie Mammographie und Sonographie?
> Wie lautet Ihre Verdachtsdiagnose?
> Welches ist Ihr nächster Schritt?

Fall 99: Lösung

BI-RADS-Einschätzung		
Klinischer Befund	rechts 3	links 1
Sonographie	rechts 3	links 1
Mammographie	rechts 3	links 1
Gesamt-BI-RADS	**rechts 3**	**links 1**

Es handelt sich um die diagnostische Abklärung einer symptomatischen jungen Frau mit einem neu aufgetretenen Tastbefund rechts.

Sonographie
Ovalärer, glatt begrenzter Herdbefund mit überwiegend homogener Binnentextur und endotumoral länglicher echofreier Region. Längsachse parallel zur Kutis. Peritumoral keine Auffälligkeiten. Unter Kompression deutliche Verformung des Herdes in Längsachse. US-BI-RADS rechts 3.

Mammographie
Seitengleich symmetrisches, partiell ausgesprochen dichtes Drüsengewebe vom Typ IV gemäß ACR. Rechts unten innen Darstellung eines partiell überlagerten, ansonsten glatt begrenzten, ovalären und isodensen Herdbefundes. In beiden Aufnahmeebenen nachweisbare solitäre endotumorale Kalzifikation. Keine weiteren Auffälligkeiten. BI-RADS rechts 3/links 1. Qualitätsstufe: cc-Ebenen P, mlo-Projektion G (untere Umschlagfalte).

→ Verdachtsdiagnose
Fibroadenom, Adenom, Papillom, Hamartom (aufgrund des endotumoralen zystischen Anteils), phylloider Tumor (daher Kategorie BI-RADS 3), medulläres Karzinom (sehr unwahrscheinlich).

Leitlinienkonforme Vorgehensweise
US-gestützte perkutane Stanzbiopsie.

Tatsächliche Vorgehensweise
Auf Wunsch der jungen Frau erneute offene Biopsie zur kompletten Entfernung des Tastbefundes.

Histologie
Adenomyoepitheliom.

Therapie
Tumorentfernung, keine weitere Therapie.

 Das Adenomyoepitheliom der Mamma stellt einen seltenen gutartigen Mischtumor dar, der aus epithelialen und myoepithelialen Gewebeanteilen besteht.

Vorstellungsgrund: Mammographie-Screening.
Alter: 52 Jahre.

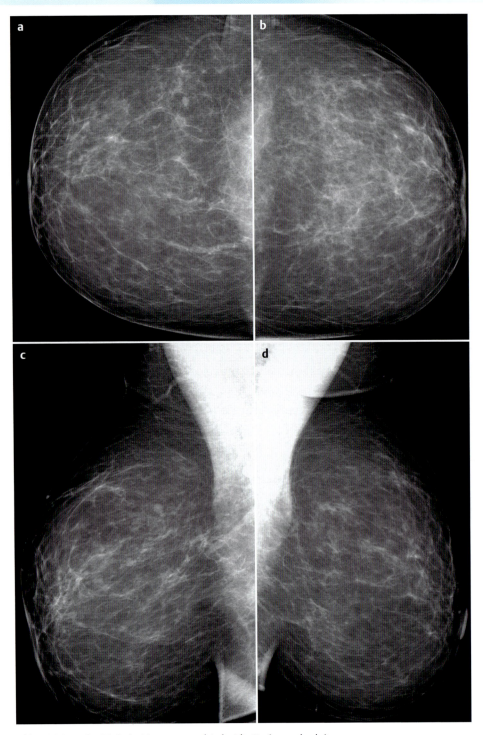

Abb. 100.1 a–d Digitale Mammographie beidseits (cc und mlo).

? Würden Sie diese Frau wieder einbestellen?

… Fall 100: Lösung

Zum Schluss noch ein Blick auf die zukünftige Form der flächendeckenden Mammadiagnostik.

Natürlich haben Sie den spikulierten Herdbefund in der rechten Mamma bei 11 Uhr gesehen. Diese Frau sollte also nach der Besprechung in der gemeinsamen Konferenz am Mittwochnachmittag in das Assessment-Center des PVA zur weitergehenden Abklärung eingeladen werden.

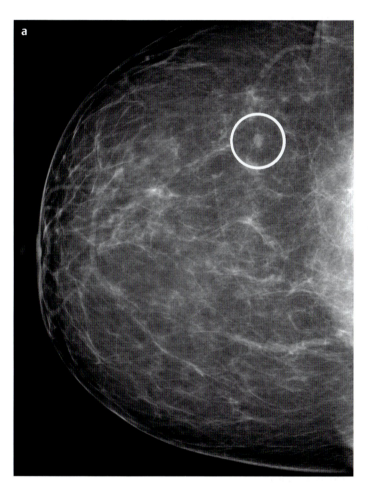
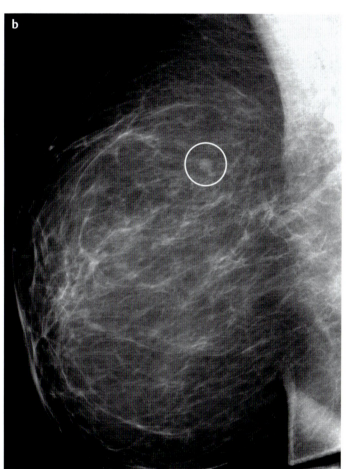

Abb. 100.2 a, b Spikulierter Herdbefund rechts oben außen. Histologie: Mammakarzinom.

Histologie

IDC, pT1b, pN0, G2.

 Nicht vergessen: Im klassischen Mammographie-Screening werden nur etwa zwei Drittel aller Mammakarzinome detektiert. Ein Großteil des restlichen Drittels wäre allerdings bei individuell angepasstem Diagnosekonzept ebenfalls frühzeitig diagnostizierbar.

 Essenz: Wir können sehr viel in der Mammadiagnostik – aber wir leisten uns sehr wenig.

Nachschlageregister

Mit Diagnosen

Die fetten **Ziffern** verweisen auf die Fallnummer, die Seitenzahl ist in normaler Schrift angeschlossen.

A

Adenom **7**, 29; **28**, 112; **57**, 228
– tubuläres **28**, 113
Adenomyoepitheliom **99**, 347
Adenose **6**, 24; **22**, 88; **26**, 104; **33**, 132; **37**, 149; **39**, 149; **42**, 169; **49**, 197; **57**, 228; **61**, 245
– sklerosierende **41**, 165; **97**, 343
– fokale **21**, 84; **40**, 160; **60**, 241
– tumorbildende **73**, 293; **79**, 307
Angiosarkom **24**, 97; **38**, 152
Aphroditenplastik **32**, 126
Arteriosklerose **80**, 309
Artefakt, Haare **89**, 327
– Tinte **82**, 313
– Creme **93**, 325
Atherom **91**, 331

D

DCIS **2**, 9; **3**, 12; **6**, 25; **14**, 57; **17**, 69; **22**, 88; **33**, 132; **40**, 161; **46**, 185; **81**, 311
– multifokal **71**, 285; **40**, 161
Doppellumenprothese **32**, 128

F

Falten, radiäre **32**, 128
Fettgewebsnekrose **38**, 152; **47**, 189; **96**, 341
Fibroadenom **6**, 24; **7**, 28; **11**, 45; **15**, 60; **24**, 97; **27**, 109; **28**, 112; **70**, 277; **76**, 301; **87**, 323
– fibrosiertes **60**, 241
– myxoides **44**, 177
– perikanaliküläres **63**, 253

G

Galaktographie **43**, 170
Gelbluten **32**, 128
Gicht **56**, 225
Gynäkomastie **39**, 157

H

Hamartom **38**, 152; **57**, 228
Hämatom **38**, 152; **99**, 347
Halo **28**, 112
Hauteinziehung **8**, 30
Hormonsubstitution **35**, 141
Hyperplasie, duktale **22**, 88

I

Insektenstich **83**, 315

K

Karzinom **26**, 104; **27**, 108; **33**, 132; **40**, 160
– angiomatöses **24**, 96
– Gallert- **6**, 24
– inflamatorisches **56**, 224
– invasiv duktales **4**, 17; **5**, 21; **8**, 33; **40**, 161; **59**, 237; **72**, 289; **71**, 285; **77**, 303; **84**, 317; **88**, 325; **98**, 346; **100**, 349
– invasiv lobuläres **16**, 65; **20**, 81; **21**, 85; **45**, 181; **49**, 197; **55**, 218; **62**, 249; **66**, 265
– lobuläres, in situ **57**, 229
– medulläres **1**, 5; **6**, 24; **24**, 96; **27**, 109; **99**, 347
– minimalinvasiv duktales **85**, 319; **95**, 339
– multizentrisches **4**, 17; **5**, 20; **41**, 65; **48**, 193
– muzinöses **24**, 96
– papilläres **54**, 217
– tubuläres **42**, 169; **53**, 213; **70**, 277
Karzinosarkom **74**, 297
Kochsalzprothese **34**, 137

L

Lipom **25**, 101
Lokalrezidiv **58**, 233
– invasiv duktal **67**, 269
– invasiv lobulär **63**, 253
Lymphadenitis **34**, 137
Lymphknoten, präpektoral **1**, 4

M

Mamillensekretion, blutige **43**, 170
Mantelfeldbestrahlung **2**, 8
Mastitis **30**, 120; **39**, 156
– fokale **19**, 77; **22**, 88
– – postoperativ **52**, 209
– puerperale **56**, 224
Mastopathie **46**, 185
– fibrözystische **3**, 13; **72**, 289
Morbus Hodgkin **2**, 6
Morbus Paget **2**, 9; **78**, 305
MRM-Halo **28**, 112

N

Narbe, radiäre **53**, 212; **86**, 321
Non-Mass-Läsion **66**, 264

O

Ölzyste **96**, 341

P

Panoramasonographie **1**, 4; **23**, 90; **36**, 142; **40**, 158
Papillom **6**, 24; **7**, 28; **22**, 88; **27**, 108; **28**, 112; **40**, 161; **54**, 217; **99**, 347
– intraduktales **3**, 13; **40**, 161; **43**, 173; **90**, 329
– multiple periphere **43**, 173
Papillomatose, intraduktale **22**, 89; **40**, 161
Papillomatose, segmentale **3**, 12
Phylloidestumor **6**, 24; **24**, 96; **28**, 112; **79**, 307; **99**, 347
Prothesenhülle **34**, 136
Prothesenkapsel **34**, 136
Prothesenkomponenten **34**, 137
Prothesenruptur **34**, 137
Pseudokapsel **57**, 228
Pseudoläsion **60**, 241

R

Radiäre Narbe **53**, 212; **86**, 321
Riesenfibroadenom **94**, 328
Ruptur, intrakapsuläre **32**, 128

S

Sarkom **24**, 97; **74**, 294
Sekretion, blutige **43**, 170
Silikonprothese **32**, 128
Shrinking Sign/Schrumpfungszeichen **29**, 116; **66**, 264; **71**, 284

T

Tubuskompression **8**, 32; **42**, 166; **61**, 242
Tumormarker **67**, 266

V

Verbrennung **92**, 333
Vergrößerungsmammographie **46**, 182; **49**, 194; **53**, 221
Verlaufskontrolle, kurzfristige **69**, 273; **70**, 277

Z

Zyste **12**, 12
Zyste, kompliziert **18**, 72

Herdbefunde (alle Verfahren)

Form

rund — oval — lobuliert — unregelmäßig

Begrenzung

scharf — mikrolobuliert — unscharf — spikuliert

Röntgenmammographie

PGMI-Qualitätsstufe Aufnahmetechnik

P perfekt
G gut
M moderat
I inadäquat (Aufnahme sollte wiederholt werden)

Dichtetyp des Parenchyms

ACR 1 überwiegend lipomatöses Gewebe
ACR 2 fibroglanduläres Gewebe
ACR 3 inhomogen dichtes Gewebe
ACR 4 extrem dichtes Gewebe

Herddichte

fettäquivalent hypodens isodens hyperdens
 (aber nicht lipomatös) (wie Parenchym) (dichter als Parenchym)

Mikrokalzifikationen

Anordnung

gruppiert — linear — segmental — regional — diffus

monomorph — amorph — polymorph/pleomorph

Architekturstörung

  ❏ ja ❏ nein

Kategorisierung nach BI-RADS (alle Methoden)

BIRADS 1 kein beschreibenswerter Befund (Karzinomrisiko 0%)
BIRADS 2 beschreibenswerter benigner Befund (Karzinomrisiko 0%)
BIRADS 3 wahrscheinlich benigner Befund (Karzinomrisiko < 2%)
BIRADS 4 wahrscheinlich maligner Befund (Karzinomrisiko ~ 30%)
BIRADS 5 hochsuspekter Befund (Karzinomrisiko ~ 95%)
BIRADS 6 Karzinom histologisch verifiziert

Sonographie der Mamma

Herde
Echoverhalten im Vergleich

Umgebung	echofrei – echoarm – echogleich – echoreich
Schallfortleitung	abgeschwächt – indifferent – verstärkt – gemischt
Komprimierbarkeit	gut – gering – fehlend
Binnenstruktur	homogen – inhomogen
Herdachse	horizontal – vertikal – indifferent
Umgebungsstrukturen	erhalten – verdrängt – unterbrochen
Verschieblichkeit	gut – wenig – nicht verschieblich
Verkalkungen	Makrokalk – Mikrokalk
Durchblutung	verstärkt – leicht verstärkt – nicht verstärkt

MR-Mammographie

MRM-Artefaktstufe

MRM Artefaktstufe 1	keine Bewegungs-/Subtraktionsartefakte
MRM Artefaktstufe 2	geringe Bewegungs-/Subtraktionsartefakte
MRM Artefaktstufe 3	ausgeprägte Bewegungs-/Subtraktionsartefakte
MRM Artefaktstufe 4	inakzeptable Bewegungs-/Subtraktionsartefakte

Dichtetyp

MRM Dichtetyp 1	kein Enhancement des Parenchyms
MRM Dichtetyp 2	fleckiges Enhancement des Parenchyms
MRM Dichtetyp 3	fleckig-flächiges Enhancement des Parenchyms
MRM Dichtetyp 4	extrem starkes Enhancement des Parenchyms

MRM-Punkteschema (Göttingen-Score)

Punkte	0	1	2
Form	rund, oval	irregulär, dendritisch	–
Begrenzung	scharf	unscharf	–
KM-Verteilung	homogen	inhomogen	Ringenhancement
Initialer Anstieg (für 2D)	< 50 %	50 % – 100 %	> 100 %
Postinitialer Signalverlauf	Anstieg	Plateau	Wash-out

MRM-BI-RADS

0 Punkte	MRM-BIRADS 1
1 – 2 Punkte	MRM-BIRADS 2
3 Punkte	MRM-BIRADS 3
4 – 5 Punkte	MRM-BIRADS 4
6 – 8 Punkte	MRM-BIRADS 5

Trainer Mammadiagnostik
Fallsammlung – 100 kommentierte Kasuistiken
Herausgegeben von Uwe Fischer und Friedemann Baum
ISBN 3-13-139031-X
© 2005 Georg Thieme Verlag KG
Stuttgart · New York

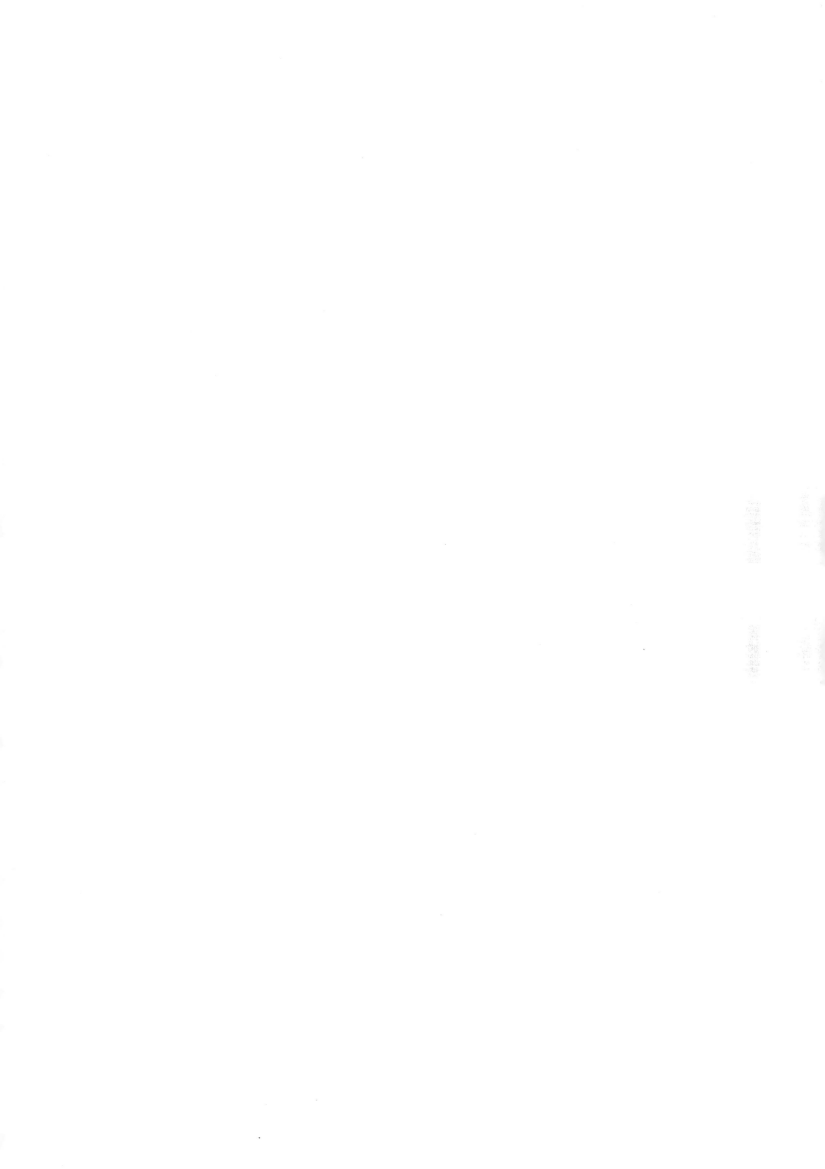